DIE ANATOMIE DES GERÄTELOSEN WORKOUTS

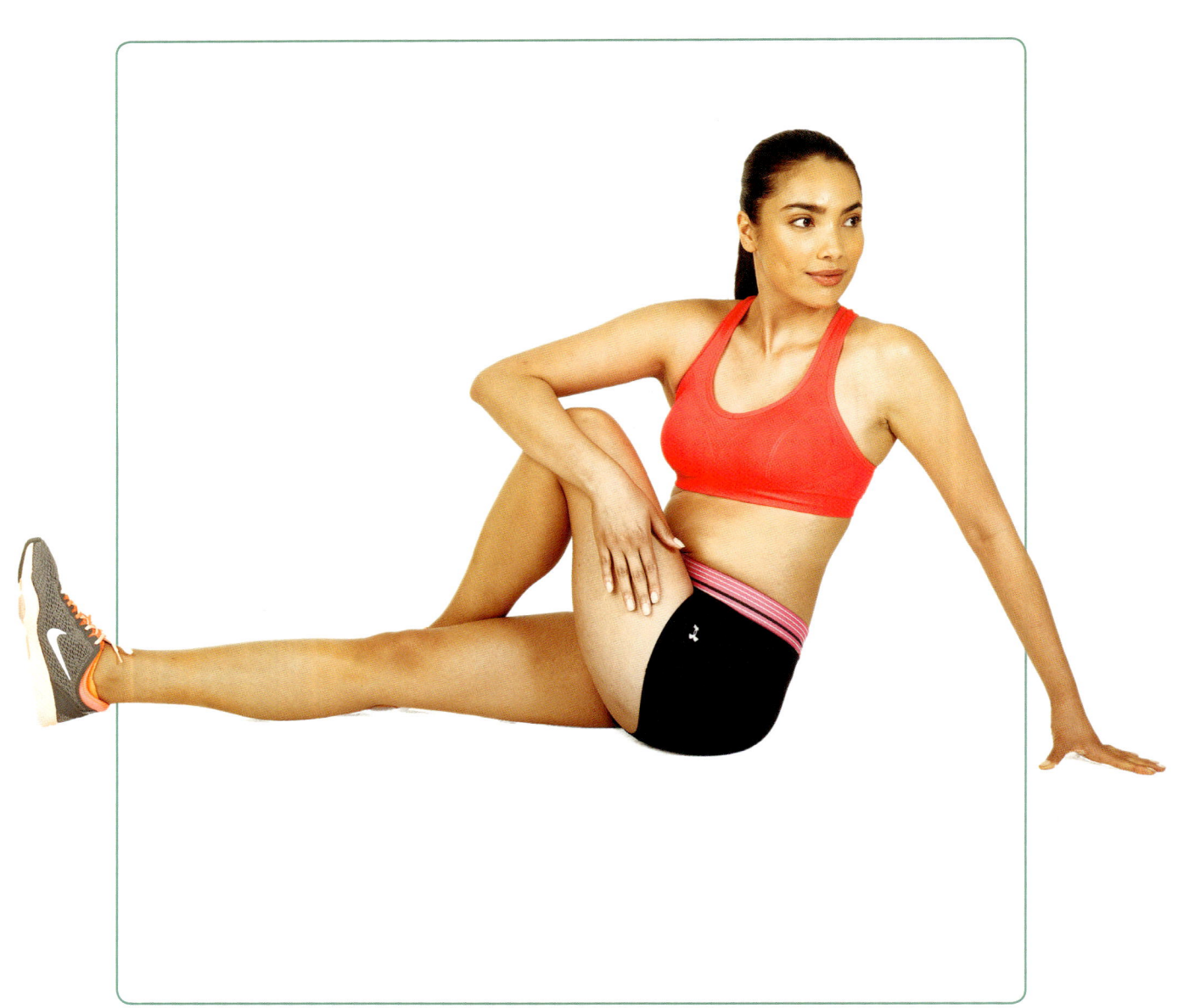

DIE ANATOMIE DES GERÄTELOSEN

WORKOUTS

70 Übungen für den gesamten Körper

Hollis Liebman

Librero

Hinweis
Wir haben uns bemüht, sicherzustellen, dass der Inhalt dieses Buches technisch präzise und so zuverlässig wie möglich ist, jedoch können weder die Autoren noch die Herausgeber die Verantwortung für Verletzungen oder Schäden übernehmen, die aufgrund der Nutzung der darin enthaltenen Anleitungen entstanden sind.

Die Originalausgabe erschien 2017 unter dem Titel:
Anatomy of Weight-free Workouts

© 2024 Librero IBP (für die deutschsprachige Ausgabe)
www.librero-ibp.com

© 2017 Moseley Road Incorporated

Produktion der deutschsprachigen Ausgabe:
Tanja Timmerman vertaling & redactie
Übersetzung: Judith Muhr
Satz: Elixyz Desk Top Publishing

Printed by GPS Group

ISBN: 978-90-8998-838-6

INHALT

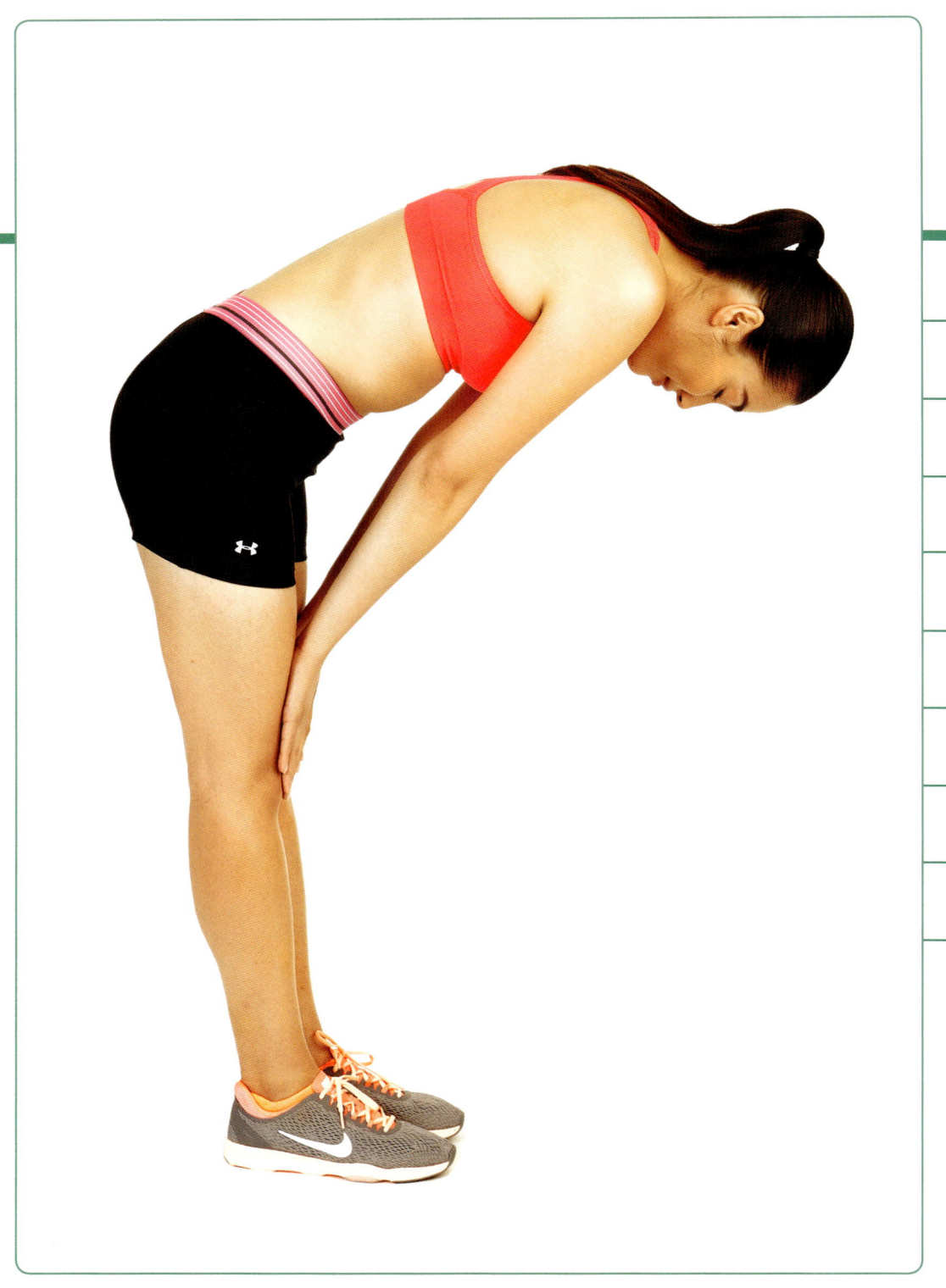

EINFÜHRUNG: GEWICHTFREIE WORKOUTS

Gewichtfreie Workouts sind für alle geeignet, die fit und gesund leben

möchten, ihre Wohnung nicht unbedingt mit Hanteln anfüllen wollen, oder

die keine Zeit oder Lust für das Fitness-Center haben. Die Übungen in diesem

Buch können zu Hause, im Büro oder sogar im Park durchgeführt werden!

Es handelt sich um einen detaillierten Übungskatalog für Menschen jedes

Alters und jeder Fitnessstufe, die sich gut fühlen wollen, wenn sie Treppen

steigen, dem Bus hinterherlaufen oder ganz oben ins Regal greifen … und

gleichzeitig einen attraktiven Körper behalten möchten.

GEWICHTFREIE WORKOUTS

Bevor in zahlreichen Actionfilmen ausgesprochen attraktive Körper in Szenen auftauchten, in denen ein Mann oder seit einiger Zeit auch eine Frau die Welt rettet, und es keinerlei Normen im Hinblick auf Ernährung und Sport und unser Erscheinungsbild gab, war es eher unwichtig, wie wir Menschen aussahen. Vor der explosionsartigen Verbreitung des Fitness-Gedankens durch Charles Atlas und Arnold Schwarzenegger sowie heute Dwayne Johnson war ein Workout nicht unbedingt die Norm. Vielmehr war es eine ganz außergewöhnliche Aktivität, und trainierte Männer wurden belächelt und nicht selten als Muskelprotze abgetan.

Heute wenden die meisten Sportarten ein Training zur Widerstandsfähigkeit an, um das Talent zu unterstützen und schließlich, um das meiste aus der menschlichen Leistung herauszuholen. Fitnessstudios sprießen wie Pilze aus dem Boden. Heute wird man eher gefragt, ob man nach der Arbeit noch ins Fitnesscenter geht, statt in eine Bar oder in eine Kneipe.

Aber was machen die, die keine öffentlichen Fitnesscenter mögen? Können auch sie einen Körper ausbilden, der nicht nur schön anzusehen ist, sondern auch eine verbesserte Leistung aufweist? Müssen Sie ins Fitnesscenter gehen, um das Beste aus Ihrem Körper zu machen?

Viele wollen einfach aus den unterschiedlichsten Gründen nicht ins Fitnesscenter gehen. Sei es der soziale Aspekt oder die vielen anderen Leute, der Kampf um die Geräte oder ihre Bedienung, der Mitgliedsbeitrag oder was auch immer – viele Leute wollen nicht ins Fitnesscenter. Und das ist durchaus verständlich. Ein Problem ist jedoch, wenn man außer dem Fitnesscenter auch sonst nichts macht.

Wie ein Auto darf auch der menschliche Körper nicht einfach abgestellt werden. Er braucht gewissermaßen Wartung, um rund zu laufen. Ohne regelmäßigen Service und Ölwechsel funktioniert das Auto einfach irgendwann nicht mehr. Wenn man den Körper nicht stark und geschmeidig hält, hat man später womöglich Probleme, sich überhaupt noch zu bewegen.

Darüber hinaus werden trainierte Muskeln heute allgemein akzeptiert und sind zur Norm geworden. Sie sehen gut aus und sind nicht mehr das einzige Ziel bei einem Workout. Heute brauchen wir Körper, die wirklich funktionieren.

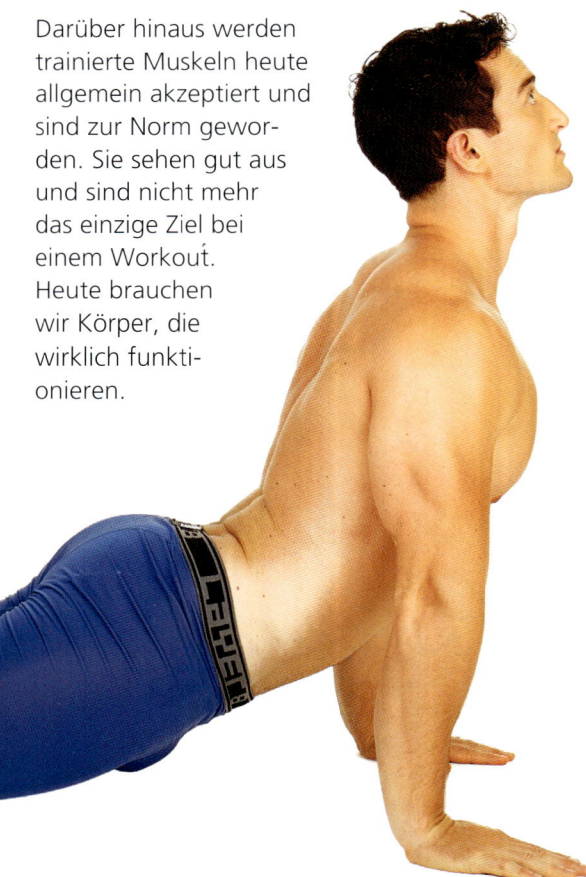

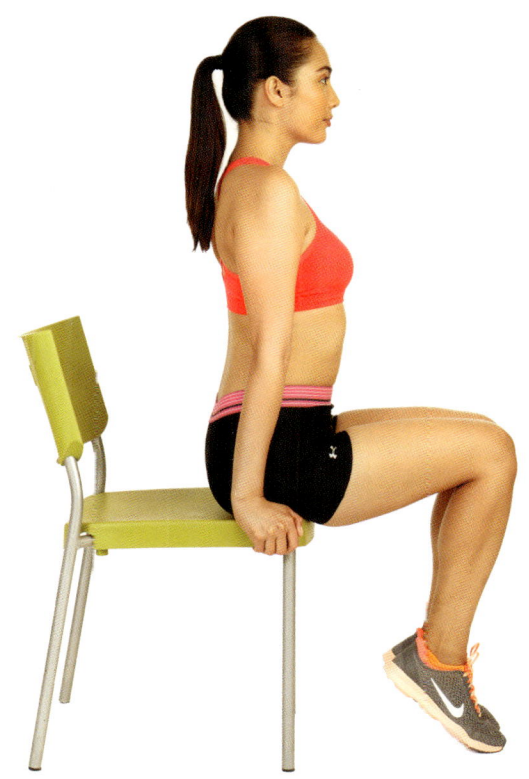

Die Nutzung des eigenen Körpers ist in vielerlei Hinsicht eine Metapher für das eigentliche Leben, die uns mitteilt, dass wir häufig das suchen, was wir von Anfang an bereits besaßen. Die Nutzung des eigenen Körpers für einen Workout ermöglicht Ihnen, die Lasten und Belastungen für Ihren Körper beliebig zu ändern und dabei unabhängig von allen anderen Dingen zu sein. Sie brauchen keinen Platz mehr an einem Gerät oder müssen nie mehr auf Ihren Trainingspartner warten, der zu spät oder überhaupt nicht kommt.

Wenn Sie dieses Buch genau lesen und dann die hier beschriebenen Methoden und Verfahren mit Ihrem eigenen Körper umsetzen, werden Sie Ihr Potential steigern, indem Sie das nutzen, was Ihnen bei der Geburt mitgegeben wurde. Und am besten an dem Plan (dieses Buch) und der Ausrüstung (Ihr Körper) ist, dass Sie beides ganz einfach überall mit hinnehmen können. Wie gut können Sie selbst und in Ihrer eigenen Geschwindigkeit arbeiten? Blättern Sie weiter und finden Sie es heraus.

Es hilft wenig, wunderbare Beine zu haben, wenn diese keine Leistung erbringen oder wenn sie den Körper einfach nicht schnell genug ein paar Treppen hinauftragen – was im Leben ja häufig nötig ist.

Aus diesem Grund muss man sich neben dem Widerstandstraining auch regelmäßig um den Rest kümmern, mit Dehn-, Gleichgewichts-, Beweglichkeits- und Cardio-Übungen. Und bereits mit dem eigenen Körpergewicht führen die Workouts häufig zu einem gut ausgearbeiteten Körper.

Wenn Gewichte aus irgendeinem Grund nicht Ihr Ding sind, verzichten Sie einfach darauf. Der Körper besitzt sein eigenes Gewicht und seinen eigenen Widerstand. Wie Sie in diesem Buch sehen werden, ist er für maßgebliche Änderungen und Fortschritte gut vorbereitet. Tatsächlich übertreffen viele der Vorteile andere Trainingsformen.

In unserer hektischen Zeit und bei den zahlreichen Anforderungen kann die Durchführung schwierig sein. Den eigenen Körper hat man als Sportgerät immer dabei – es ist also ganz einfach. Egal, ob zu Hause, bei der Arbeit, in einem Park, Sie brauchen nur sich selbst und Ihre Phantasie (oder dieses Buch), und ein vollständiger und wirksamer Workout ist möglich.

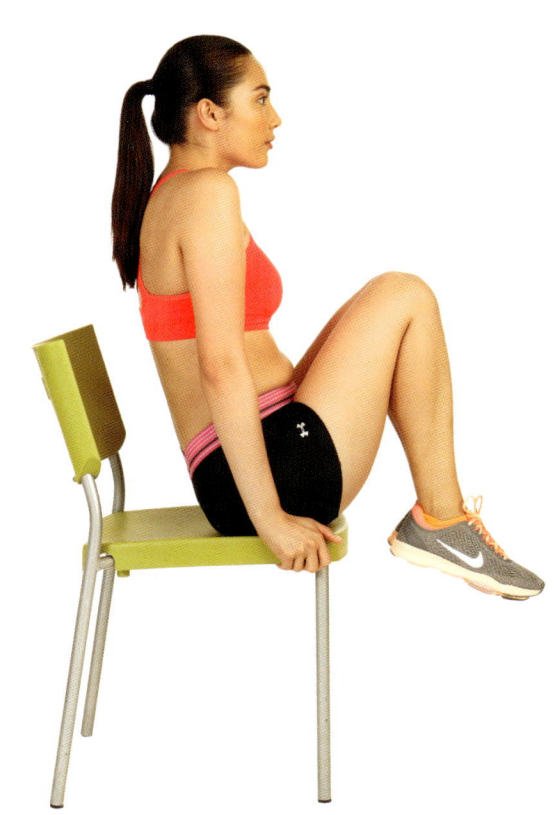

GANZKÖRPER-ANATOMIE

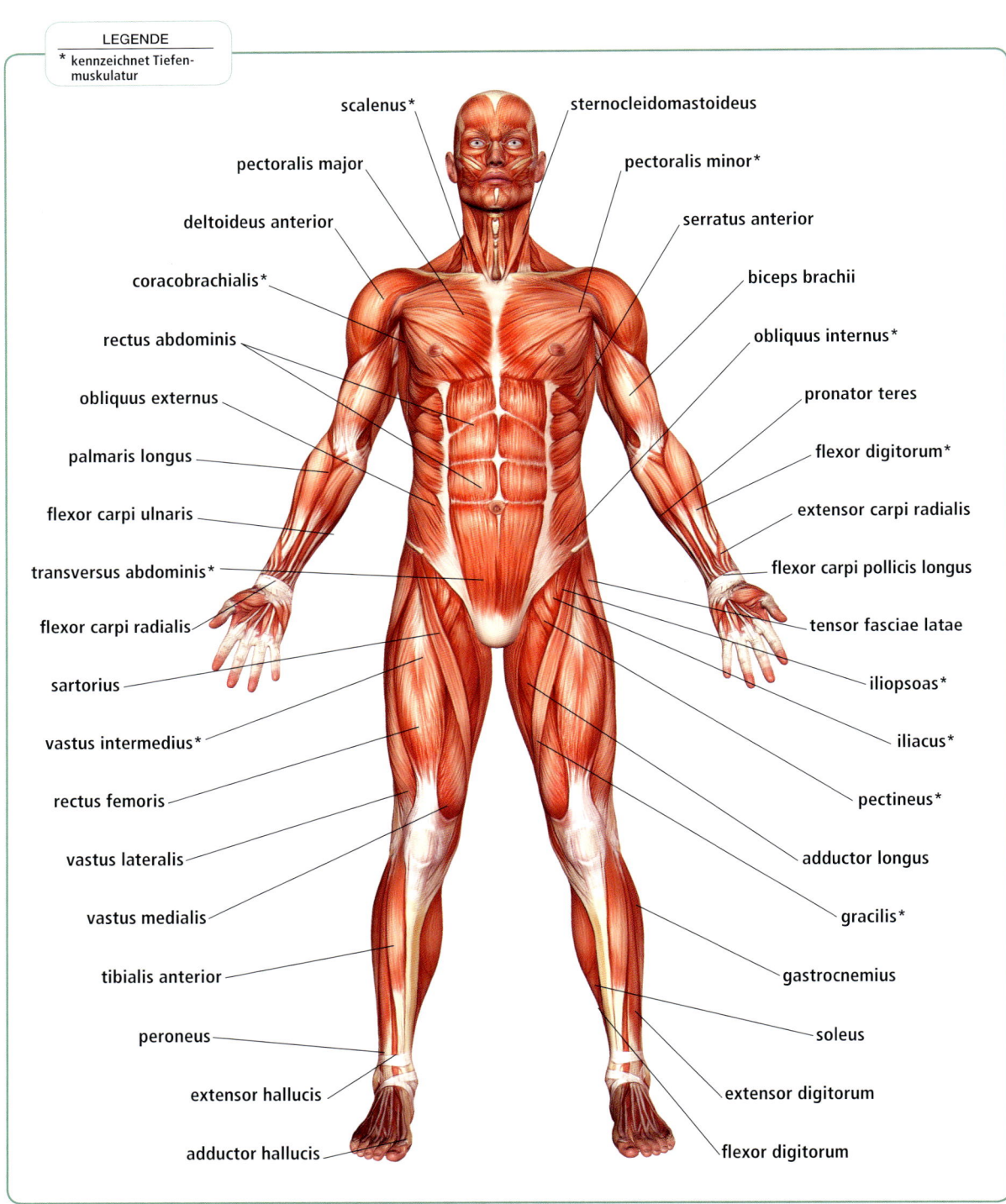

LEGENDE
* kennzeichnet Tiefen-
muskulatur

scalenus*

sternocleidomastoideus

pectoralis major

pectoralis minor*

deltoideus anterior

serratus anterior

coracobrachialis*

biceps brachii

rectus abdominis

obliquus internus*

obliquus externus

pronator teres

palmaris longus

flexor digitorum*

flexor carpi ulnaris

extensor carpi radialis

transversus abdominis*

flexor carpi pollicis longus

flexor carpi radialis

tensor fasciae latae

sartorius

iliopsoas*

vastus intermedius*

iliacus*

rectus femoris

pectineus*

vastus lateralis

adductor longus

vastus medialis

gracilis*

tibialis anterior

gastrocnemius

peroneus

soleus

extensor hallucis

extensor digitorum

adductor hallucis

flexor digitorum

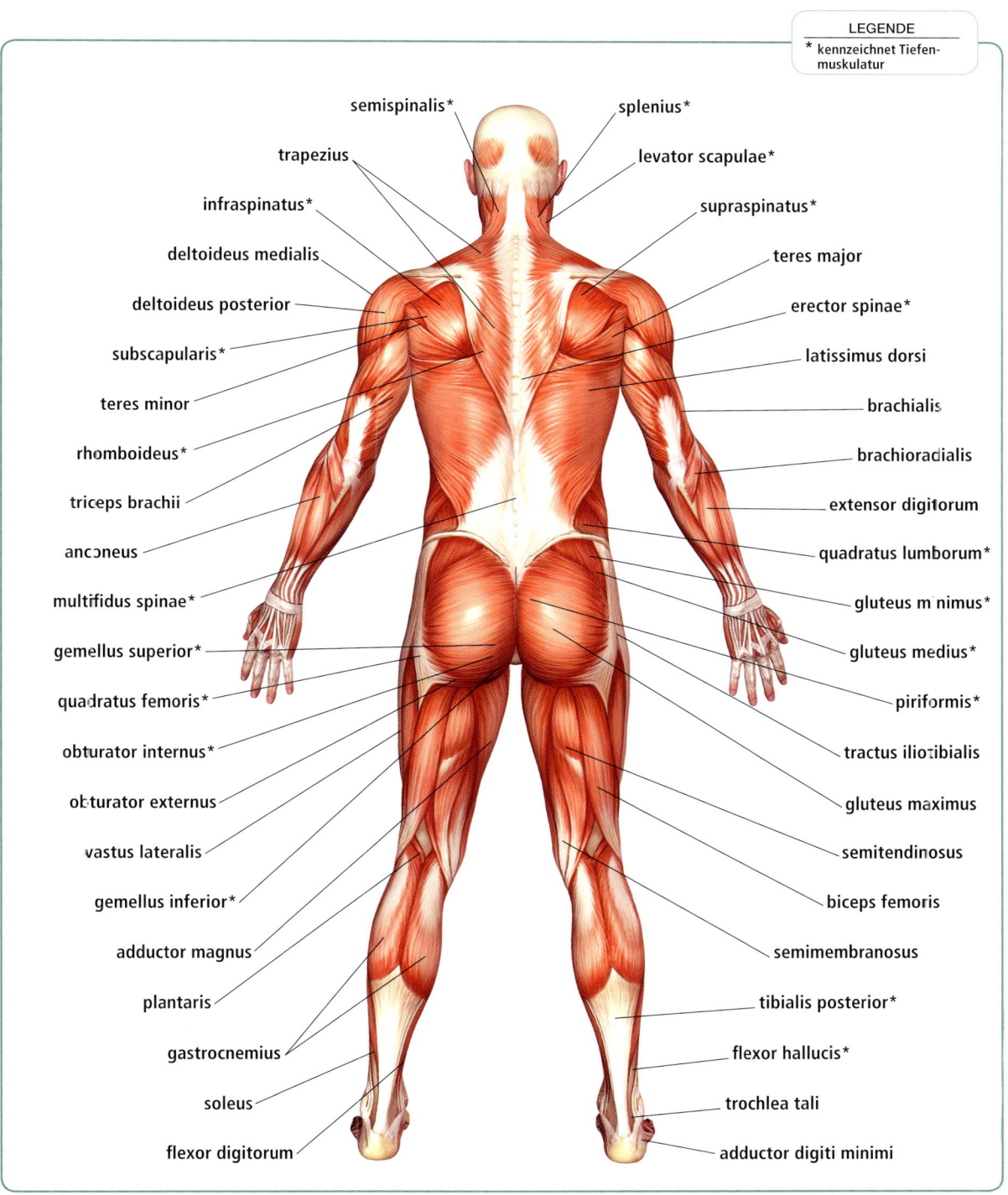

semispinalis*

splenius*

trapezius

levator scapulae*

infraspinatus*

supraspinatus*

deltoideus medialis

teres major

deltoideus posterior

erector spinae*

subscapularis*

latissimus dorsi

teres minor

brachialis

rhomboideus*

brachioradialis

triceps brachii

extensor digitorum

anconeus

quadratus lumborum*

multifidus spinae*

gluteus m nimus*

gemellus superior*

gluteus medius*

quadratus femoris*

piriformis*

obturator internus*

tractus iliotibialis

obturator externus

gluteus maximus

vastus lateralis

semitendinosus

gemellus inferior*

biceps femoris

adductor magnus

semimembranosus

plantaris

tibialis posterior*

gastrocnemius

flexor hallucis*

soleus

trochlea tali

flexor digitorum

adductor digiti minimi

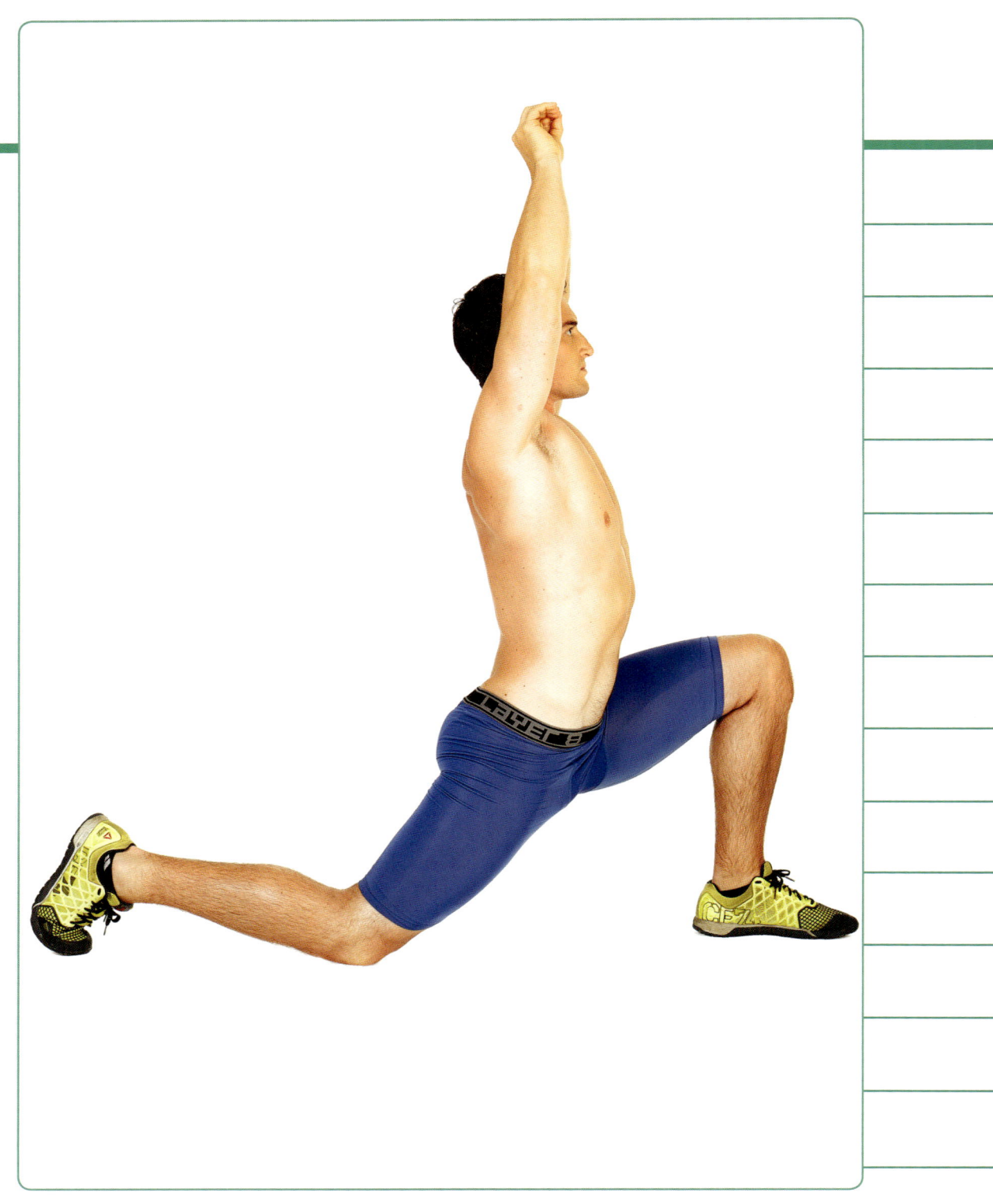

DEHNEN

Dehnen ist unabdingbar für die körperliche Leistung und in den unterschiedlichsten Bereichen nützlch, unter anderem für einen erweiterten Bewegungsumfang, eine verbesserte Blutzirkulation und mehr Energie: Das Dehnen leistet einen maßgeblichen Beitrag zu einer allgemein verbesserten Lebensqualität. Es gibt verschiedene „Dehnungsgruppen", die jeweils einem unterschiedlichen Zweck dienen: Statisches Dehnen ist die gebräuchlichste Form, wobei ein Muskel für 30 Sekunden oder länger in seiner maximal gedehnten Position gehalten wird. Beim dynamischen Dehnen kommt Bewegung ins Spiel, die häufig athletische Leistungen beim Sport nachahmt. Das ballistische Dehnen erfolgt explosionsartig und durch eine wiederholte sprunghafte Bewegung für athletische Leistungen. Zu wissen, wann gedehnt werden muss, ist vielleicht genauso wichtig wie die Kenntnis der verschiedenen Dehnformen. Es existiert eine offene Debatte darüber, wann am besten gedehnt werden soll – vor oder nach dem Sport. Meiner Meinung nach sollten Sie nach und während Ihrer Übungen dehnen. Wenn ein kalter Muskel gedehnt wird, kann dies zu Verletzungen führen. Am besten führen Sie ein leichtes Aufwärmen durch, wie etwa eine stationäre Wechselbelastung, bevor Sie dehnen – es besteht weniger Verletzungsrisiko beim Dehnen während und nach den Übungen, wenn die Muskeln warm und beweglich sind.

ILIOTIBIAL-BAND-DEHNUNG

DEHNEN

Die Dehnung des IT-Bandes unterscheidet sich stark von der Dehnung anderer Muskeln, weil das IT-Band ein dickes, faseriges Band ist, welches nicht die Elastizität Ihrer Muskeln besitzt. Die Dehnung des Iliotibial-Bandes kann Rücken-, Hüft- und Knieprobleme deutlich reduzieren.

1. Beginnen Sie in einer stehenden Position und stellen Sie Ihren linken Fuß über Kreuz hinter dem rechten Knöchel ab.

2. Lehnen Sie sich weit nach vorn, um mit den Fingerspitzen möglichst den Boden zu berühren. Wenn möglich, berühren Sie Ihre Zehen. Als schwierigere Abwandlung können Sie Ihre Hände flach auf den Boden legen.

3. Halten Sie diese Position 20 Sekunden lang und wiederholen Sie sie. Anschließend wiederholen Sie die gesamte Dehnung.

RICHTIG
Achten Sie darauf, sich langsam an die Bewegung zu gewöhnen.

VERMEIDEN
Überstrecken der Beine

VORTEILE
Erhöhter Bewegungsumfang der Hüfte

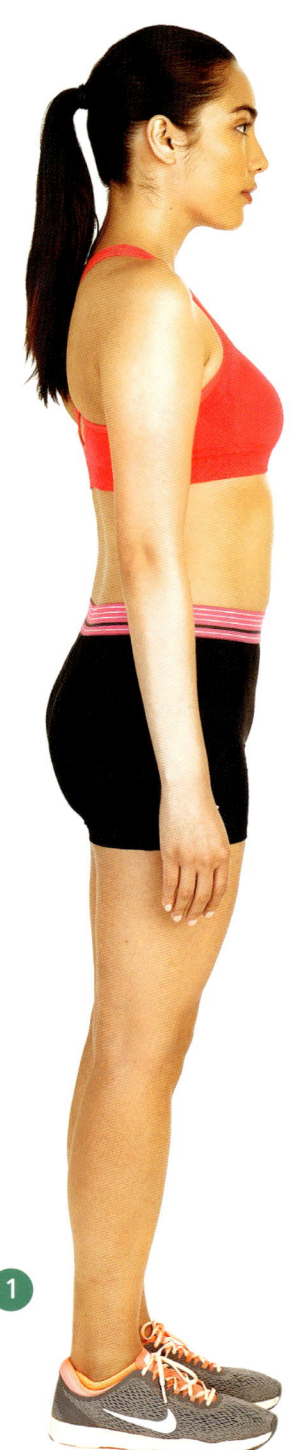

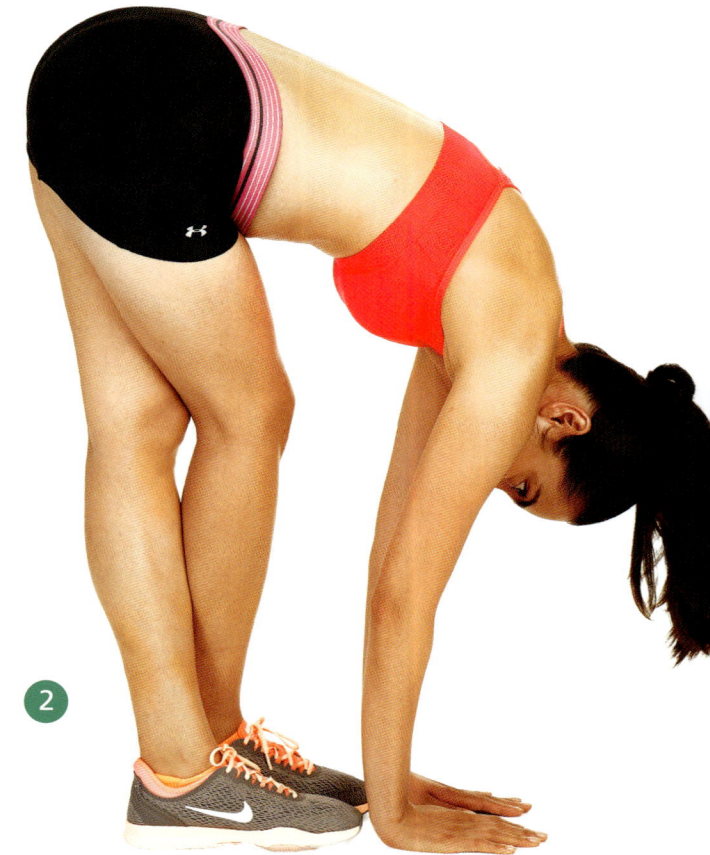

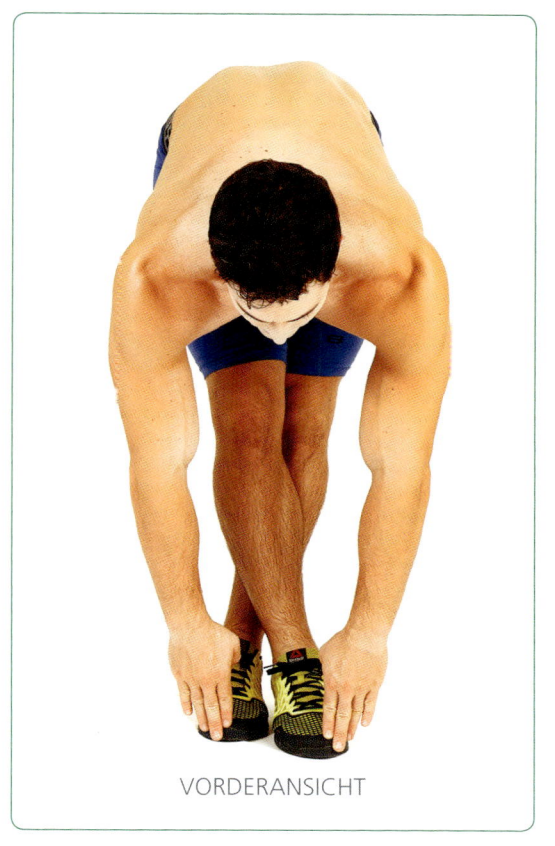

VORDERANSICHT

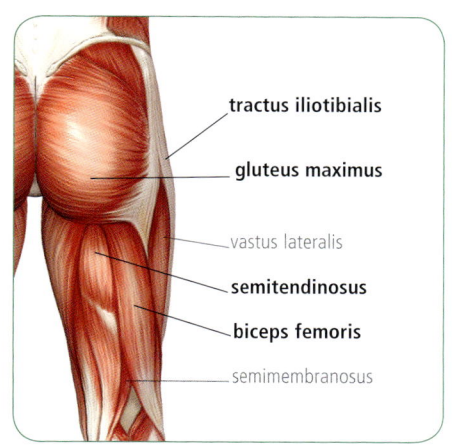

tractus iliotibialis

gluteus maximus

vastus lateralis

semitendinosus

biceps femoris

semimembranosus

LEGENDE

Fett ausgezeichneter Text kennzeichnet die Zielmuskeln

Grauer Text kennzeichnet andere beteiligte Muskeln

* kennzeichnet Tiefenmuskulatur

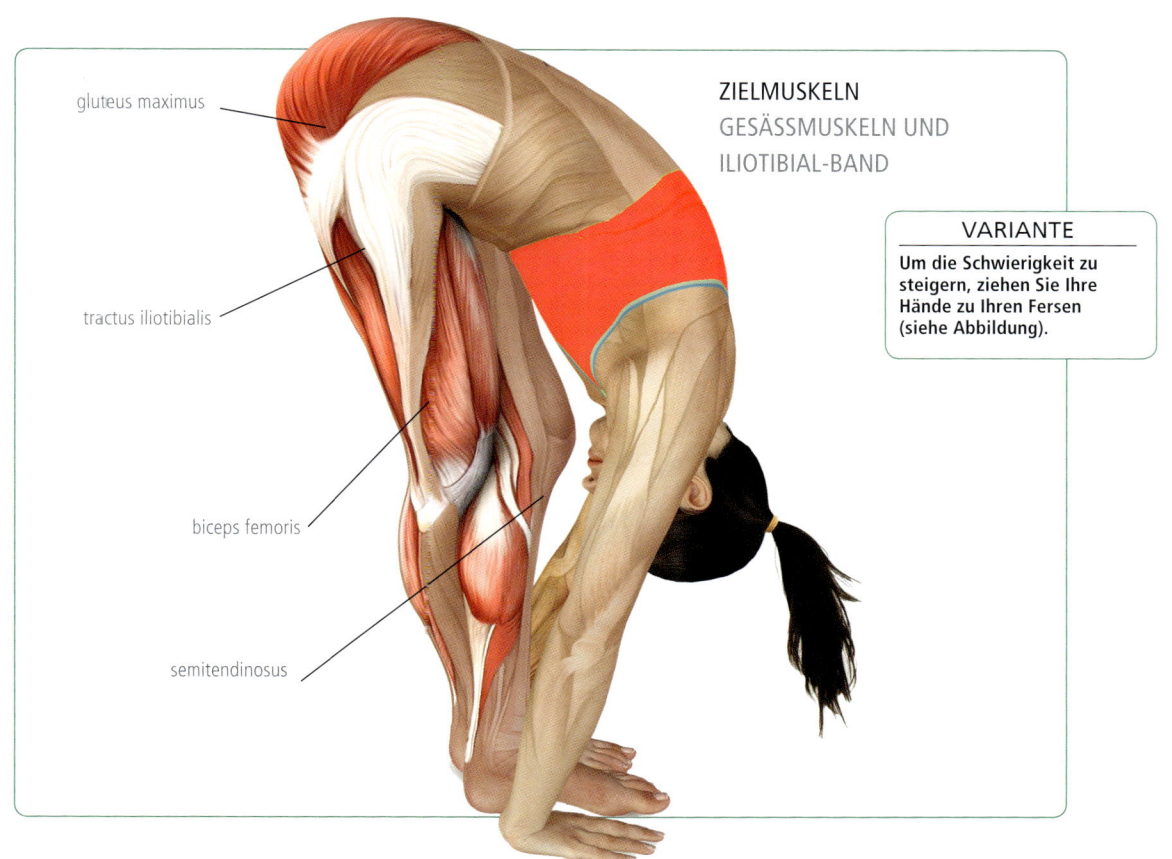

gluteus maximus

tractus iliotibialis

biceps femoris

semitendinosus

ZIELMUSKELN

GESÄSSMUSKELN UND
ILIOTIBIAL-BAND

VARIANTE

Um die Schwierigkeit zu steigern, ziehen Sie Ihre Hände zu Ihren Fersen (siehe Abbildung).

PIRIFORMIS-DEHNUNG

Bewegt gezielt die Gesäß- und Hüftregionen und dauert nur ca. 2 Minuten. Der Piriformis-Muskel dreht sich seitlich und stabilisiert die Hüfte. Er ist wichtig für Sportler in Disziplinen, bei denen es häufige Richtungswechsel gibt.

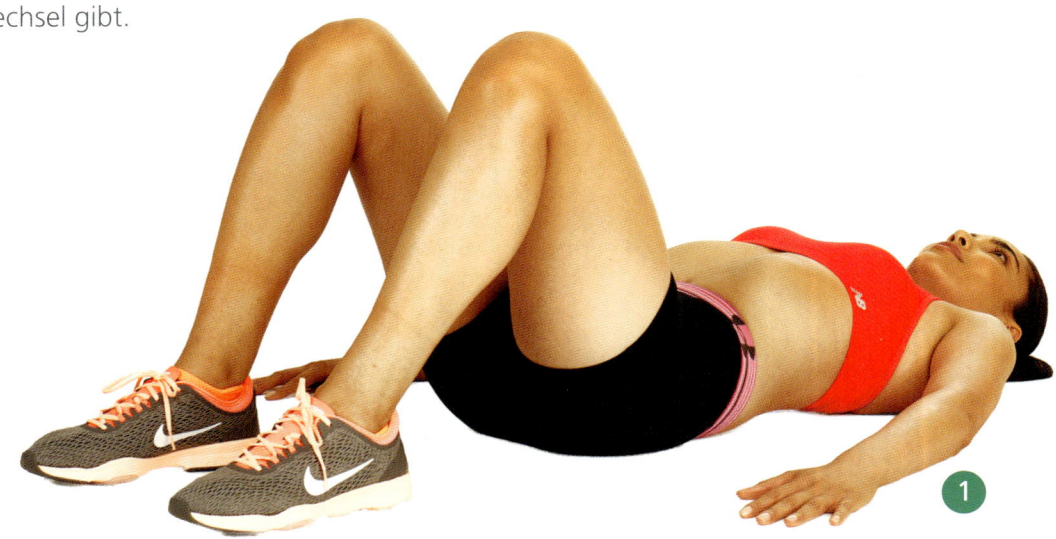

1. Legen Sie sich mit angewinkelten Beinen auf den Rücken.

2. Kreuzen Sie Ihren rechten Knöchel mit Ihrem linken Knie.

3. Greifen Sie mit den Händen die Rückseite des linken Oberschenkels unmittelbar am Knie und ziehen Sie den Oberschenkel in Richtung Ihrer rechten Schulter. Halten Sie ihn für 30 Sekunden so, wiederholen Sie die Übung für 30 Sekunden und wechseln Sie dann die Seite.

RICHTIG
Achten Sie darauf, sich langsam an die Bewegung zu gewöhnen.

VERMEIDEN
Die Oberschenkel mit zu viel Kraft oder ruckartig zur Brust zu ziehen

VORTEILE
Lockert Versteifungen in den Hüften, des Piriformis und des unteren Rückens.

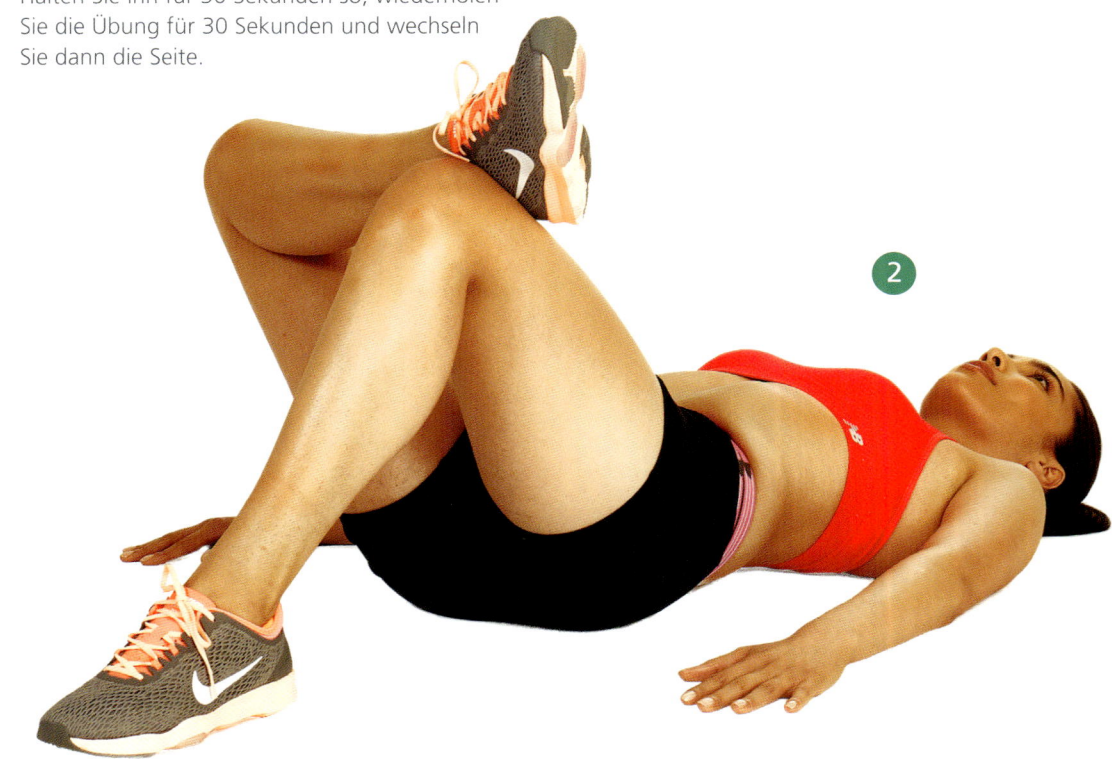

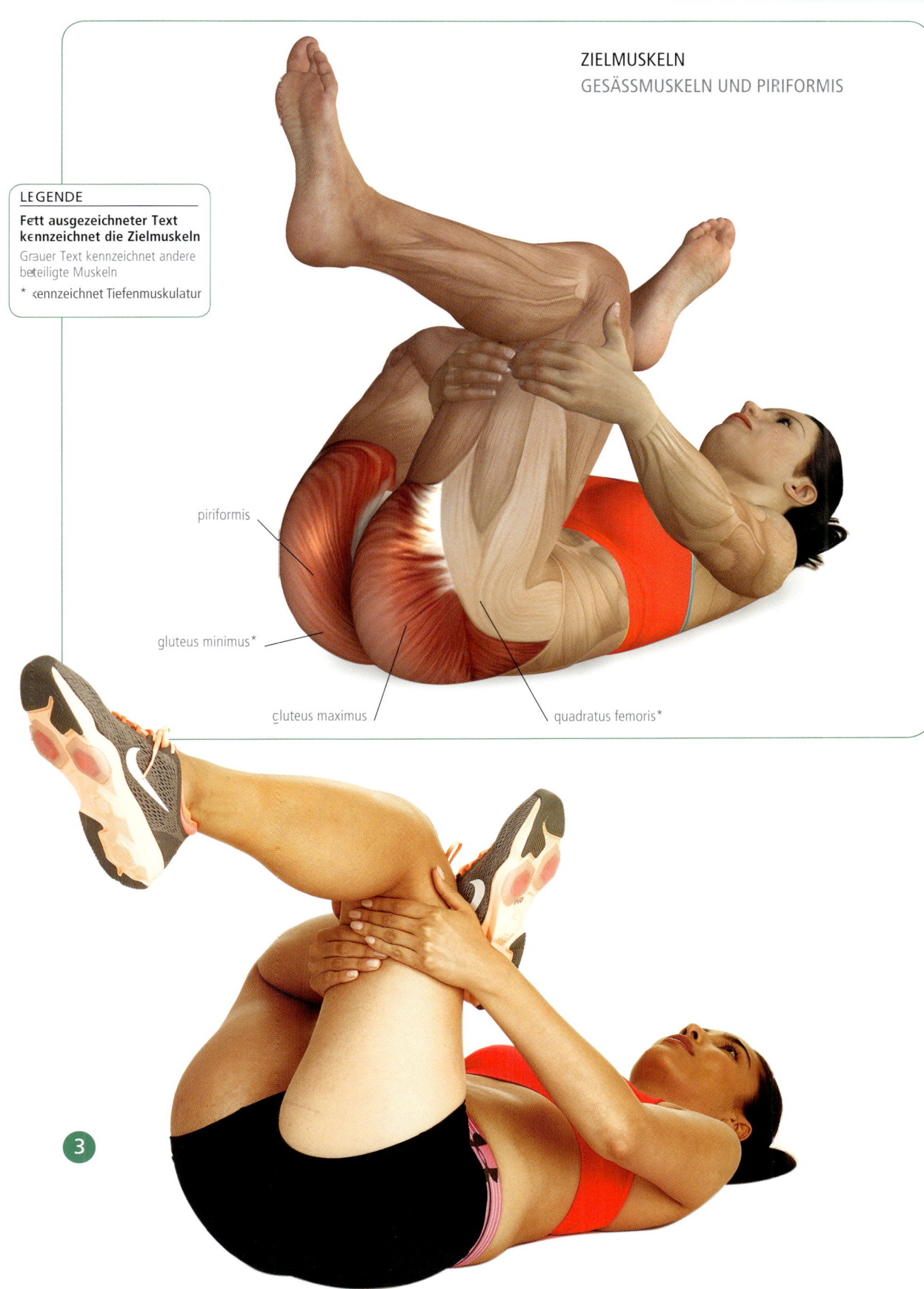

ZIELMUSKELN

GESÄSSMUSKELN UND PIRIFORMIS

LEGENDE

**Fett ausgezeichneter Text
kennzeichnet die Zielmuskeln**

Grauer Text kennzeichnet andere
beteiligte Muskeln

* kennzeichnet Tiefenmuskulatur

piriformis

gluteus minimus*

gluteus maximus

quadratus femoris*

3

KOBRA-DEHNUNG

Diese Dehnung hilft, die Gelenke der Wirbelsäule zu lockern und dehnt Ihren Bauch, die oberen Brustmuskeln und die Wirbelsäule. Sie sollte nur ausgeführt werden, wenn Sie noch keine Rückenprobleme haben, weil eine fehlerhafte Ausführung die Wirbel schädigen kann.

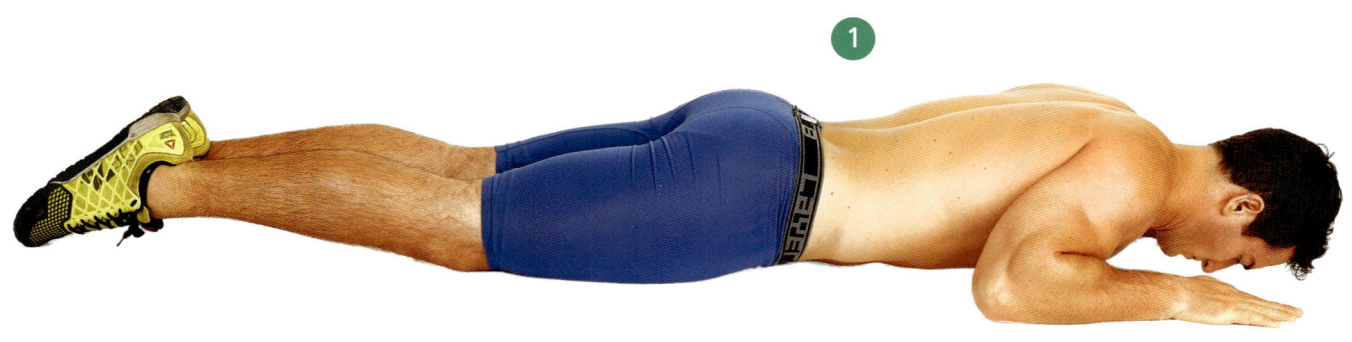

1. Legen Sie sich mit dem Gesicht nach unten auf den Boden, die Ellbogen angewinkelt, die Handflächen auf dem Boden.

2. Heben Sie Ihren Oberkörper, bis Ihre Arme vollständig gestreckt sind, und biegen Sie dabei Ihren Rumpf nach hinten.

3. Machen Sie drei Wiederholungen von je 15 Sekunden.

RICHTIG
Halten Sie Ihre Arme eng an den Seiten.

VERMEIDEN
Übermäßiges Schwingen nach oben

VORTEILE
Trägt dazu bei, die Gelenke der Wirbelsäule zu lockern.

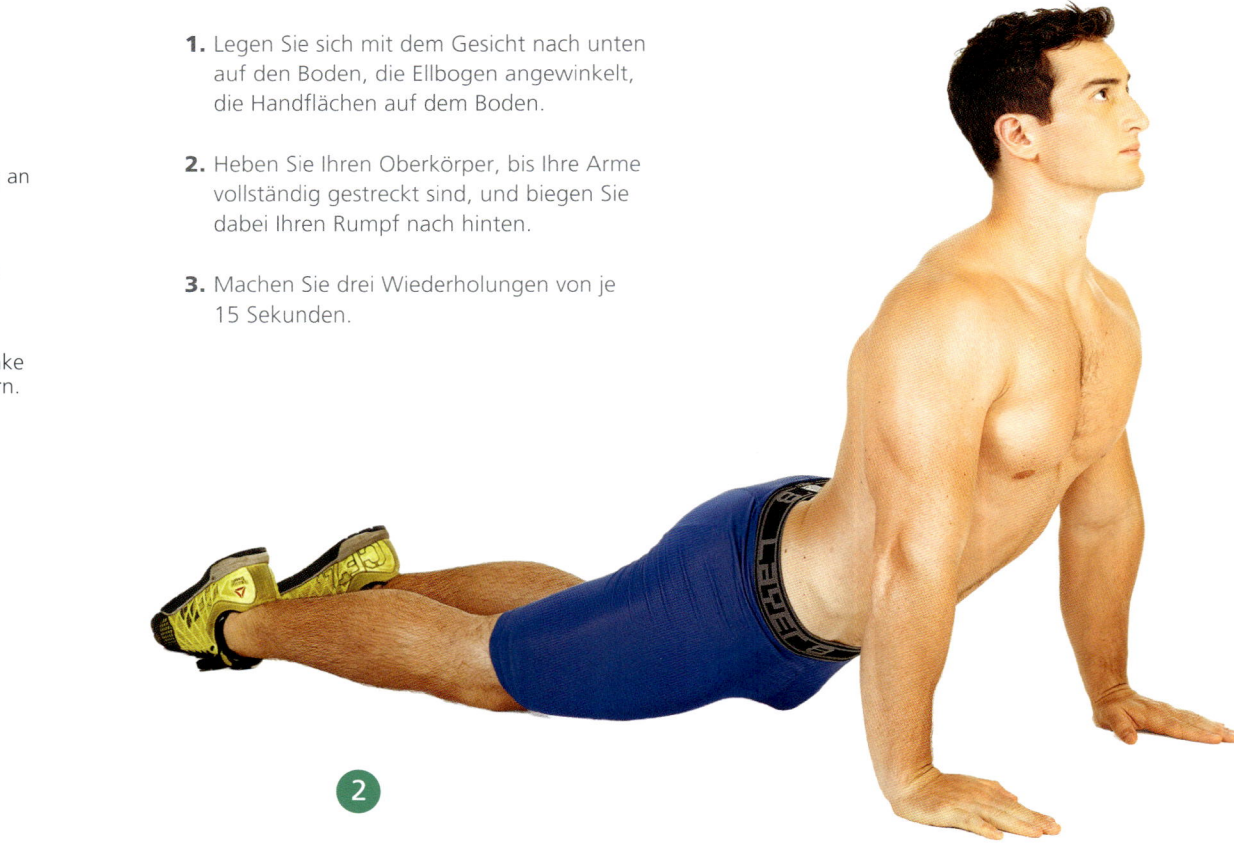

KOBRA-DEHNUNG

EINSCHRÄNKUNGEN

Personen mit Problemen im unteren Rückenbereich sollten diese Übung vermeiden.

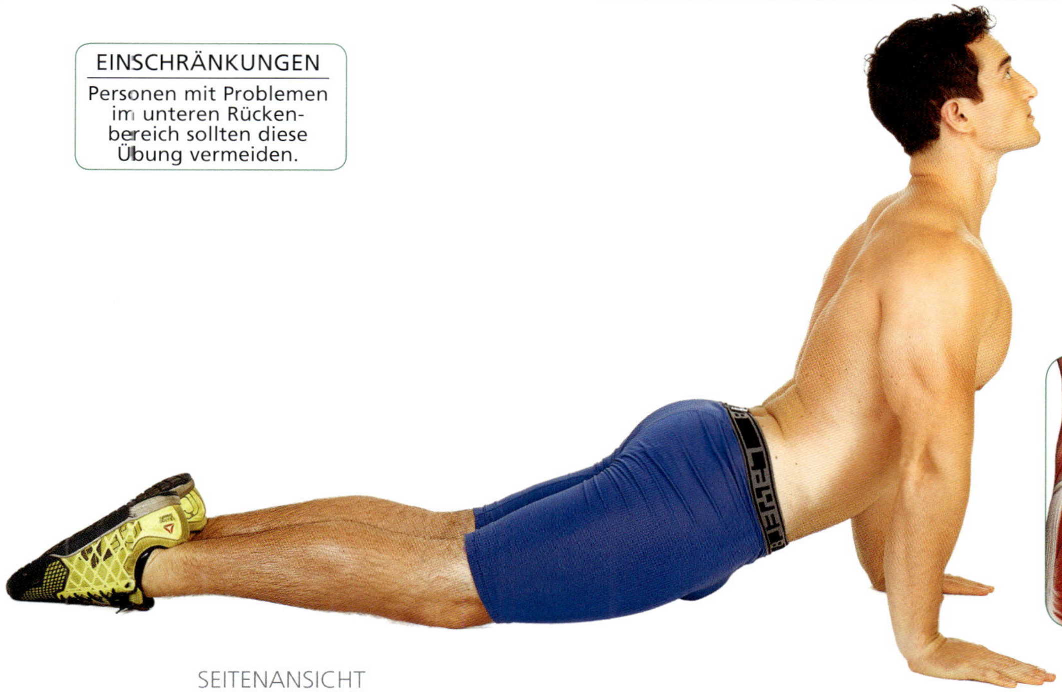

SEITENANSICHT

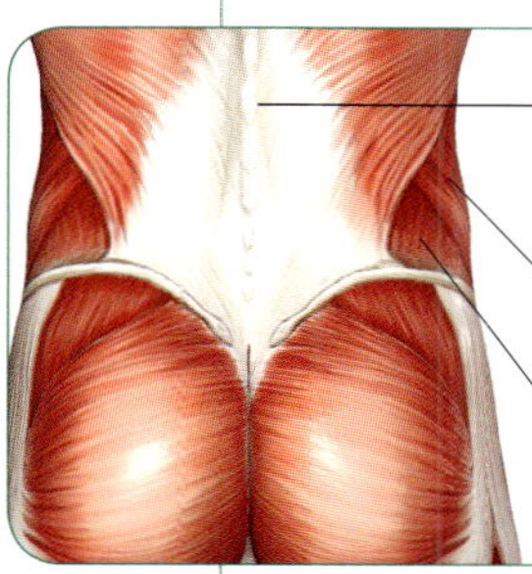
erector spinae*
obliquus externus
quadratus lumborum

ZIELMUSKELN

DER PRIMÄRE SCHWERPUNKT LIEGT AUF DEM AUFRICHTEMUSKEL

LEGENDE

Fett ausgezeichneter Text kennzeichnet die Zielmuskeln

Grauer Text kennzeichnet andere beteiligte Muskeln

* kennzeichnet Tiefenmuskulatur

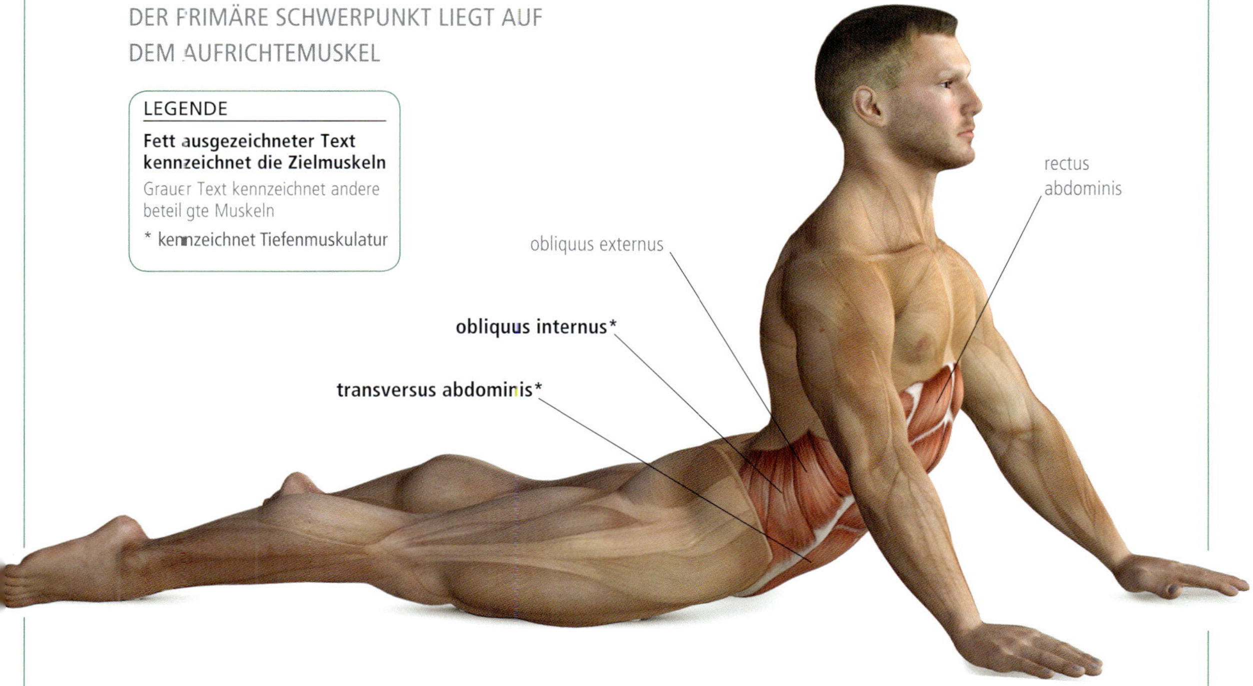
rectus abdominis
obliquus externus
obliquus internus*
transversus abdominis*

HÜFTE/OBERSCHENKEL-DEHNUNG

Ihre Hüftbeugemuskeln, die dafür sorgen, dass Sie Ihre Knie heben und die Taille beugen können, befinden sich an Ihren Oberschenkeln, unmittelbar unterhalb Ihrer Hüftknochen. Diese Übung zielt hauptsächlich auf die Hüftbeugemuskeln und die Adduktorenmuskeln.

1. Knien Sie sich auf Ihr rechtes Knie und stellen Sie Ihr rechtes Bein vor sich. Ihr linker Fuß soll flach auf dem Boden stehen, die rechte Ferse angehoben.

2. Verlagern Sie Ihr Gewicht und schieben Sie Ihren Rumpf langsam nach vorn. Biegen Sie dazu Ihr linkes Knie weiter nach unten in Richtung Ihrer Zehen. Halten Sie Ihre Arme gerade nach vorn.

RICHTIG
Ihre Schultern und der Nacken sollten entspannt sein.

VERMEIDEN
Zu weite Verlagerung des vorderen Knies über den abgestellten Fuß

VORTEILE
Dehnt Hüften und Ober-schenkel und verbessert die Bewegungsspanne von Armen und Beinen.

3. Halten Sie Ihren Rumpf stabil und drücken Sie Ihre linke Hüfte nach vorn, bis Sie eine Dehnung über die Vorderseite Ihres Oberschenkels spüren.

4. Heben Sie Ihre Arme zur Decke. Halten Sie diese Stellung für 10 Sekunden, entspannen Sie sich und wiederholen Sie die Übung noch 4 Mal. Wechseln Sie die Seiten und wiederholen Sie die Übung.

EINSCHRÄNKUNGEN
Vermeiden Sie diese Übung, wenn Sie eine Leistenverletzung haben.

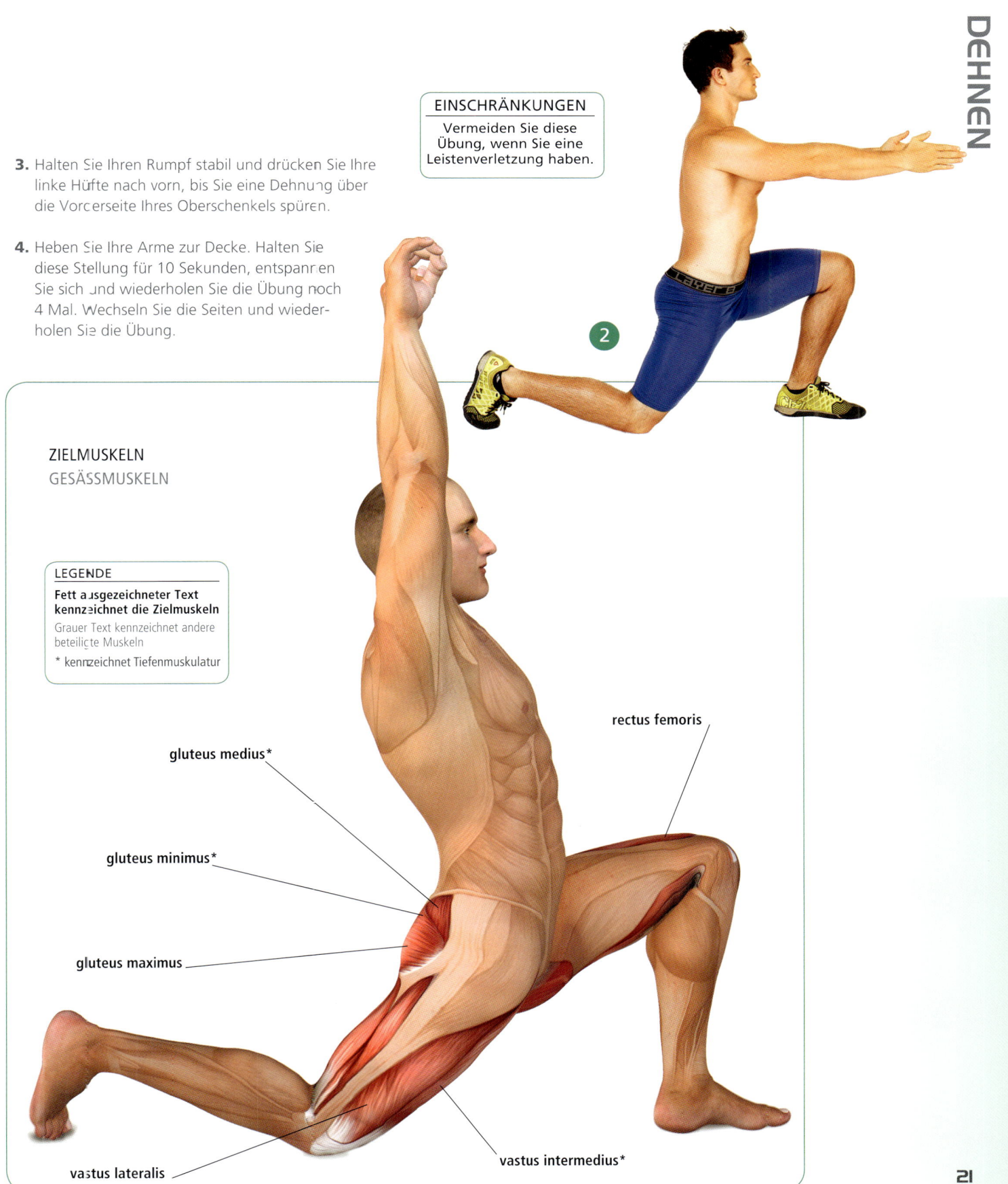

ZIELMUSKELN
GESÄSSMUSKELN

LEGENDE
Fett ausgezeichneter Text kennzeichnet die Zielmuskeln
Grauer Text kennzeichnet andere beteiligte Muskeln
* kennzeichnet Tiefenmuskulatur

rectus femoris

gluteus medius*

gluteus minimus*

gluteus maximus

vastus intermedius*

vastus lateralis

KATZE-UND-HUND-DEHNUNG

Diese Übung besteht darin, die Wirbelsäule aus einer runden Position (Flexion) in eine bogenförmige Position (Extension) zu bringen. Es handelt sich dabei um eine grundlegende Bewegung, die jedoch extrem hilfreich ist, um Rückenschmerzen zu vermeiden und die Wirbelsäule gesund zu halten.

EINSCHRÄNKUNGEN
Vermeiden Sie diese Übung, wenn Sie eine Knieverletzung haben

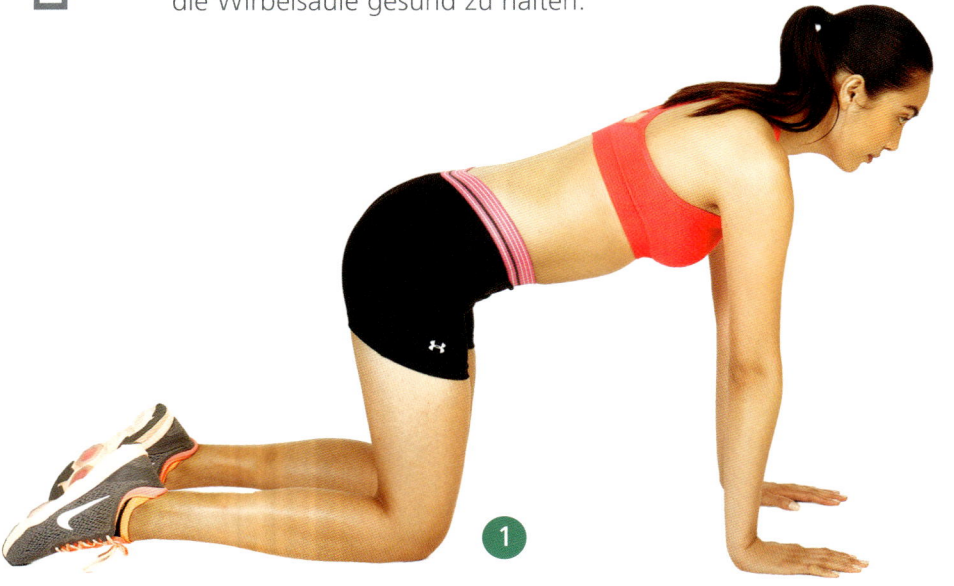

1. Beginnen Sie auf Ihren Händen und Knien, mit Ihren Handgelenken direkt unterhalb Ihrer Schultern und Ihren Knien direkt unterhalb Ihrer Hüften. Ihre Fingerspitzen sollten nach vorn zeigen und Ihre Hände schulterbreit voneinander entfernt sein. Sehen Sie nach unten auf den Boden und halten Sie Ihren Kopf in einer neutralen Position.

2. Atmen Sie aus und wölben Sie Ihre Wirbelsäule zur Decke, wobei Sie Ihren Kopf nach unten fallen lassen. Ziehen Sie Ihren Nabel in Richtung Ihrer Wirbelsäule. Halten Sie Ihre Hüften angehoben und Ihre Schultern in derselben Position. Das ist die Katzenposition.

RICHTIG
Ziehen Sie Ihre Schultern von Ihrem Hals weg.

VERMEIDEN
Wölben hauptsächlich des unteren Rückens

VORTEILE
Dehnt die Schultern, die Brust, die Bauchmuskeln, den Hals und die Wirbelsäule.

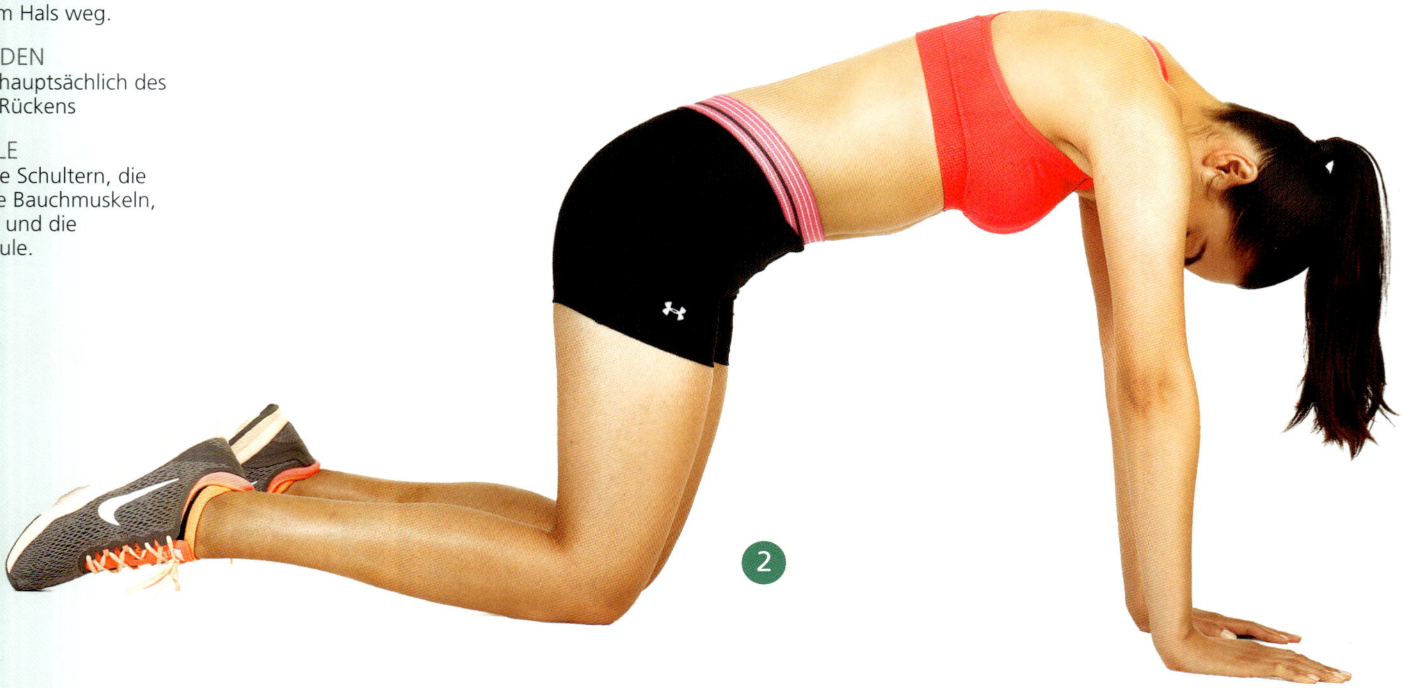

3. Atmen Sie ein und strecken Sie Ihre Wirbelsäule gerade. Bleiben Sie auf Händen und Knien.

4. Beim nächsten Einatmen wölben Sie Ihre Wirbelsäule, indem Sie Ihre Brust nach vorn heben und Ihr Steißbein zur Decke. Blicken Sie nach vorn. Das ist die Hundeposition.

5. Atmen Sie aus und nehmen Sie wieder eine neutrale Position auf Ihren Händen und Knien ein.

6. Wiederholen Sie die gesamte Abfolge zehn bis zwanzig Mal.

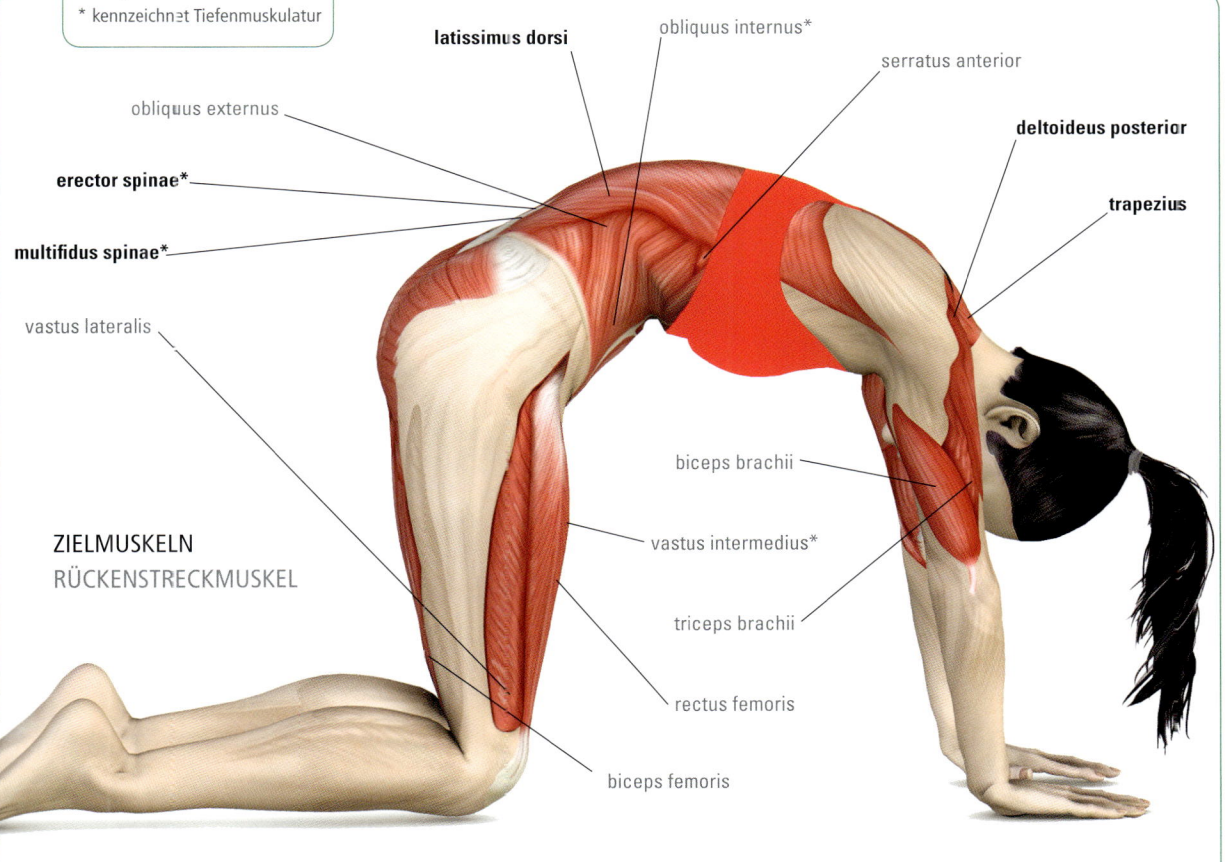

LEGENDE

Fett ausgezeichneter Text kennzeichnet die Zielmuskeln

Grauer Text kennzeichnet andere beteiligte Muskeln

* kennzeichnet Tiefenmuskulatur

latissimus dorsi

obliquus internus*

serratus anterior

obliquus externus

deltoideus posterior

erector spinae*

trapezius

multifidus spinae*

vastus lateralis

biceps brachii

vastus intermedius*

ZIELMUSKELN
RÜCKENSTRECKMUSKEL

triceps brachii

rectus femoris

biceps femoris

TOE TOUCH

Das Berühren der Zehen ist eine Grundübung, die zahlreiche Vorteile mit sich bringt. Normalerweise wird sie im Stehen ausgeführt und wirkt auf mehrere Muskelgruppen. Außerdem bietet sie Vorteile im Hinblick auf Beweglichkeit und Dehnung. Darüber hinaus sind Toe Touches eine wirksame Übung beim Abkühlen.

1. Stehen Sie aufrecht und atmen Sie aus.

EINSCHRÄNKUNGEN
Menschen mit Schmerzen im unteren Rückenbereich, die bis ins Bein ausstrahlen, sollten diese Übung vermeiden.

RICHTIG
Richten Sie Ihre Wirbelsäule Wirbel für Wirbel auf.

VERMEIDEN
Spannung auf die Halsmuskeln

VORTEILE
Dehnt die Wirbelsäule und die hinteren Oberschenkelmuskeln.

2. Wenn Sie vollständig nach vorn gebeugt sind, atmen Sie ein und fangen Sie an, Ihre Wirbelsäule wieder zu strecken, indem Sie die Wirbelsäule von Ihrer Hüfte bis zu Ihren Schultern aufrichten. Rollen Sie Ihre Schultern zurück und machen Sie sich im Stehen groß. Wiederholen Sie dies 3 Mal.

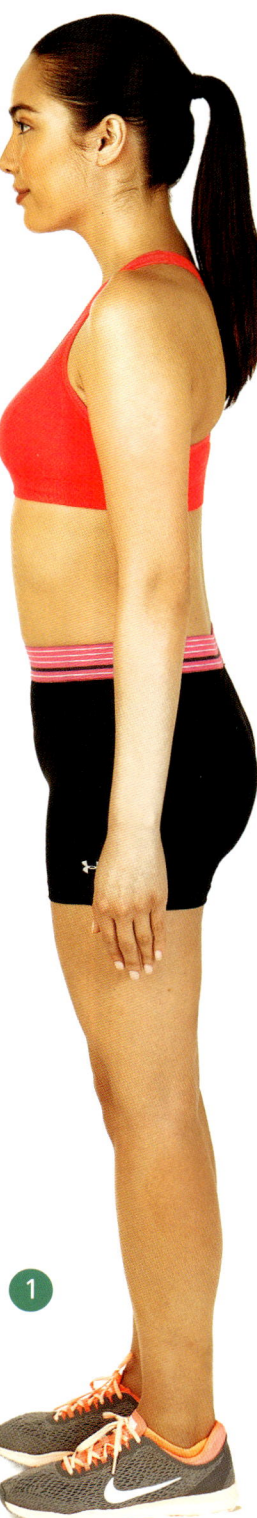

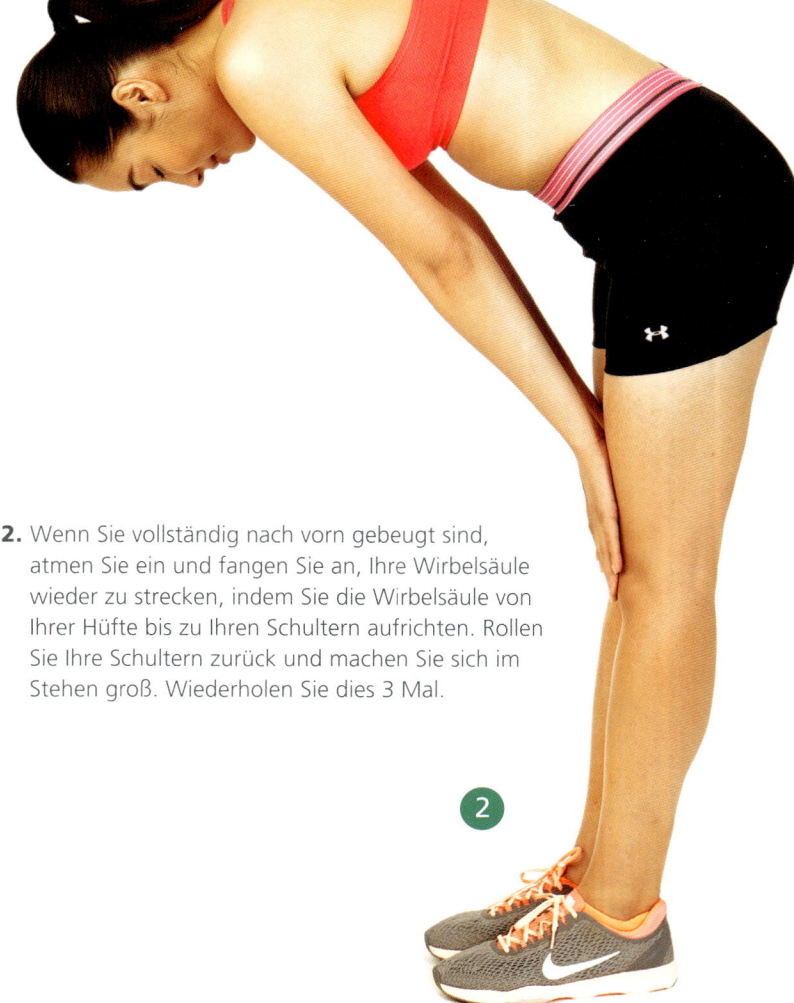

3. Ziehen Sie Ihren Kopf auf Ihre Brust und rollen Sie die einzelnen Wirbel ab, bis Sie Ihre Zehen berühren können. Atmen Sie bei leicht nach vorn verlagertem Gewicht weiter aus und machen Sie Ihre Wirbelsäule rund.

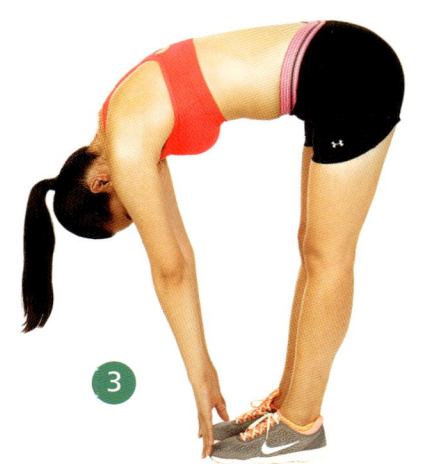

3

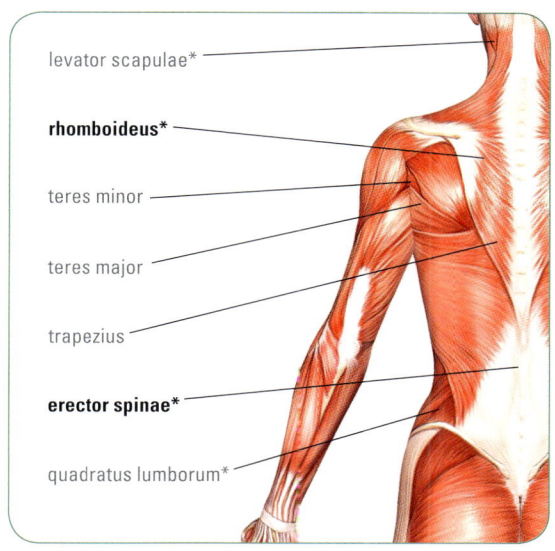

levator scapulae*

rhomboideus*

teres minor

teres major

trapezius

erector spinae*

quadratus lumborum*

LEGENDE

Fett ausgezeichneter Text kennzeichnet die Zielmuskeln

Grauer Text kennzeichnet andere beteiligte Muskeln

* kennzeichnet Tiefenmuskulatur

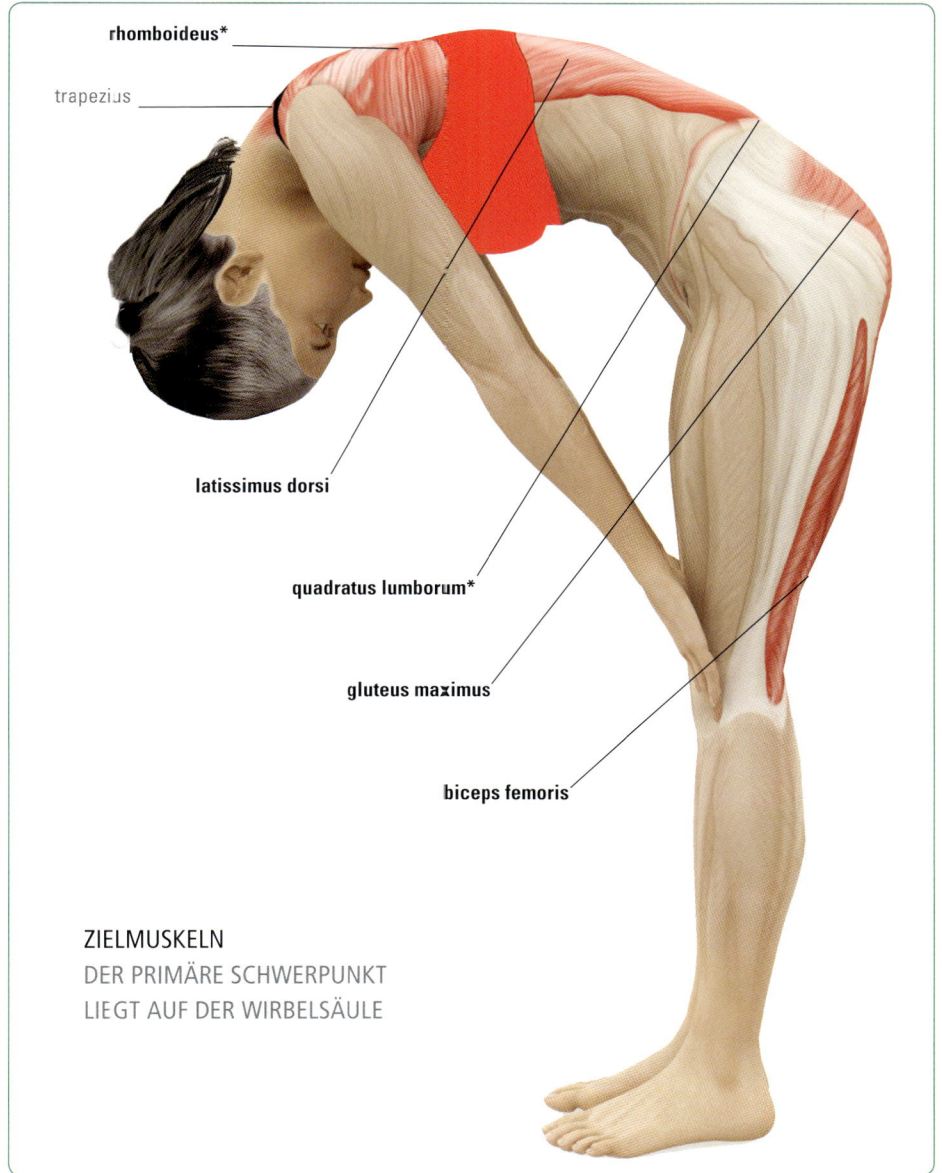

rhomboideus*

trapezius

latissimus dorsi

quadratus lumborum*

gluteus maximus

biceps femoris

ZIELMUSKELN

DER PRIMÄRE SCHWERPUNKT
LIEGT AUF DER WIRBELSÄULE

HÜFTDEHNUNG

Die Positionierung der Hüfte wirkt sich auf die Becken- und Wirbelsäulenhaltung und -funktion aus, sodass die korrekte Ausführung der Hüftdehnungen Ihnen hilft, eine gute Haltung und Ausrichtung einzunehmen.

EINSCHRÄNKUNGEN
Personen mit Problemen im unteren Rücken- bereich sollten diese Übung vermeiden.

1. Strecken Sie im Sitzen Ihr linkes Bein gerade vor sich aus und winkeln Sie Ihr rechtes Knie an. Kreuzen Sie Ihr abgewinkeltes Knie über das gerade Bein und stellen Sie Ihren Fuß flach auf den Boden.

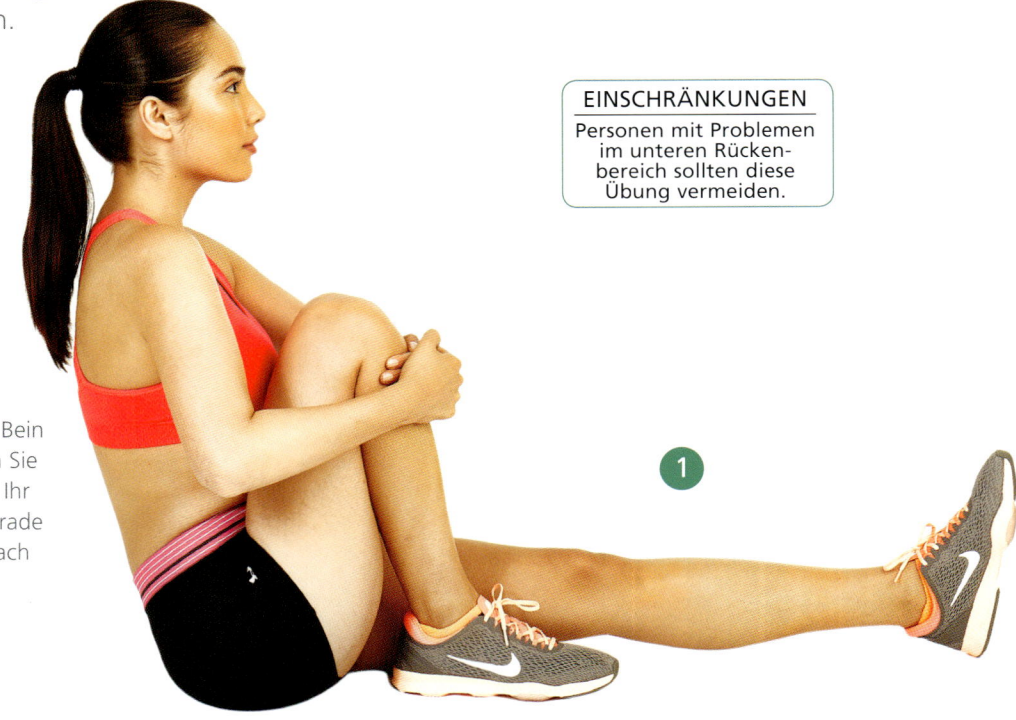

RICHTIG
Halten Sie Ihren Nacken und Ihre Schultern entspannt.

Üben Sie mit Ihrer aktiven Hand gleichmäßigen Druck auf Ihr Bein aus.

VERMEIDEN
Krümmen des Rumpfs. Abheben des Fußes Ihres angewinkelten Beins vom Boden

VORTEILE
Dehnt die Hüftstrecker und -beuger.

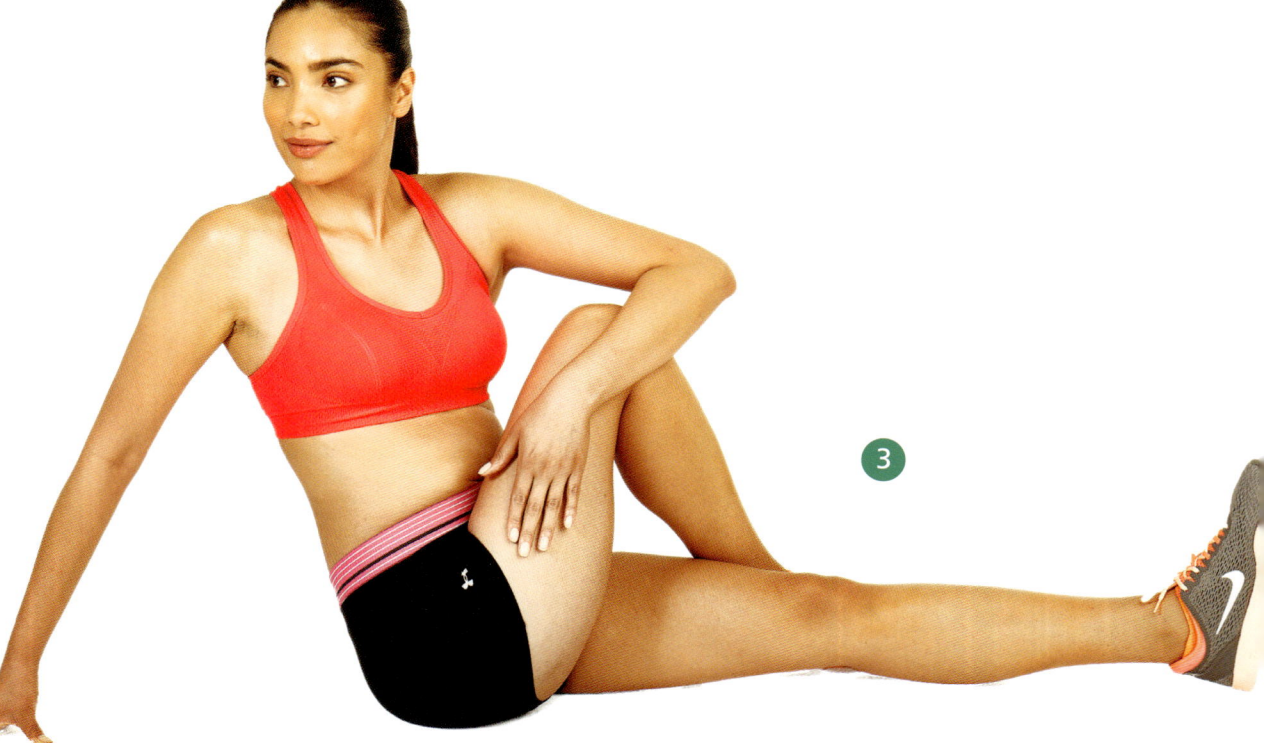

2. Legen Sie Ihren linken Arm um das abgewinkelte Knie, sodass Sie Druck auf Ihr Bein ausüben können, um Ihren Rumpf zu drehen.

3. Behalten Sie die Ausrichtung der Hüfte bei und drehen Sie Ihre obere Wirbelsäule, indem Sie Ihre Brust zu Ihrem Knie ziehen.

4. Halten Sie diese Position 30 Sekunden lang. Lassen Sie langsam los und wiederholen Sie die Übung dreimal für jede Seite.

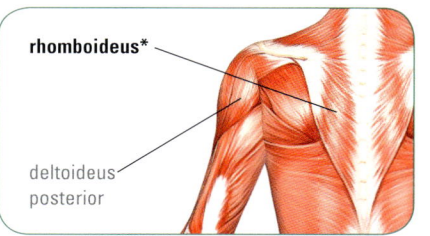

rhomboideus*

deltoideus posterior

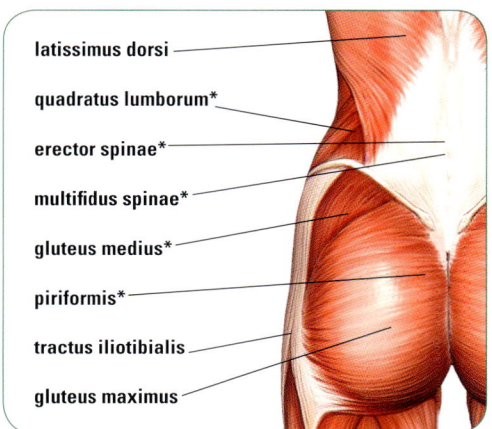

latissimus dorsi
quadratus lumborum*
erector spinae*
multifidus spinae*
gluteus medius*
piriformis*
tractus iliotibialis
gluteus maximus

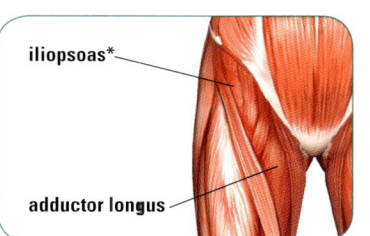

iliopsoas*

adductor longus

LEGENDE

Fett ausgezeichneter Text kennzeichnet die Zielmuskeln
Grauer Text kennzeichnet andere beteiligte Muskeln

* kennzeichnet Tiefenmuskulatur

ZIELMUSKELN
DER PRIMÄRE SCHWERPUNKT LIEGT
AUF DEN GESÄSSMUSKELN

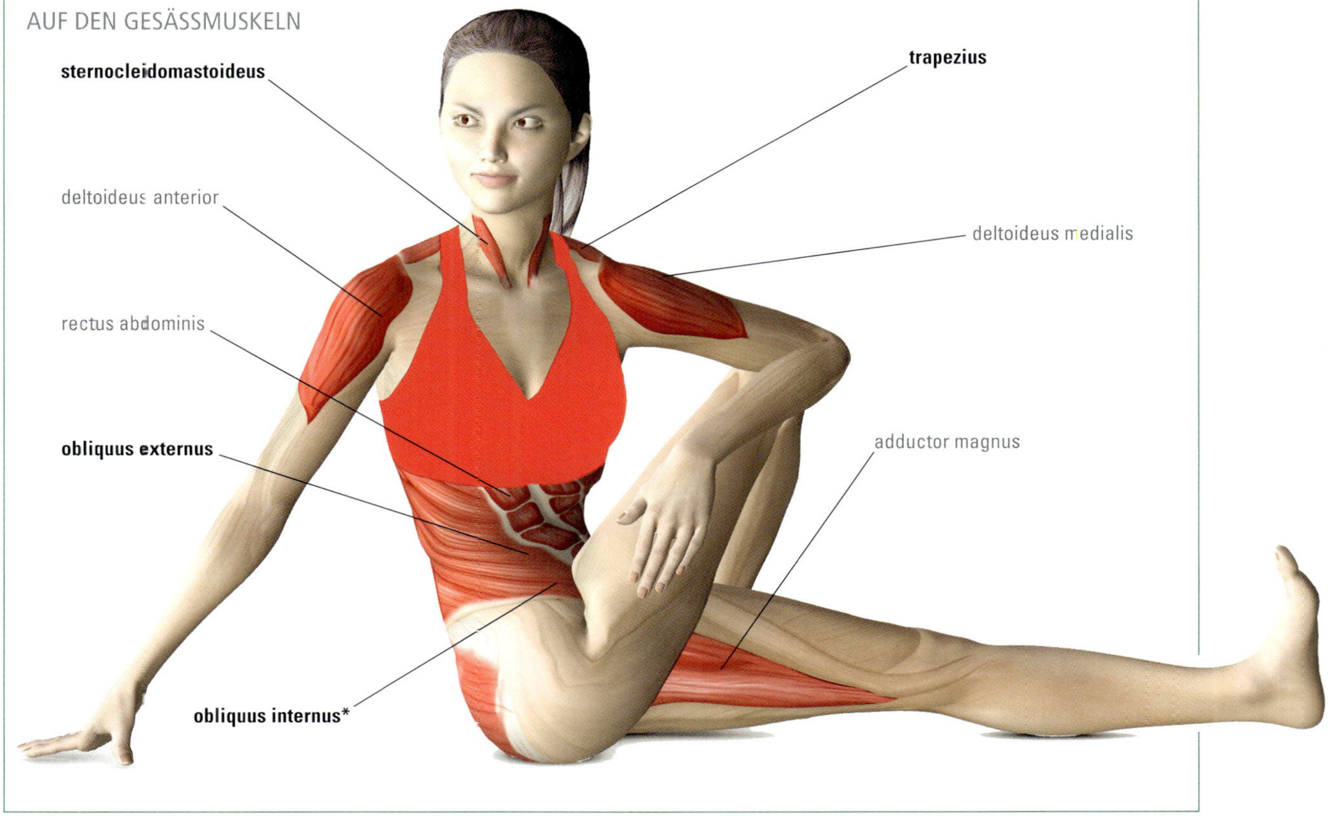

sternocleidomastoideus

trapezius

deltoideus anterior

deltoideus medialis

rectus abdominis

obliquus externus

adductor magnus

obliquus internus*

LATISSIMUS DORSI-DEHNUNG

DEHNEN

Der latissimus dorsi ist ein breiter Muskel, der einen Großteil des unteren Rückens abdeckt. Dieser Muskel zieht Ihre Arme nach unten und zurück. Er wird gedehnt, indem Sie Ihre Arme über Ihren Kopf heben. Sie können diesen Muskel im Sitzen, Stehen oder Knien dehnen. Mit Hilfe einer Wand oder eines Tisches können Sie die Dehnung intensivieren.

1. Stellen Sie sich aufrecht hin und halten Sie Ihren Nacken, Ihre Schultern und den Rumpf gerade.

2. Heben Sie beide Arme über Ihren Kopf und verschränken Sie die Hände, wobei die Handinnenflächen nach oben zeigen.

3. Halten Sie Ihre Ellbogen durchgedrückt und beschreiben Sie mit Ihrem Rumpf einen Kreisbogen.

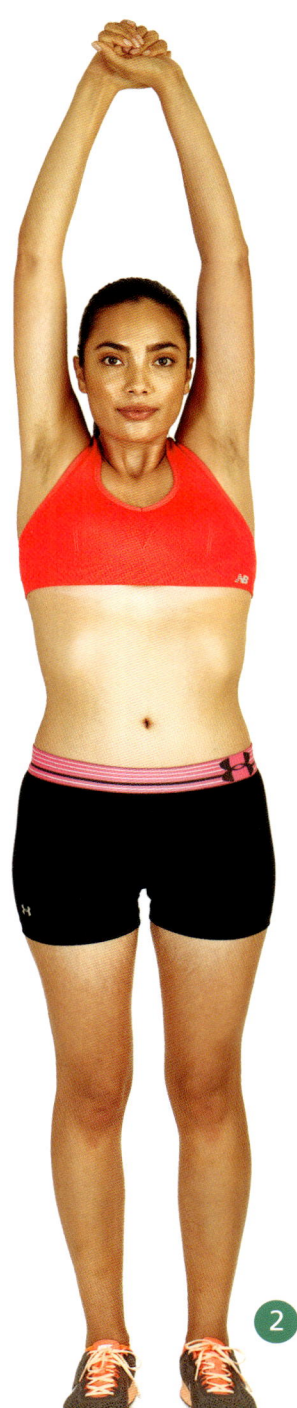

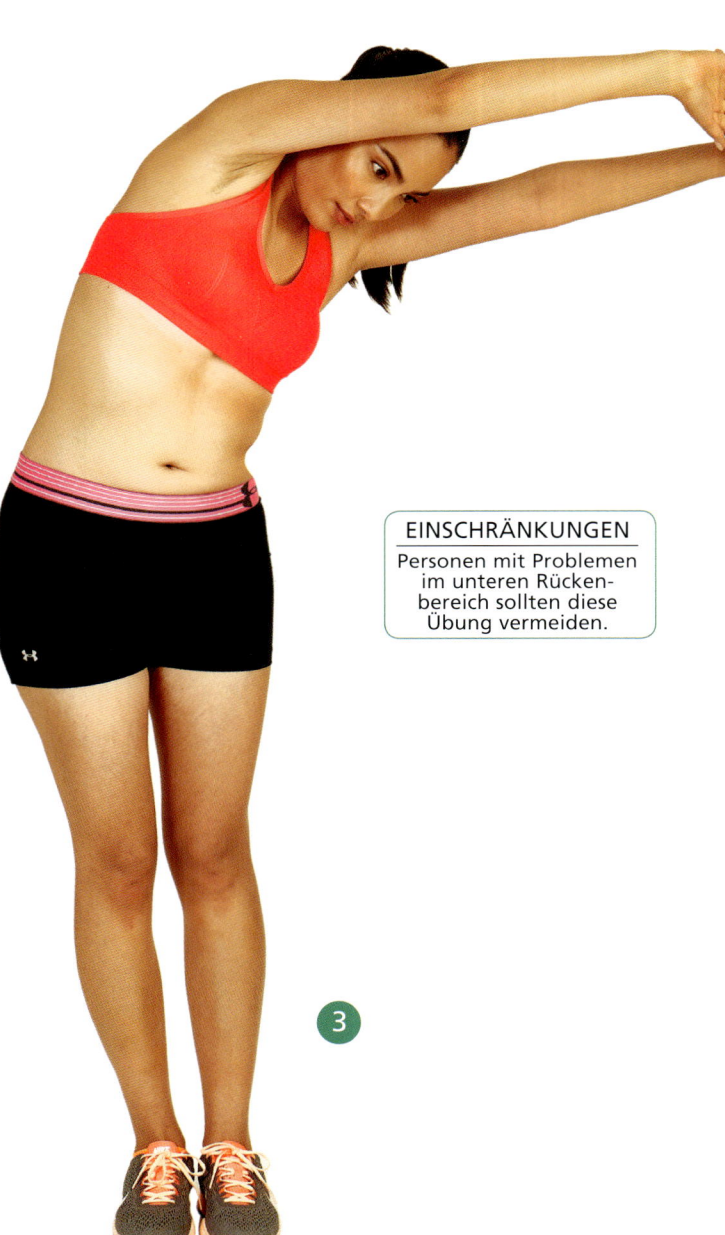

RICHTIG
Machen Sie Arme und Schultern so lang wie möglich.

VERMEIDEN
Zurücklehnen, wenn Sie oben am Kreis angelangt sind

VORTEILE
Hilft, eine schlechte Körperhaltung zu korrigieren.

EINSCHRÄNKUNGEN
Personen mit Problemen im unteren Rückenbereich sollten diese Übung vermeiden.

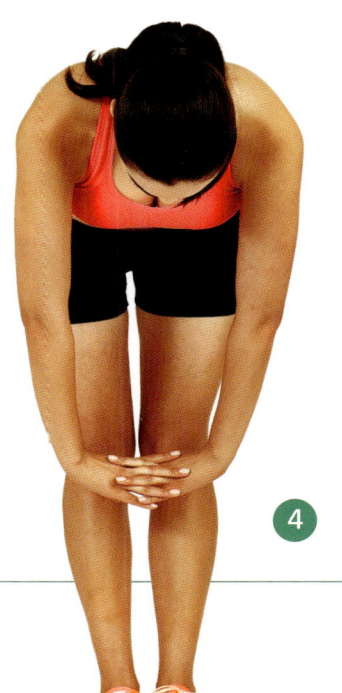

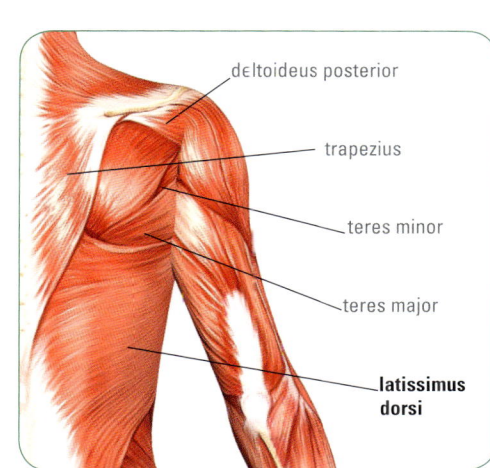

LATISSIMUS DORSI-DEHNUNG

4

4. Lehnen Sie sich nach vorn und dann auf die gegenüberliegende Seite, bis Sie langsam einen vollständigen Kreis beschreiben.

5. Kehren Sie in die Ausgangsposition zurück und wiederholen Sie dann die Abfolge dreimal in jede Richtung.

deltoideus posterior
trapezius
teres minor
teres major
latissimus dorsi

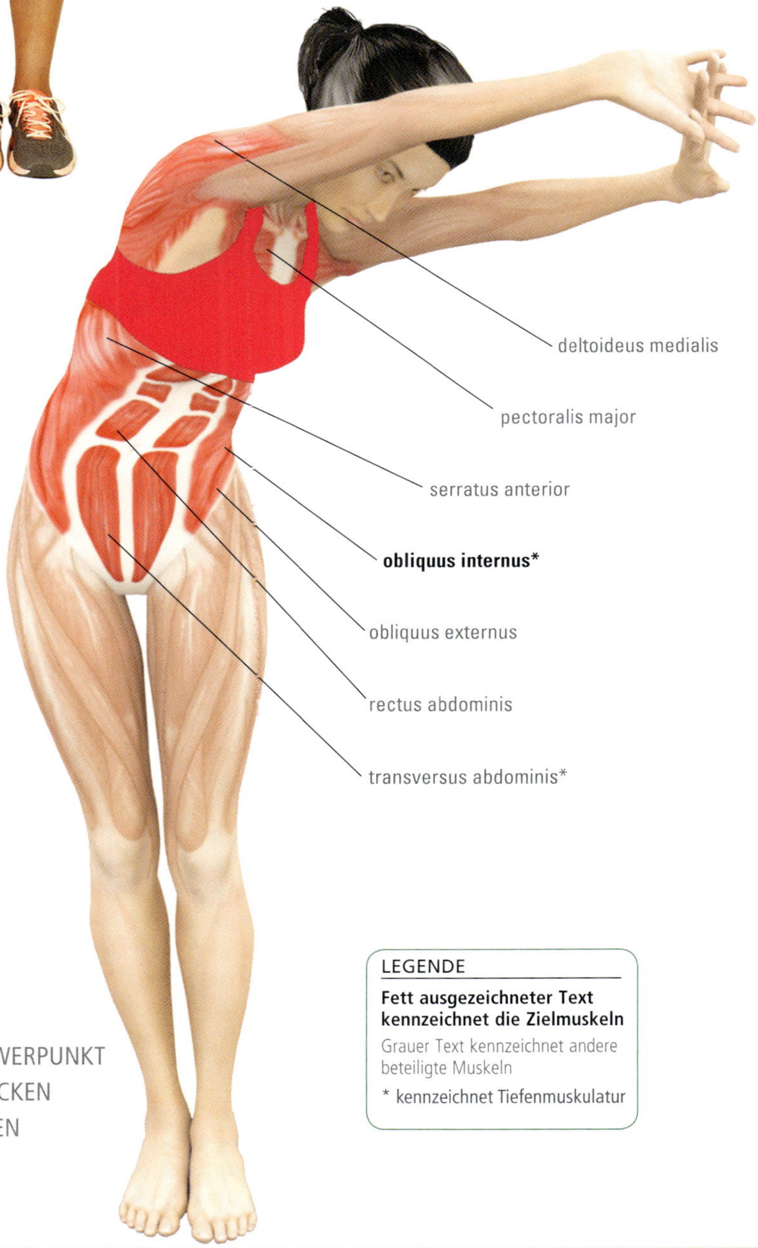

deltoideus medialis
pectoralis major
serratus anterior
obliquus internus*
obliquus externus
rectus abdominis
transversus abdominis*

ZIELMUSKELN
DER PRIMÄRE SCHWERPUNKT LIEGT AUF DEM RÜCKEN UND DEN SEITLICHEN BAUCHMUSKELN

LEGENDE
Fett ausgezeichneter Text kennzeichnet die Zielmuskeln
Grauer Text kennzeichnet andere beteiligte Muskeln
* kennzeichnet Tiefenmuskulatur

KINDERPOSE

Nehme Sie eine Kinderpose ein, um zu entspannen, den Rücken zu dehnen und die Hüften zu entlasten. In der Pose eines Kindes fühlen Sie ein leichtes Dehnen im unteren Körper vom unteren Rücken bis zu den Knöcheln. Diese Übung ist für alle geeignet, von Anfängern bis hin zu erfahrenen Sportlern

1. Knien Sie sich auf eine Matte, wobei die Hüfte sich über Ihren Knien befindet. Schieben Sie die Beine zusammen, sodass sich die beiden großen Zehen berühren.

2. Setzen Sie sich zurück, sodass Ihre Gesäßbacken auf Ihren Fersen liegen. Bewegen Sie Ihre Knie etwa hüftbreit auseinander.

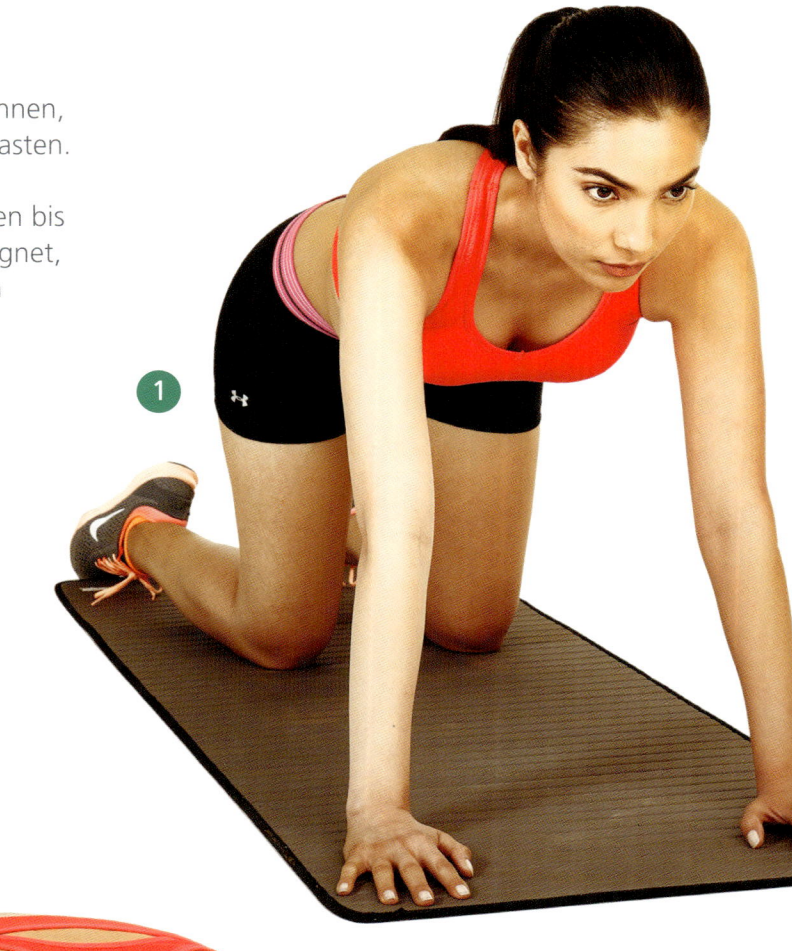

RICHTIG
Krümmen Sie Ihren Rücken, sodass er eine Kuppel bildet.

VERMEIDEN
Zu schnelles Einnehmen der Haltung. Es kann ein paar Minuten dauern, bis Ihr Körper die volle Dehnung annimmt.

VORTEILE
Dehnt und entspannt den Rücken.

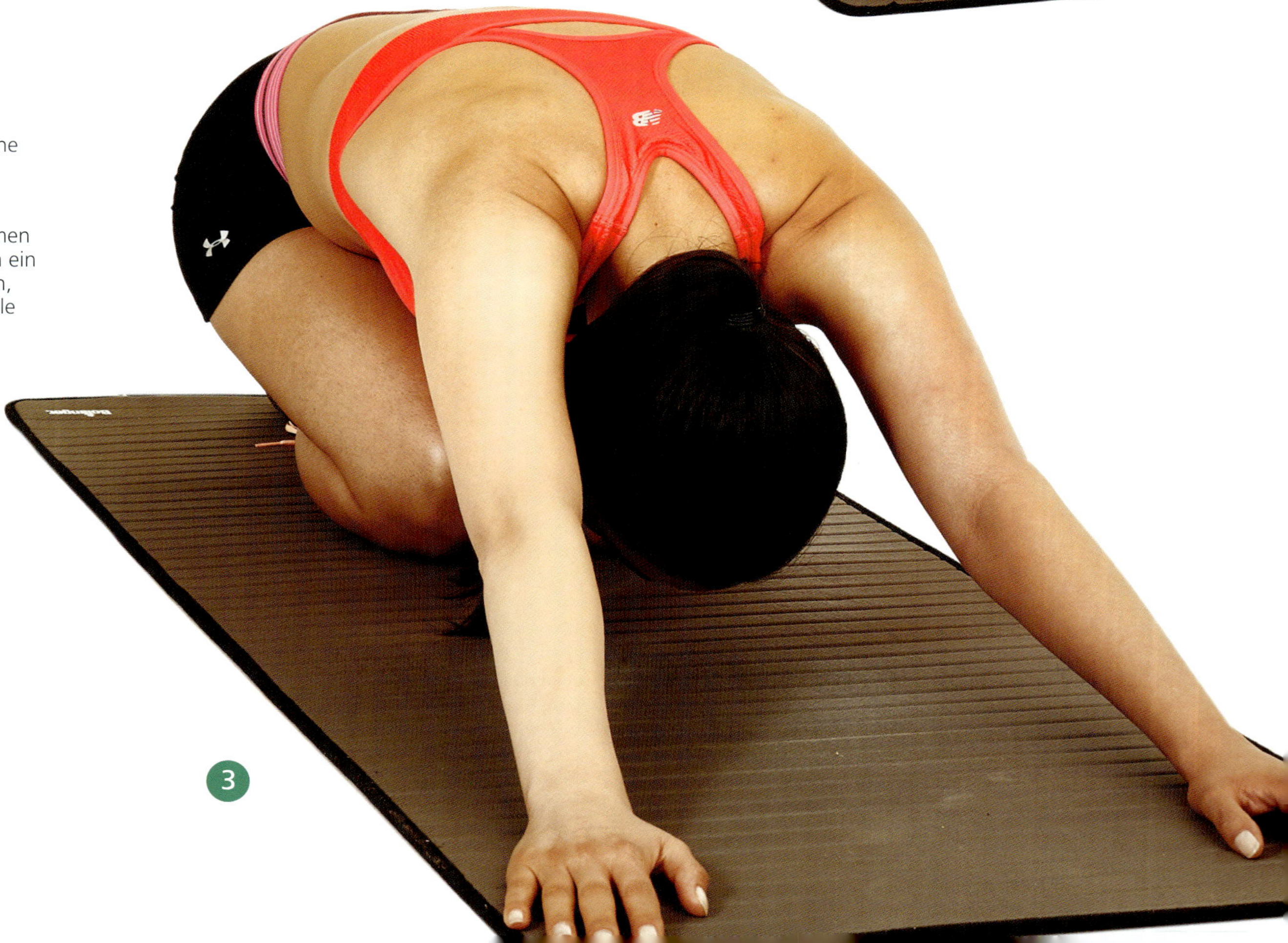

3. Beugen Sie Ihre Brust auf Ihre Oberschenkel und strecken Sie Ihre Hände, als Verlängerung Ihres Nackens und Ihrer Wirbel-säule, vor Ihren Kopf, wenn Sie Ihr Steißbein zur Matte dehnen.

4. Legen Sie Ihre Stirn auf die Matte und halten Sie diese Position 30 Sekunden bis 3 Minuten.

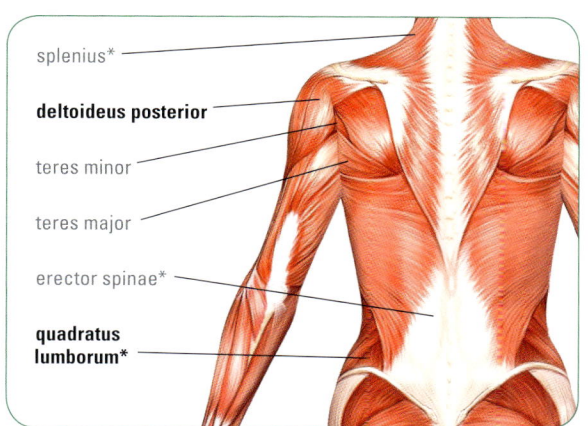

splenius*
deltoideus posterior
teres minor
teres major
erector spinae*
quadratus lumborum*

EINSCHRÄNKUNGEN

Personen mit Knie-problemen sollten diese Übung vermeiden.

LEGENDE

Fett ausgezeichneter Text kennzeichnet die Zielmuskeln

Grauer Text kennzeichnet andere beteiligte Muskeln

* kennzeichnet Tiefenmuskulatur

trapezius

rhomboideus*

latissimus dorsi

serratus anterior

gluteus maximus

vastus lateralis

triceps brachii

ZIELMUSKELN

DER PRIMÄRE SCHWERPUNKT LIEGT AUF DEM UNTEREN RÜCKEN

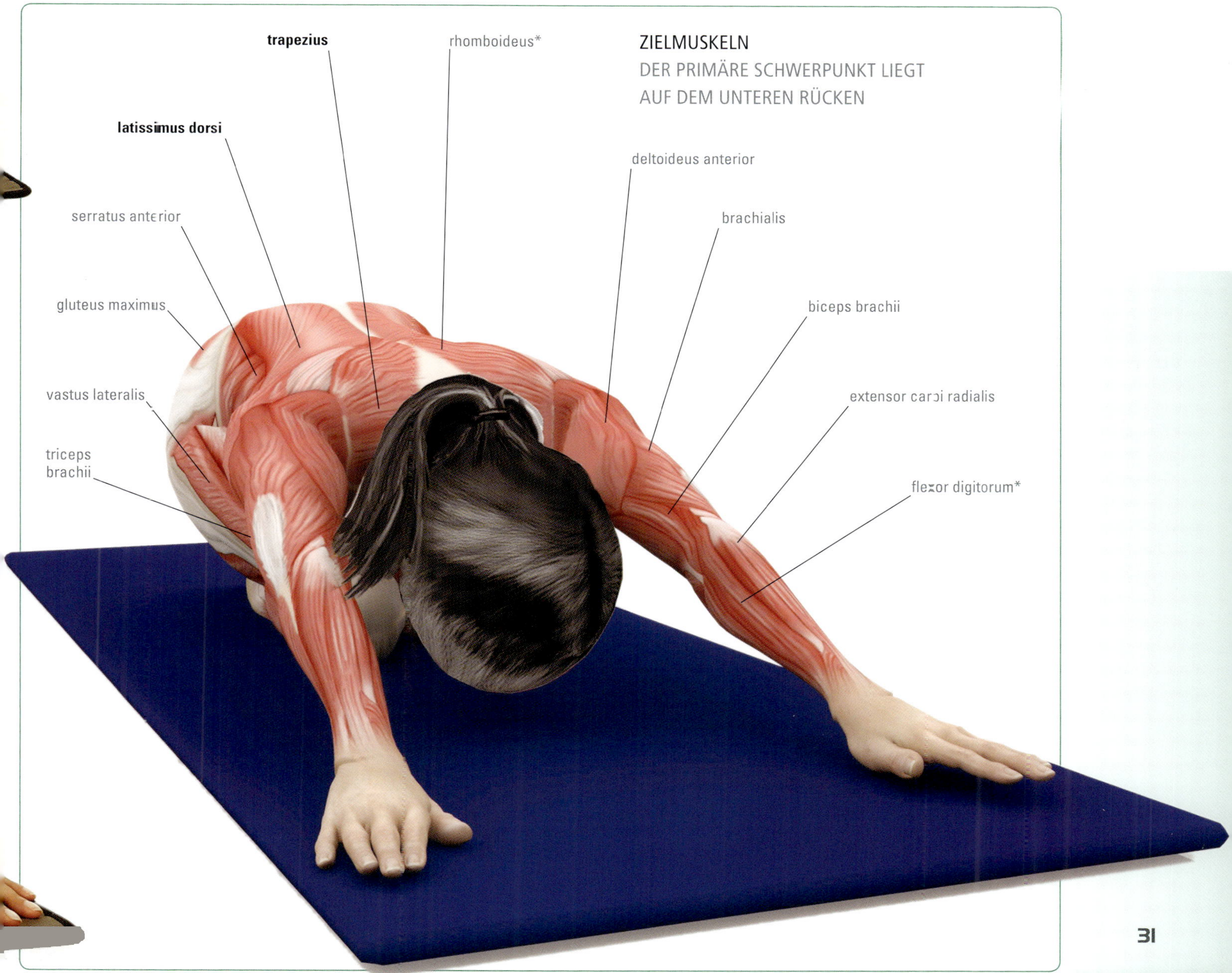

deltoideus anterior

brachialis

biceps brachii

extensor carpi radialis

flexor digitorum*

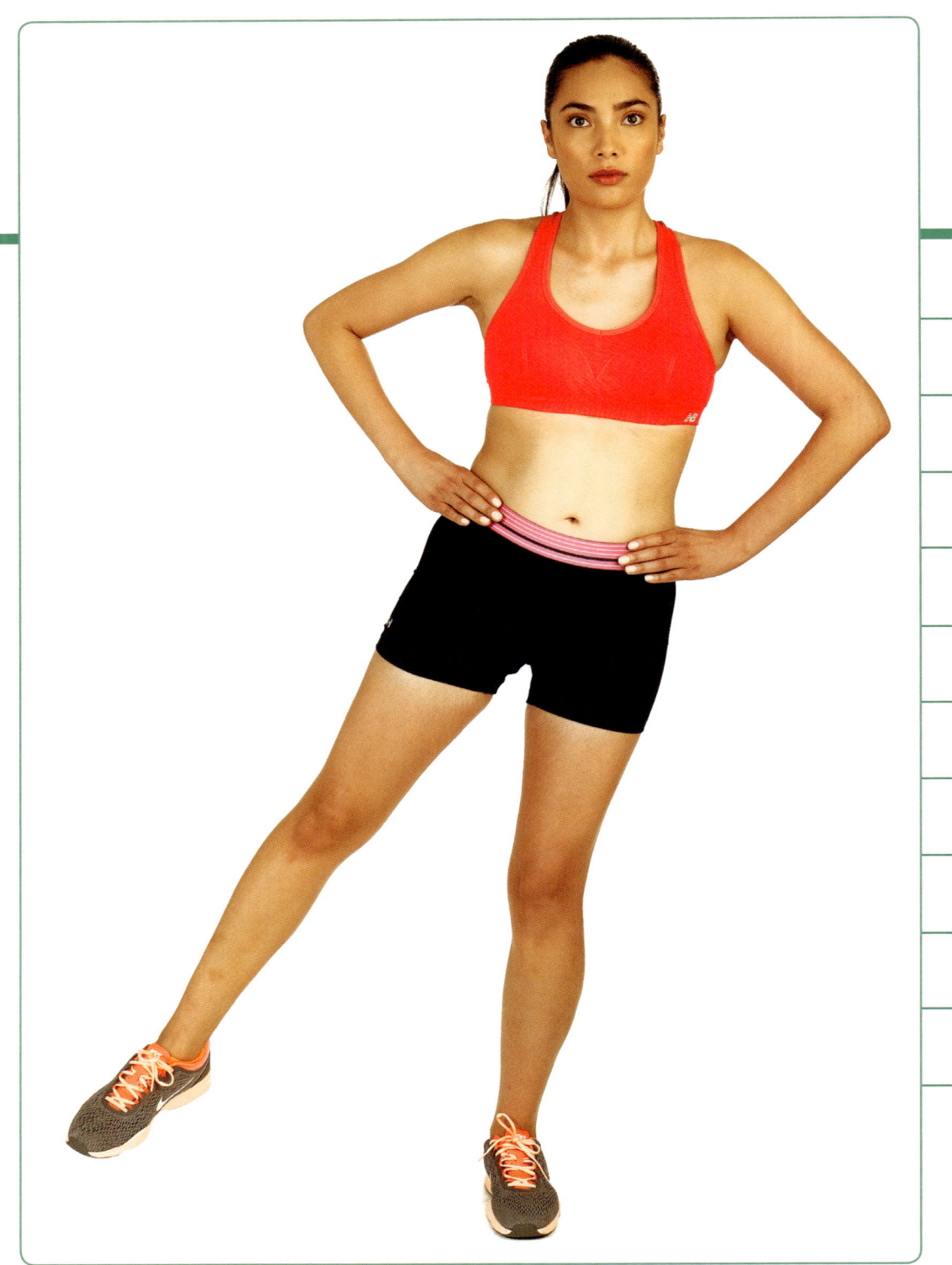

BEWEGLICHKEIT UND GLEICHGEWICHT

Gleichgewicht können wir als die Fähigkeit definieren, sich präzise

zu bewegen und zu gehen, was davon abhängig ist, dass alle

Muskelgruppen durchgängig zusammenarbeiten. Ohne Gleichgewicht

sind Stärke und Stabilität zweitrangig – Sie sind vielleicht leistungsbereit,

aber ohne die korrekte Kontrolle und die Fähigkeit, diese Leistung

effektiv umzusetzen, ist dies von geringem Nutzen. Bei jeder Aufgabe

im täglichen Leben strebt der Körper nach Gleichgewicht – dies ist

einer der wichtigsten Bausteine für die Leistung des Menschen. Es zu

beherrschen, ist einerseits angeboren, andererseits aber auch mit

stetigen Übungen verbunden.

THREAD THE NEEDLE

Dieses spezielle Bewegungsmuster kommt in unserem täglichen Leben nicht routinemäßig vor. Nichtsdestoweniger ist es eine der Übungen, die die Schultergelenke und die Muskeln wieder in ihren Normalzustand versetzen.

1. Begeben Sie sich zunächst auf alle Viere, mit geradem Rücken und entspannter Atmung.

2. Schieben Sie einen Arm unter Ihre Brust, während Sie sich drehen, bis Ihr Unterarm auf dem Boden liegt.

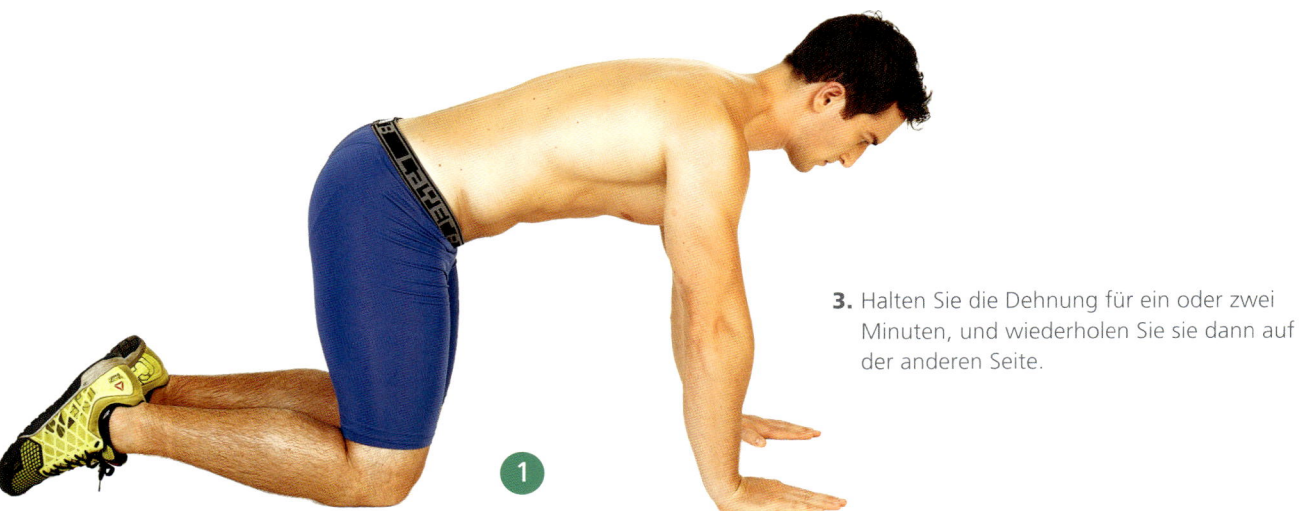

3. Halten Sie die Dehnung für ein oder zwei Minuten, und wiederholen Sie sie dann auf der anderen Seite.

RICHTIG
Drehen Sie sich immer gleichmäßig.

VERMEIDEN
Die Übung zu schnell auszuüben, ohne die gesamten Bewegungen durchzuführen

VORTEILE
Verbessert die Beweglichkeit des Rückens.

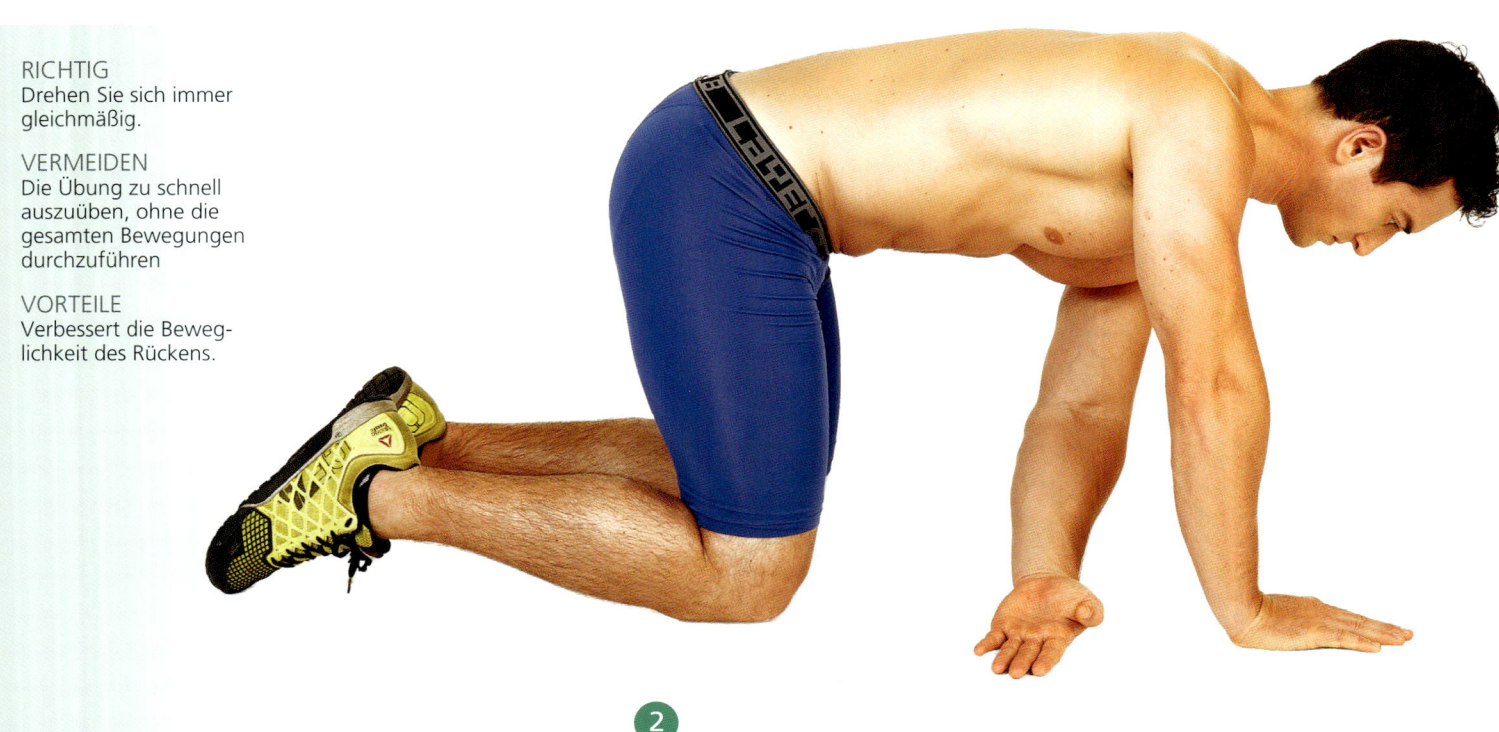

BEWEGLICHKEIT UND GLEICHGEWICHT

3

LEGENDE

Fett ausgezeichneter Text kennzeichnet die Zielmuskeln

Grauer Text kennzeichnet andere beteiligte Muskeln

* kennzeichnet Tiefenmuskulatur

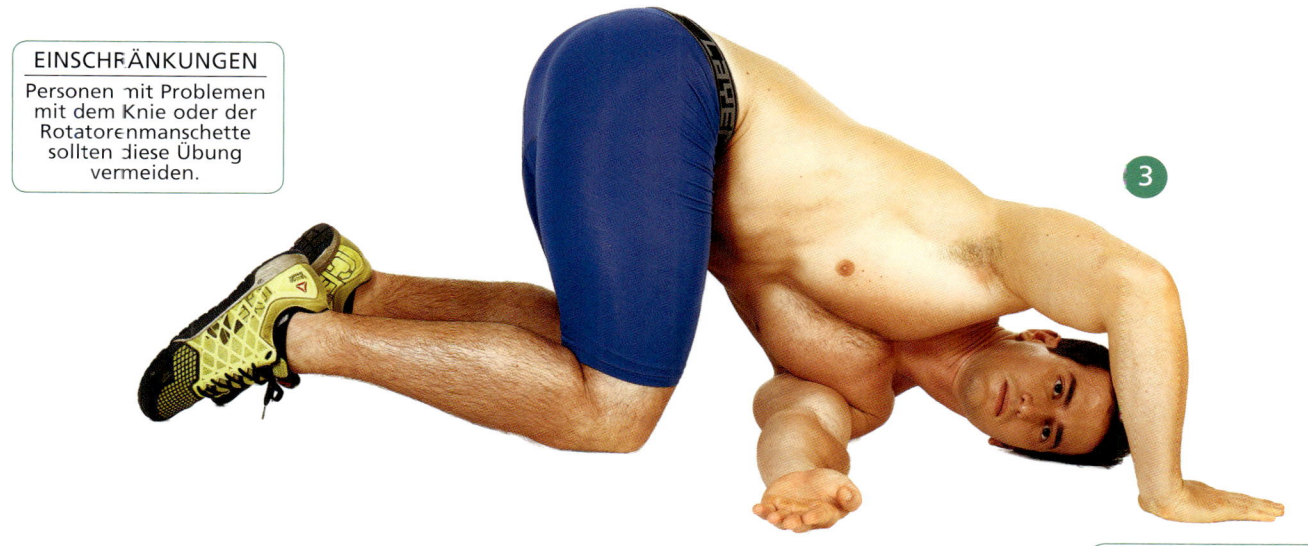

ZIELMUSKELN

DER PRIMÄRE SCHWERPUNKT LIEGT AUF DEM LATISSIMUS DORSI

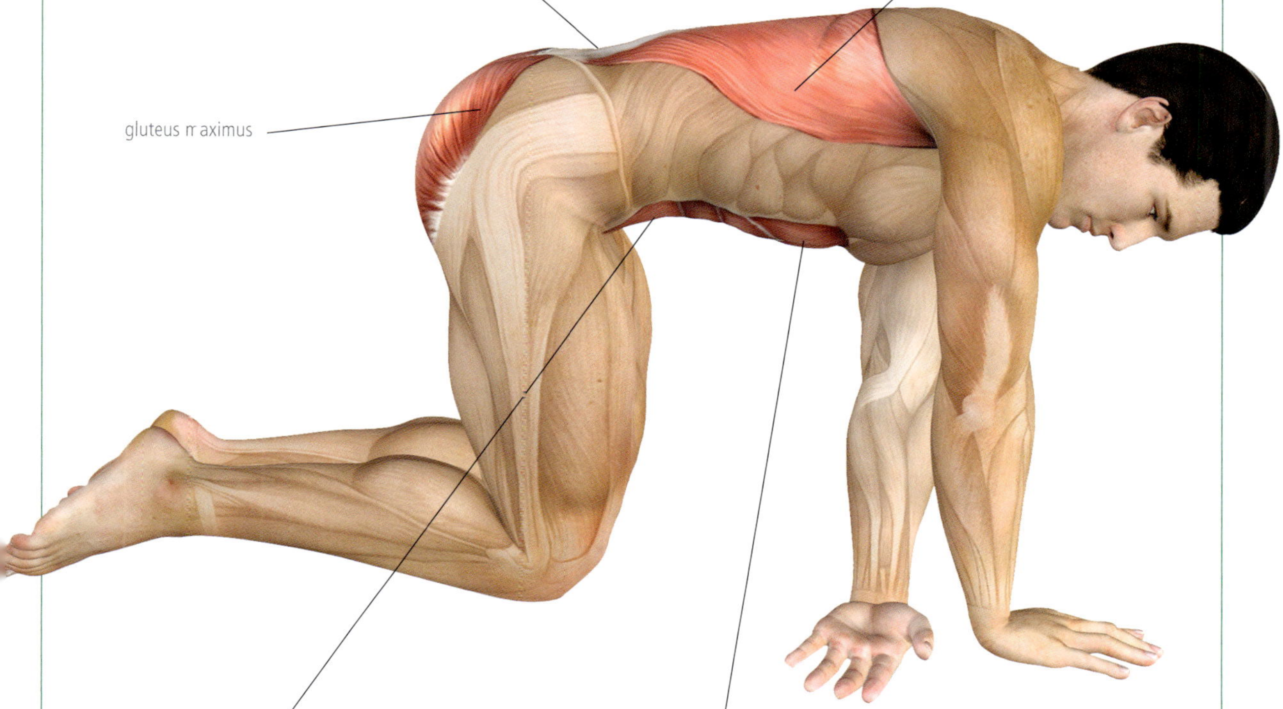

latissimus dorsi

erector spinae*

gluteus maximus

transversus abdominis*

rectus abdominis

NACH UNTEN BLICKENDER HUND

Diese Pose erhöht die Kraft und Beweglichkeit um die Schultern herum. Sie stärkt den gesamten Rücken und den Schultergürtel (Schlüsselbein und Schulterblatt) und hilft bei Rückenschmerzen. Die Übung ist hervorragend dafür geeignet, den Körper zu kräftigen und nach einem anstrengenden Tag zur Ruhe zu kommen. Außerdem stimuliert sie sanft die Nerven.

1. Beginnen Sie auf Ihren Händen und Knien, mit Ihren Händen unterhalb Ihrer Schultern und Ihren Knien unterhalb Ihrer Hüften.

2. Atmen Sie aus und drücken Sie gegen den Boden, wobei Ihre Ellbogen gerade bleiben. Heben Sie Ihre Gesäßmuskeln in Richtung Decke und Ihre Knie vom Boden ab. Dehnen Sie Ihre Hüften von Ihren Rippen weg, um Ihre Wirbelsäule zu verlängern. Halten Sie diese Stellung 30 Sekunden bis 2 Minuten.

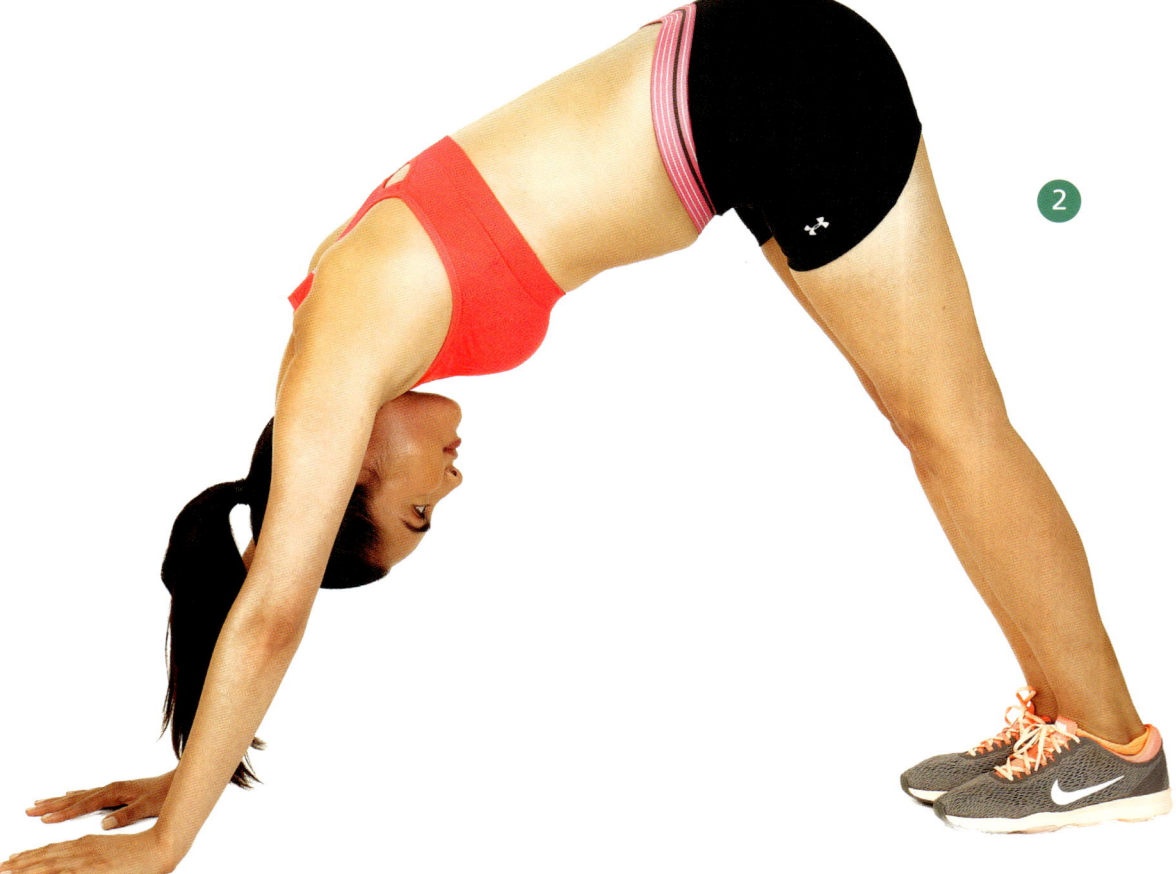

RICHTIG
Spannen Sie Ihre Oberschenkelmuskeln an, um Ihre Wirbelsäule weiter zu verlängern, und achten Sie darauf, dass auf den Schultern kein Druck entsteht.

VERMEIDEN
Die Schultern in Ihre Achselhöhlen absinken zu lassen, sodass sich Ihr Rücken krümmt

VORTEILE
Dehnt Schultern, die hintere Oberschenkelmuskulatur, die Waden und die Fußgewölbe.

NACH UNTEN BLICKENDER HUND

EINSCHRÄNKUNGEN

Personen mit Karpaltunnelproblemen sollten diese Übung vermeiden.

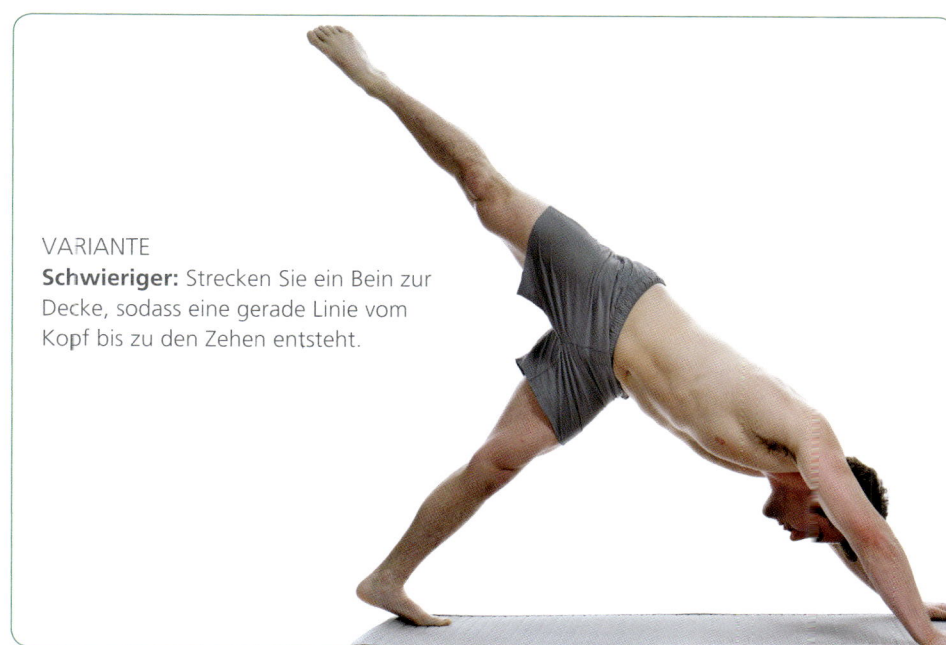

VARIANTE

Schwieriger: Strecken Sie ein Bein zur Decke, sodass eine gerade Linie vom Kopf bis zu den Zehen entsteht.

LEGENDE

Fett ausgezeichneter Text kennzeichnet die Zielmuskeln

Grauer Text kennzeichnet andere beteiligte Muskeln

* kennzeichnet Tiefenmuskulatur

ZIELMUSKELN

DER PRIMÄRE SCHWERPUNKT LIEGT AUF DEM TRICEPS BRACHII

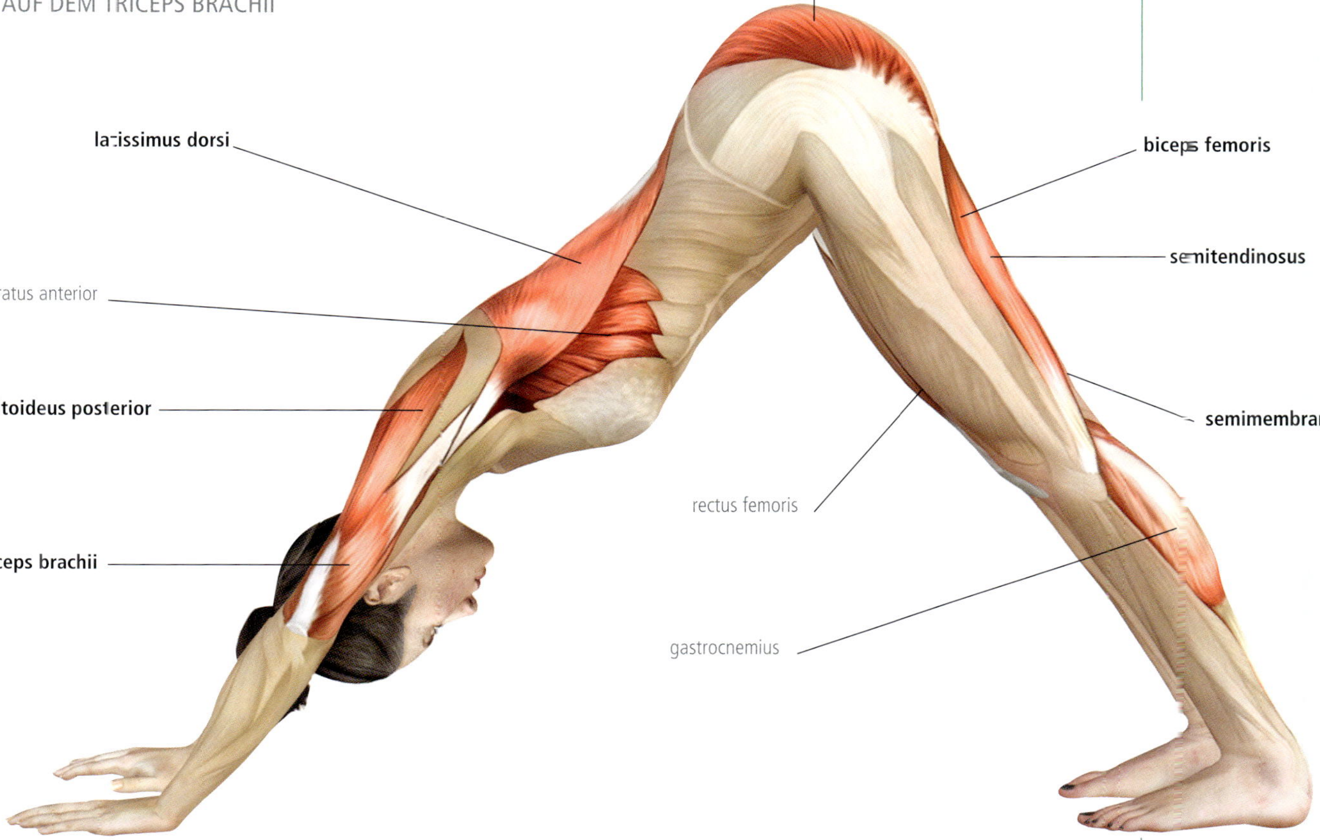
gluteus maximus
latissimus dorsi
biceps femoris
semitendinosus
serratus anterior
deltoideus posterior
semimembranosus
rectus femoris
triceps brachii
gastrocnemius

NACH OBEN BLICKENDER HUND

BEWEGLICHKEIT UND GLEICHGEWICHT

Der nach oben blickende Hund streckt nicht nur die Wirbelsäule und erhöht deren Beweglichkeit, sondern ist auch hervorragend dafür geeignet, Ihre Brust, Ihren Hals, die Schultern und die Vorderseite Ihrer Oberschenkel zu lockern.

1. Beginnen Sie in der Chaturanga (d.h. dem Yoga Push-Up oder der abgesenkten Liegestütze) und stützen Sie Ihr Gewicht gleichmäßig mit Händen und Füßen ab.

2. Heben Sie Ihren Rumpf nach oben und Ihr Gesicht nach vorn.

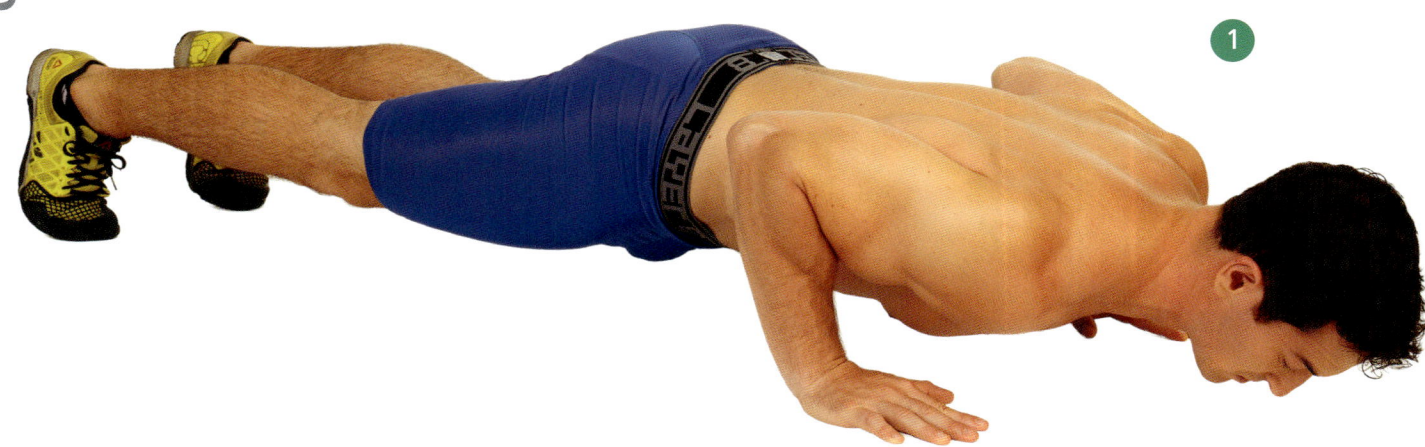

RICHTIG
Stellen Sie sicher, dass sich Ihre Handgelenke direkt unter Ihren Schultern befinden, sodass Sie nicht zu viel Druck auf Ihren unteren Rücken ausüben.

VERMEIDEN
Die Schultern in Richtung der Ohren zu ziehen

VORTEILE
Stärkt die Arme, die Handgelenke und den Unterkörper. Steigert die Beweglichkeit des Rückens.

> **EINSCHRÄNKUNGEN**
> Menschen mit Problemen im unteren Rückenbereich, mit Handgelenksverletzungen oder Karpaltunnelsyndrom sollten diese Übung vermeiden.

3. Stützen Sie sich mit den Füßen am Boden ab und machen Sie Ihre Arme mit Ihren Schultern über den Handgelenken gerade.

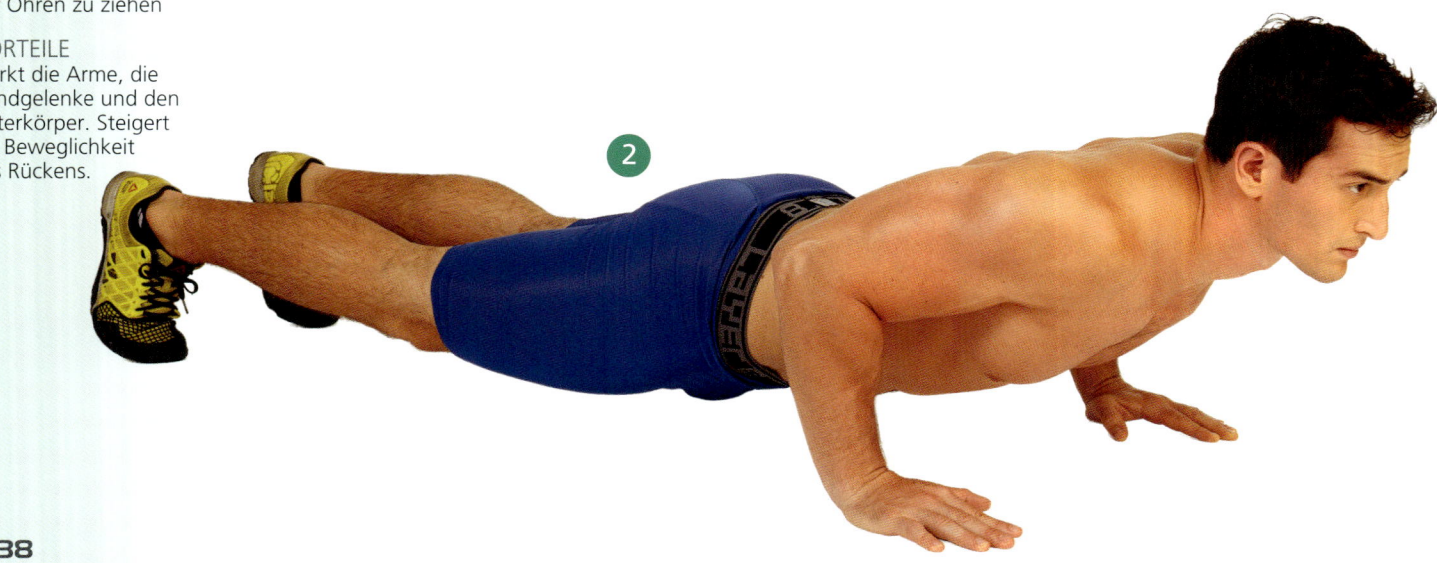

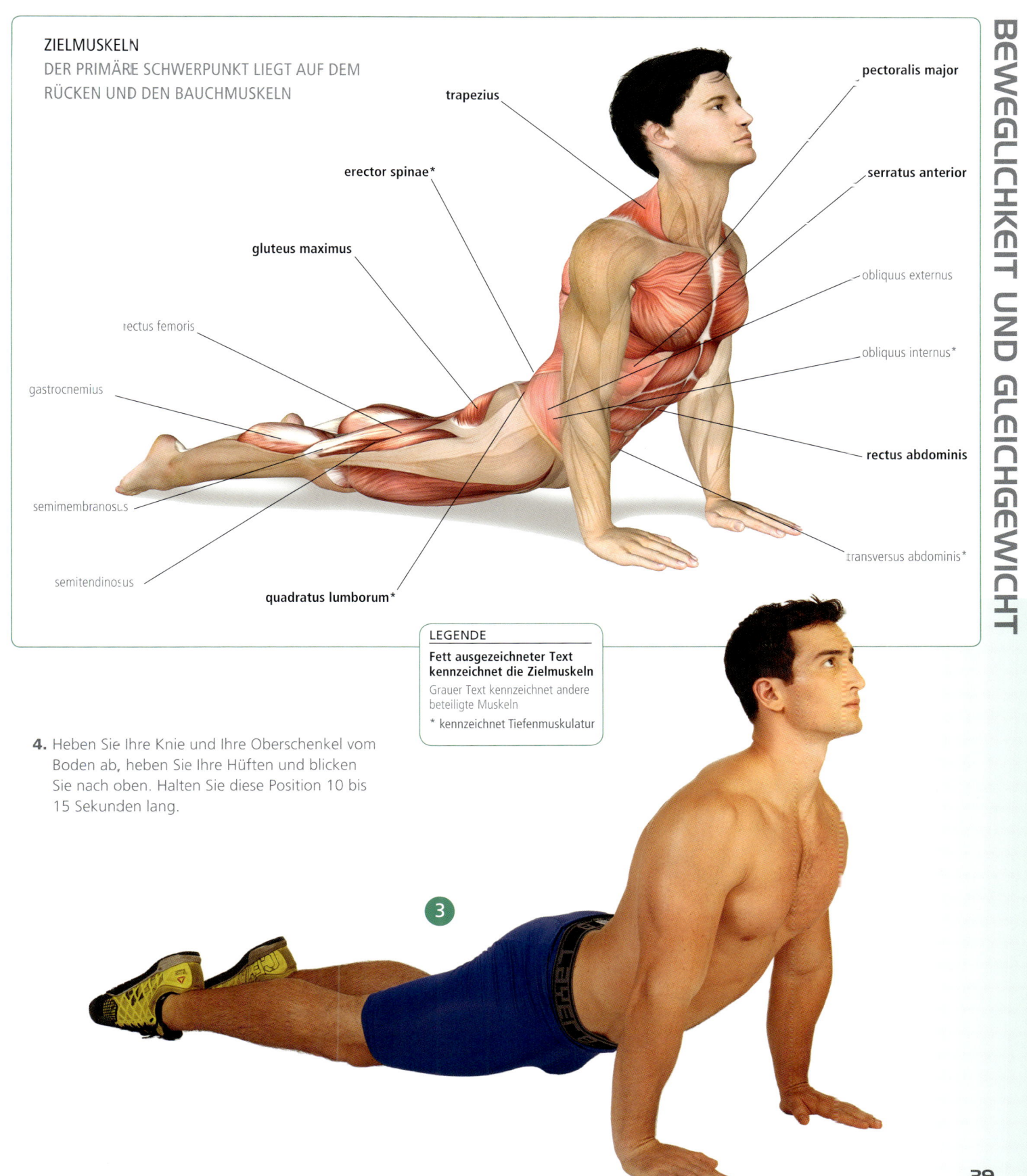

ZIELMUSKELN
DER PRIMÄRE SCHWERPUNKT LIEGT AUF DEM
RÜCKEN UND DEN BAUCHMUSKELN

trapezius

pectoralis major

erector spinae*

serratus anterior

gluteus maximus

obliquus externus

rectus femoris

obliquus internus*

gastrocnemius

rectus abdominis

semimembranosus

transversus abdominis*

semitendinosus

quadratus lumborum*

LEGENDE
**Fett ausgezeichneter Text
kennzeichnet die Zielmuskeln**
Grauer Text kennzeichnet andere
beteiligte Muskeln
* kennzeichnet Tiefenmuskulatur

4. Heben Sie Ihre Knie und Ihre Oberschenkel vom
Boden ab, heben Sie Ihre Hüften und blicken
Sie nach oben. Halten Sie diese Position 10 bis
15 Sekunden lang.

3

SIDE BENDS

Side Bends sind perfekt dafür geeignet, die Muskeln serratus, oblique und intercostal zu dehnen. Sie sollten ca. eine Minute in dieser Dehnung verharren. Die Übung kann abgewandelt werden, indem eine Hand auf die Hüfte und ein Arm über den Kopf gelegt werden (einfacher), oder indem ein Gewicht oder eine Hantel über den Kopf gehalten wird (schwieriger).

1. Stellen Sie sich aufrecht hin und halten Sie Nacken, Schultern und Rumpf gerade.

2. Heben Sie beide Arme über Ihren Kopf und verschränken Sie die Hände, wobei die Handinnenflächen nach oben zeigen.

RICHTIG
Achten Sie darauf, Ihren Rücken gerade zu halten.

VERMEIDEN
Den Rumpf nach vorn oder hinten zu beugen

VORTEILE
Hilft, eine schlechte Körperhaltung zu korrigieren.

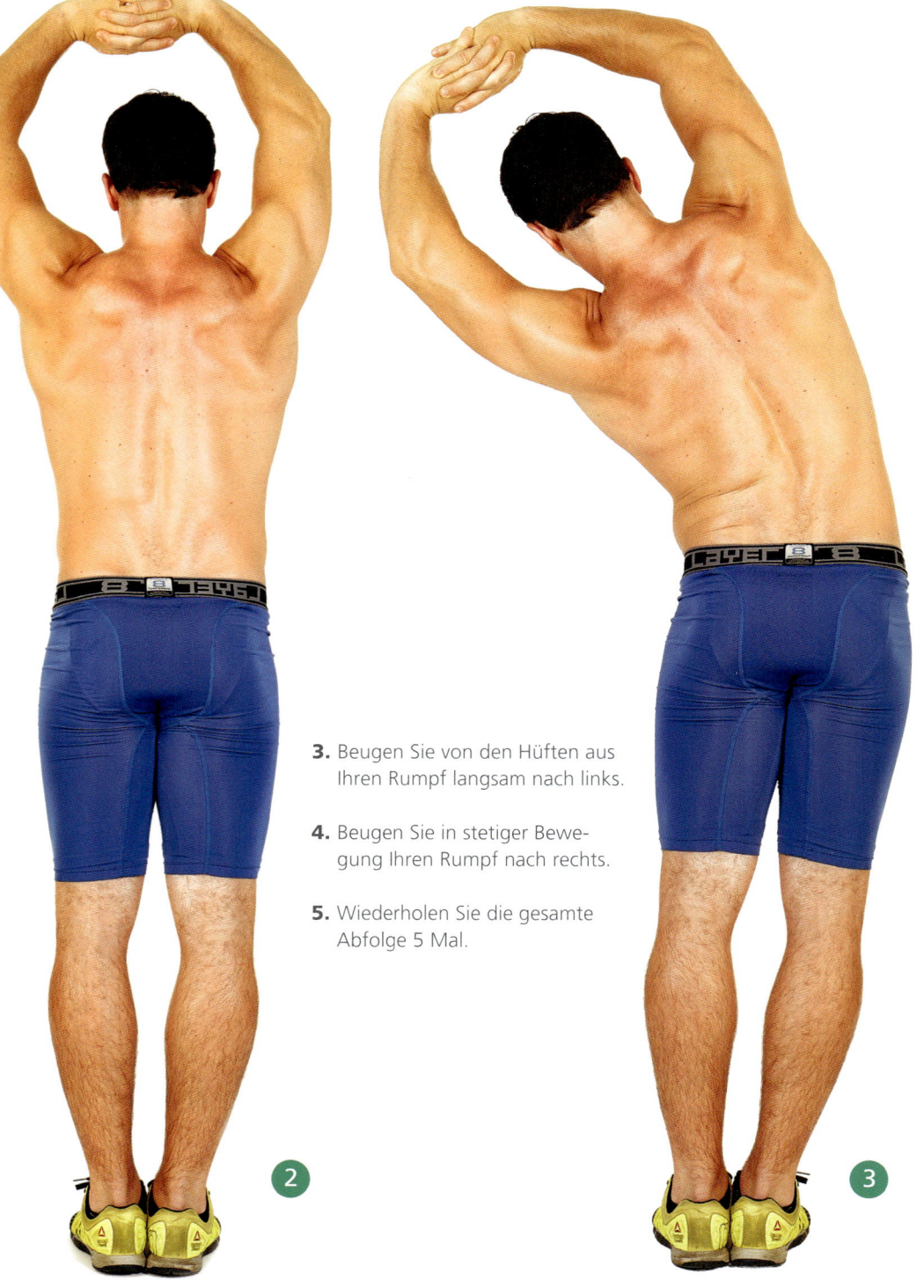

3. Beugen Sie von den Hüften aus Ihren Rumpf langsam nach links.

4. Beugen Sie in stetiger Bewegung Ihren Rumpf nach rechts.

5. Wiederholen Sie die gesamte Abfolge 5 Mal.

BEWEGLICHKEIT UND GLEICHGEWICHT

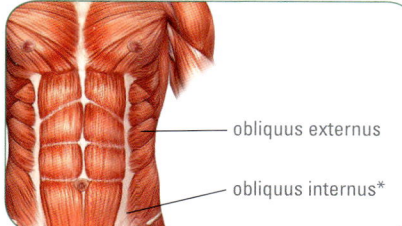

obliquus externus

obliquus internus*

LEGENDE

Fett ausgezeichneter Text kennzeichnet die Zielmuskeln

Grauer Text kennzeichnet andere beteiligte Muskeln

* kennzeichnet Tiefenmuskulatur

EINSCHRÄNKUNGEN

Personen mit Problemen im unteren Rücken-bereich sollten diese Übung vermeiden.

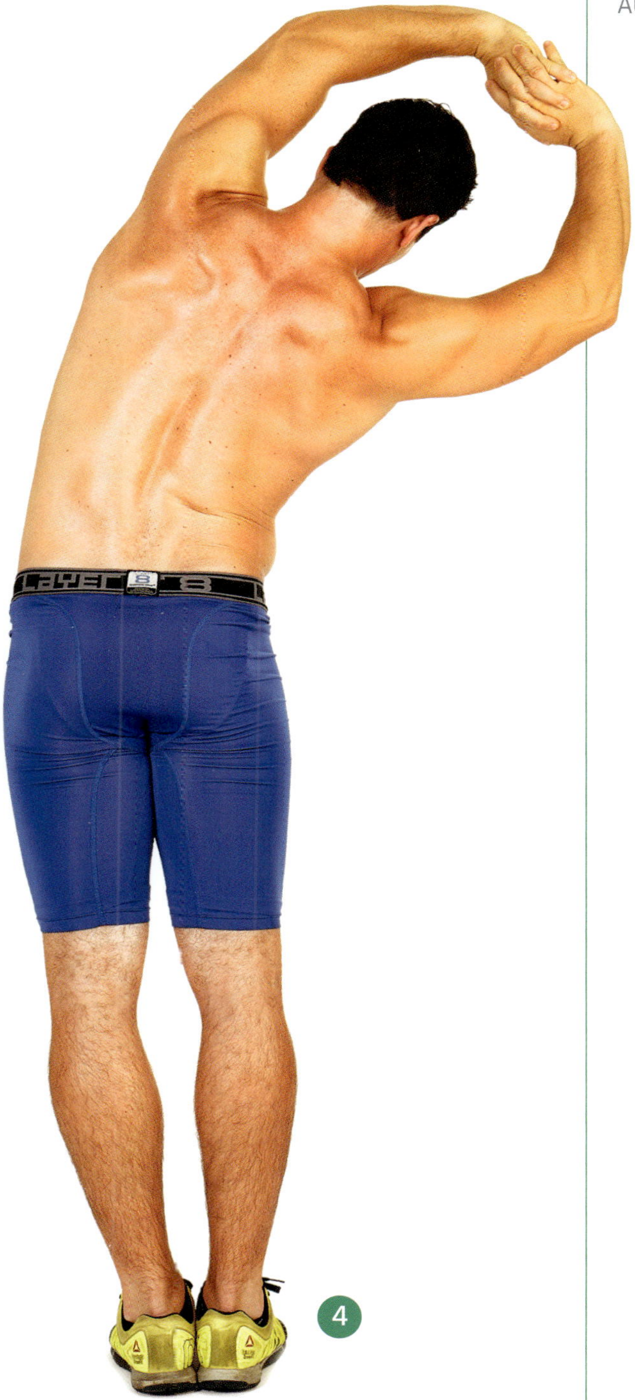

ZIELMUSKELN

DER PRIMÄRE SCHWERPUNKT LIEGT AUF DEM OBEREN RÜCKEN

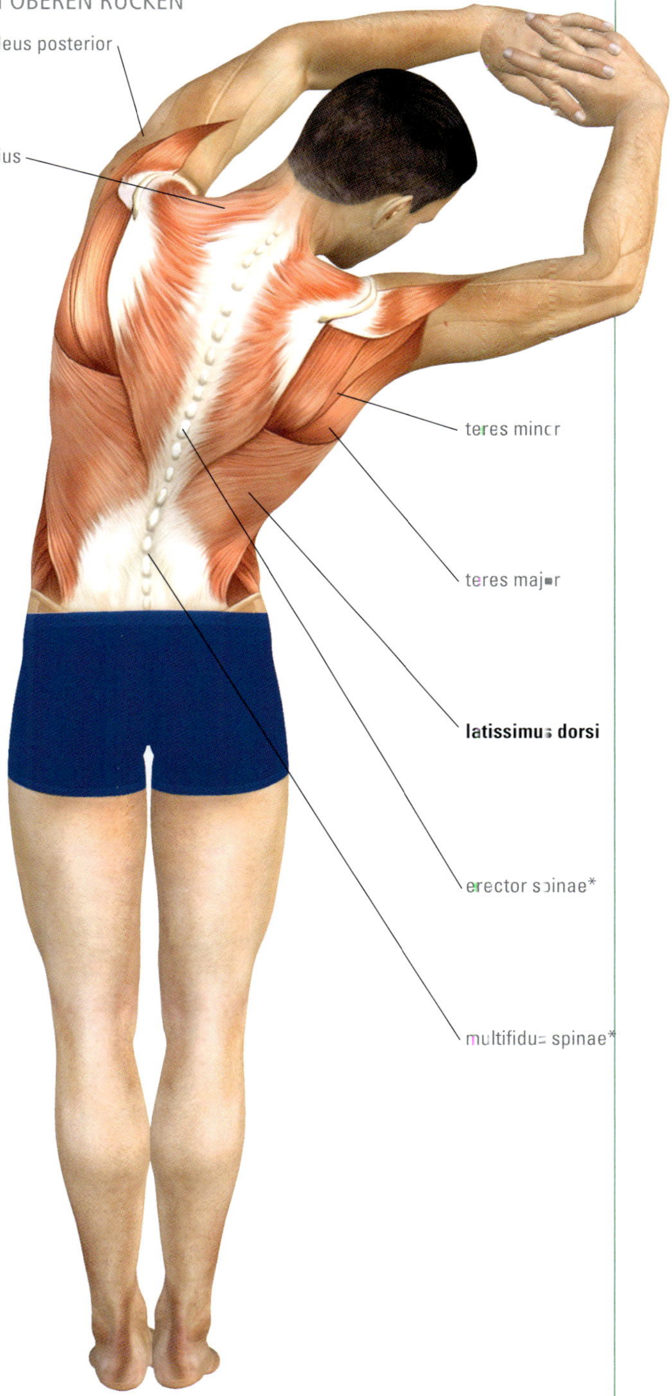

deltoideus posterior

trapezius

teres minor

teres major

latissimus dorsi

erector spinae*

multifidus spinae*

4

UPWARD SALUTE

Der Upward Salute ist eine Übung, die hauptsächlich auf die Schultern abzielt, und in geringerem Maß auf Brust, Nacken, Bizeps, Unterarme, Trizeps, latissimus dorsi, mittleren Rücken und unteren Rücken.

biceps brachii

deltoideus anterior

deltoideus medialis

deltoideus posterior

serratus anterior

obliquus internus*

rectus abdominis*

obliquus externus

LEGENDE

Fett ausgezeichneter Text kennzeichnet die Zielmuskeln

Grauer Text kennzeichnet andere beteiligte Muskeln

* kennzeichnet Tiefenmuskulatur

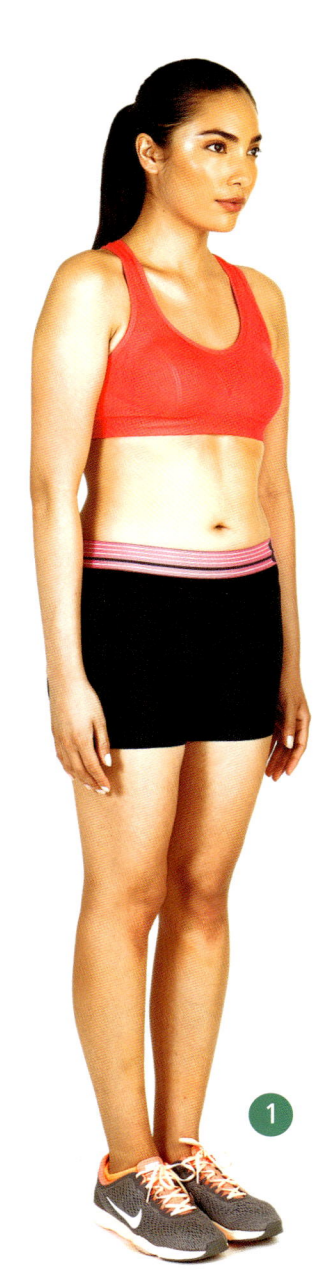

RICHTIG
Halten Sie Ihre Schultern direkt über Ihren Hüften und Ihre Hüften direkt über Ihren Fersen ausgerichtet.

VERMEIDEN
Den Brustkorb über die Brust herausragen zu lassen

VORTEILE
Lindert Rückenschmerzen.

1. Stellen Sie sich aufrecht hin, mit den Armen an Ihren Seiten.

2. Atmen Sie ein und strecken Sie Ihre Arme seitlich aus, sodass sie Ihren Rumpf verlängern, und sie bis über Ihren Kopf gestreckt sind.

3. Heben Sie Ihren Fuß seitlich an und stellen Sie Ihre Fußsohle an die Innenseite Ihres Oberschenkels.

4. Strecken Sie Ihre Arme, wobei sich die Handinnenflächen gegenüberliegen, und halten Sie diese Position für 10 bis 30 Sekunden.

EINSCHRÄNKUNGEN
Personen mit Schulter- oder Nackenproblemen sollten diese Übung vermeiden.

BAUMPOSE

Die Baumpose dehnt die Oberschenkel, die Leisten, den Rumpf und die Schultern. Sie stärkt Sprunggelenke und Waden und bringt die Muskeln des Unterkörpers in Form. Die Pose hat auch therapeutischen Nutzen für den Ischias.

1. Stellen Sie sich aufrecht hin und legen Sie dann die Fußsohle an der Innenseite des gegenüberliegenden Oberschenkels an.

2. Halten Sie Ihren Unterkörper straff und bringen Sie Ihre Hände in Gebetsposition. Halten Sie diese Pose für 10 bis 30 Sekunden und wiederholen Sie sie dann für das andere Bein.

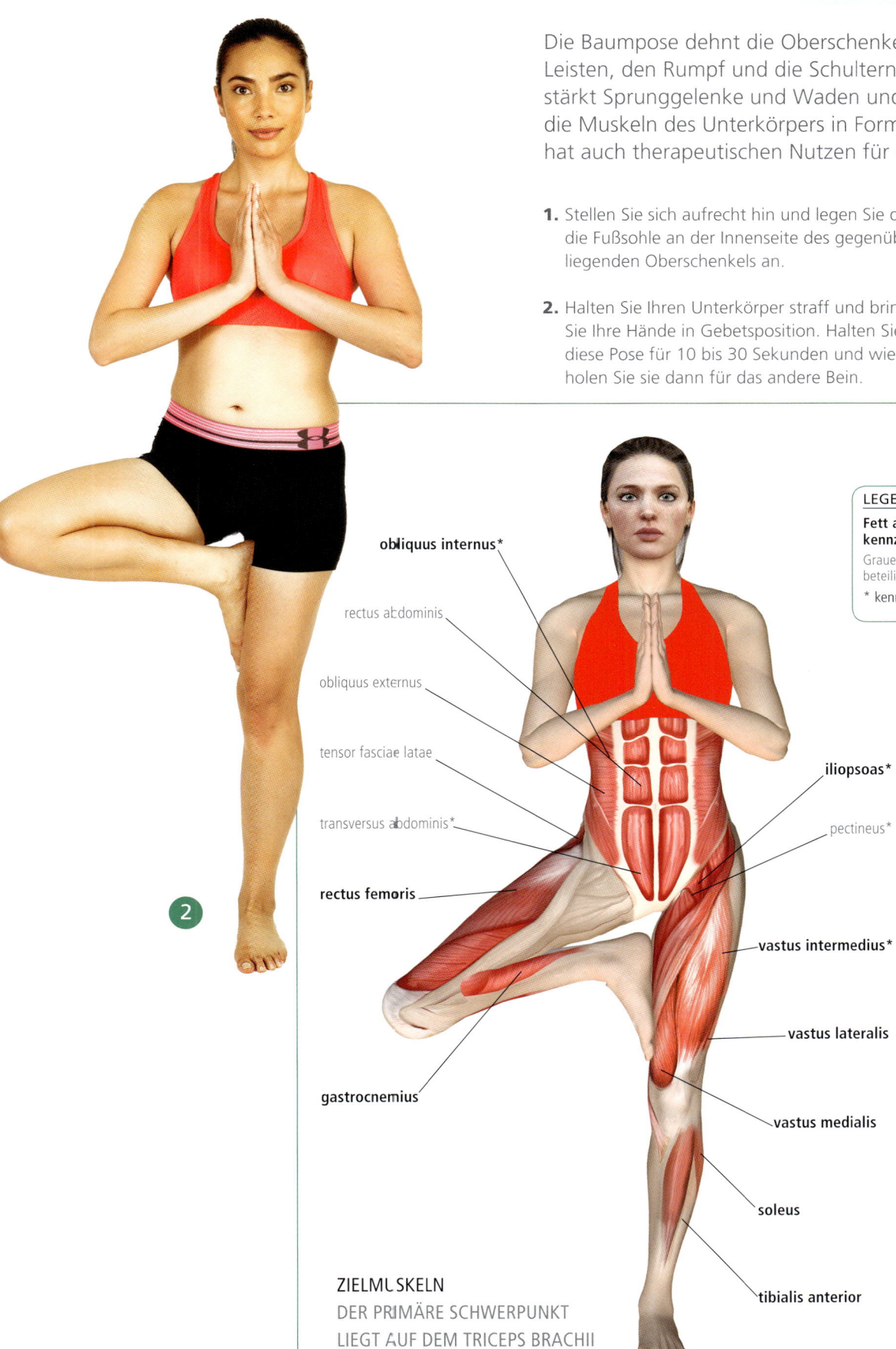

2

LEGENDE

Fett ausgezeichneter Text kennzeichnet die Zielmuskeln

Grauer Text kennzeichnet andere beteiligte Muskeln

* kennzeichnet Tiefenmuskulatur

obliquus internus*

rectus abdominis

obliquus externus

tensor fasciae latae

transversus abdominis*

rectus femoris

gastrocnemius

iliopsoas*

pectineus*

vastus intermedius*

vastus lateralis

vastus medialis

soleus

tibialis anterior

RICHTIG
Drücken Sie Ihre geerdete Ferse in den Boden.

VERMEIDEN
Den Fuß nicht gegen Ihre Kniescheibe zu stellen

VORTEILE
Stärkt Oberschenkel, Waden, Sprunggelenke und Wirbelsäule.

ZIELMUSKELN
DER PRIMÄRE SCHWERPUNKT
LIEGT AUF DEM TRICEPS BRACHII

43

BALANCE WALK

Diese einfache Gleichgewichtsübung kann an jedem Ort durchgeführt werden und hilft Ihnen, Gesundheit und Beweglichkeit zu verbessern. Gehen Sie langsam in die Position und versuchen Sie, die Wiederholungen schrittweise zu steigern.

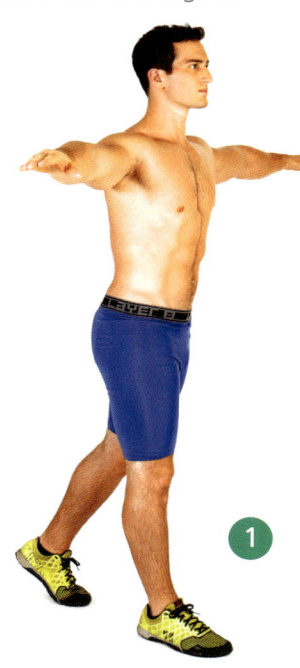

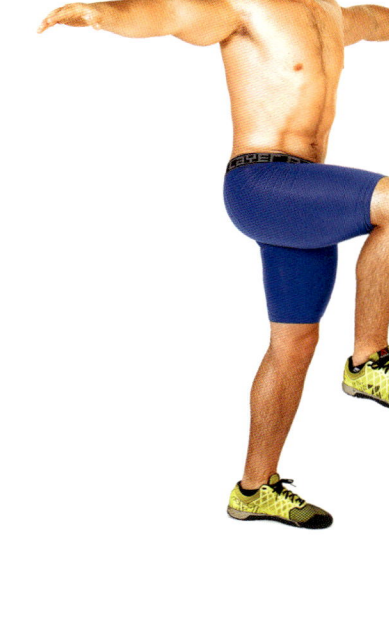

RICHTIG
Stellen Sie sich vor, Sie bewegen sich auf einem imaginären Hochseil.

VERMEIDEN
Den Rücken durchhängen zu lassen oder zu krümmen

VORTEILE
Verbessert das Gleichgewicht.

1. Beginnen Sie damit, die Arme seitlich auf Schulterhöhe auszustrecken.

2. Wählen Sie ein Ziel, das gerade vor Ihnen liegt, und gehen Sie in einer geraden Linie darauf zu, wobei Sie einen Fuß vor den anderen setzen.

3. Wenn Sie beim Gehen Ihren hinteren Fuß heben, dann machen Sie eine Sekunde Pause. Machen Sie 20 Schritte pro Fuß.

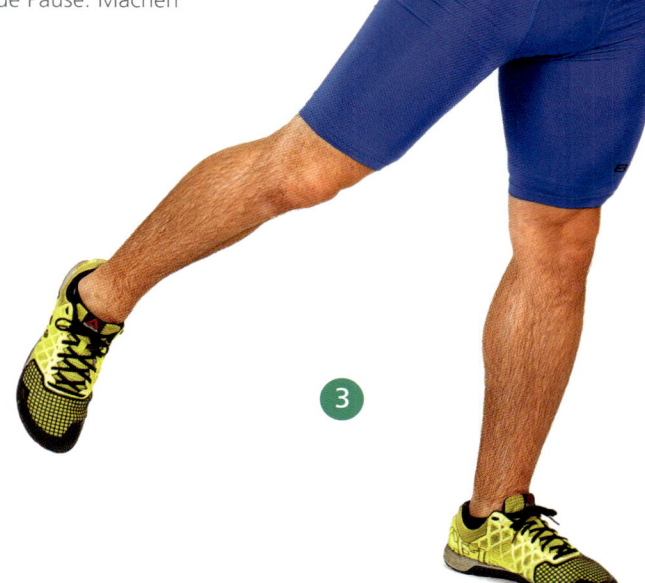

BALANCE WALK

EINSCHRÄNKUNGEN

Personen mit Innenohrproblemen sollten diese Übung vermeiden.

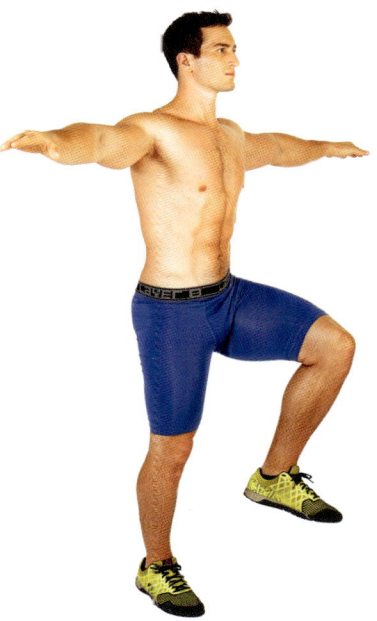

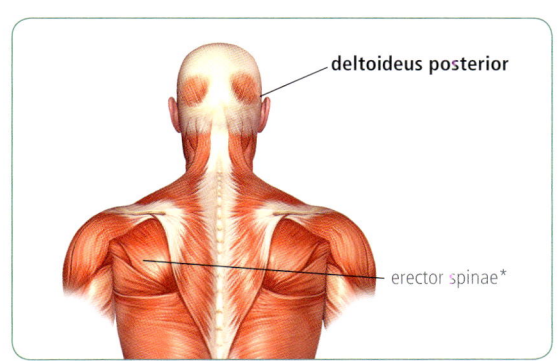

deltoideus posterior
erector spinae*

deltoideus medialis
deltoideus anterior
rectus abdominis
tibialis anterior
gastrocnemius
soleus

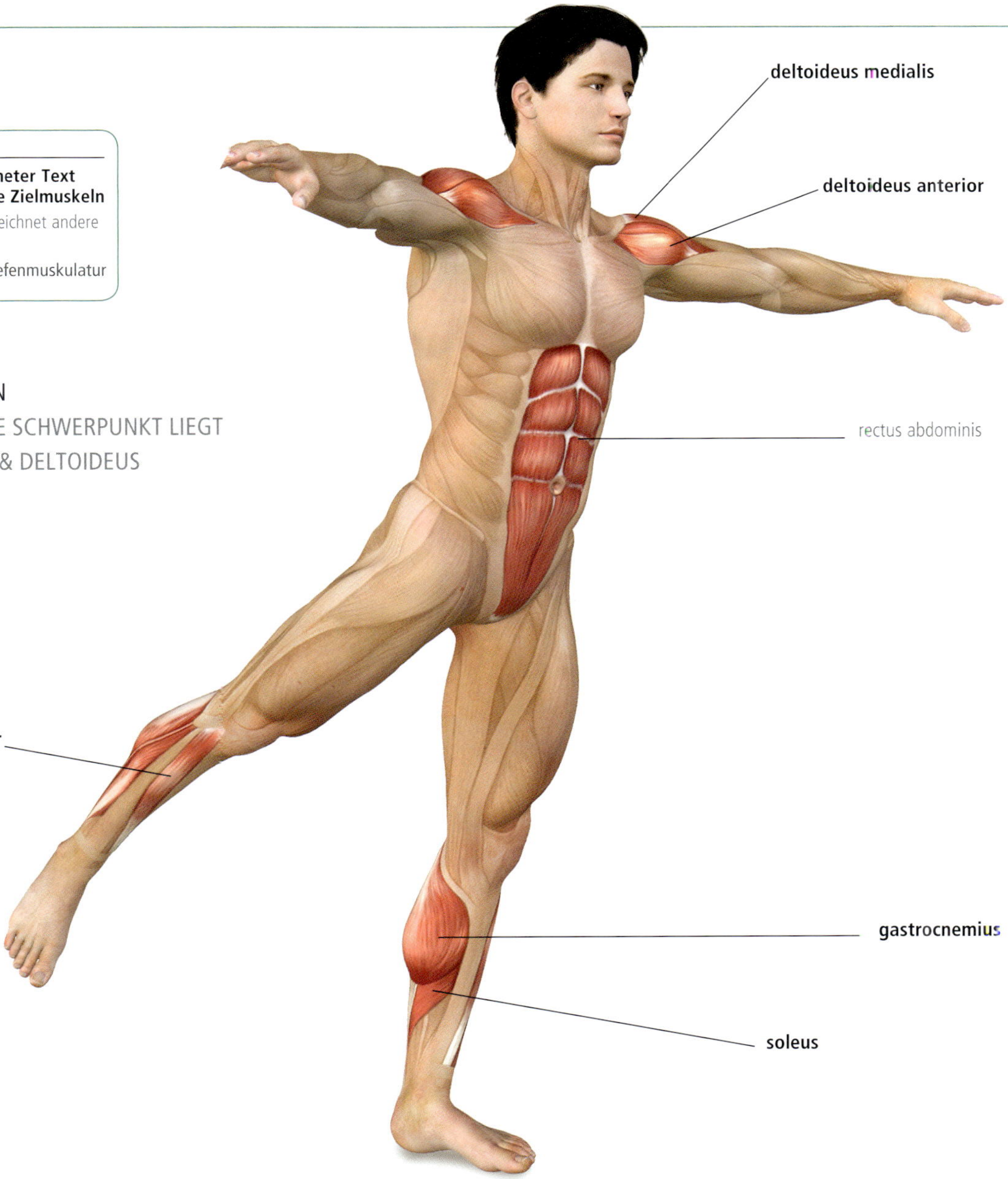

LEGENDE

Fett ausgezeichneter Text kennzeichnet die Zielmuskeln

Grauer Text kennzeichnet andere beteiligte Muskeln

* kennzeichnet Tiefenmuskulatur

ZIELMUSKELN

DER PRIMÄRE SCHWERPUNKT LIEGT AUF SOLEUS & DELTOIDEUS

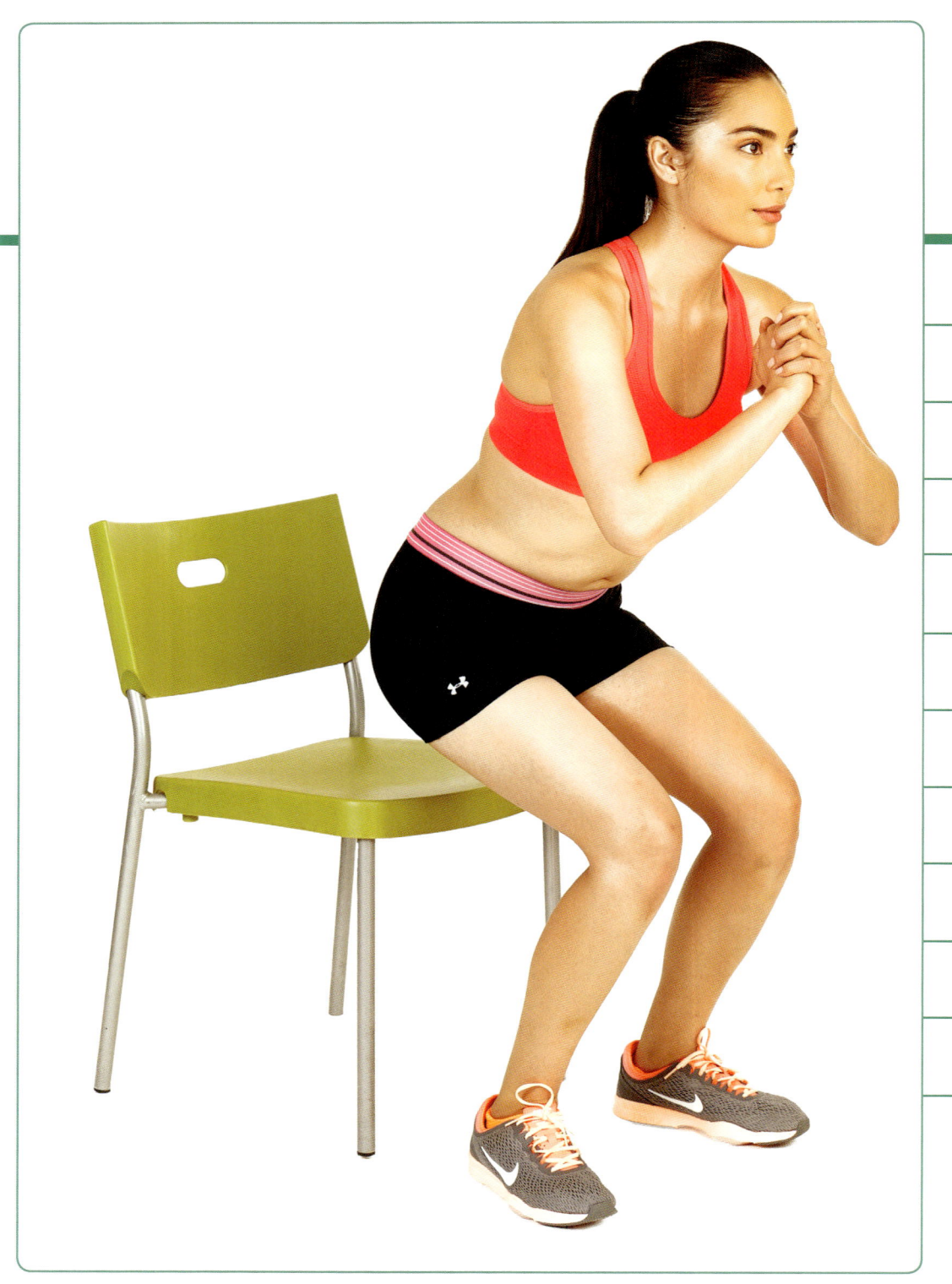

ÜBUNGEN MIT DEM EIGENEN KÖRPERGEWICHT

Bei unserem heutigen sehr anspruchsvollen Lebensstil ist es schwierig, ausreichend Bewegung zu erhalten. Aus diesem und anderen Gründen werden Workouts mit dem eigenen Körpergewicht nicht nur zum Standard, sondern sie bieten auch so viele Vorteile, dass man sie gar nicht ignorieren kann. Workouts mit dem eigenen Körpergewicht stärken den Körper nicht nur, sondern sie verbessern auch die Herzleistung und die funktionale Stärke, was die Bewegungsfähigkeit und Leistung im täglichen Leben unterstützt. Außerdem sind sie unglaublich praktisch, weil sie so gut wie überall ausgeführt werden können. Die einzigen Grenzen sind der Raum und die Vorstellungskraft. Das Schöne an den Übungen mit dem eigenen Körpergewicht ist, dass sie ganz einfach individuell angepasst werden können und damit für jeden geeignet sind. Sie haben es also nur mit sich selbst zu tun, was progressiv und biodynamisch ist.

STEP DOWN

Dies ist eine Übung zur Stärkung der Knie. Dabei erfolgt eine komplexe Bewegung, die Ihre Muskeln stark belastet. Sie kann auf zweierlei Arten abgeändert werden: Sie können die Höhe der Step-Box oder die Geschwindigkeit der Bewegung ändern. Je langsamer die Bewegung ist, desto schwieriger ist die Übung, und je höher die Box ist, desto schwieriger ist die Übung.

> **EINSCHRÄNKUNGEN**
> Personen mit Knie-problemen sollten diese Übung vermeiden.

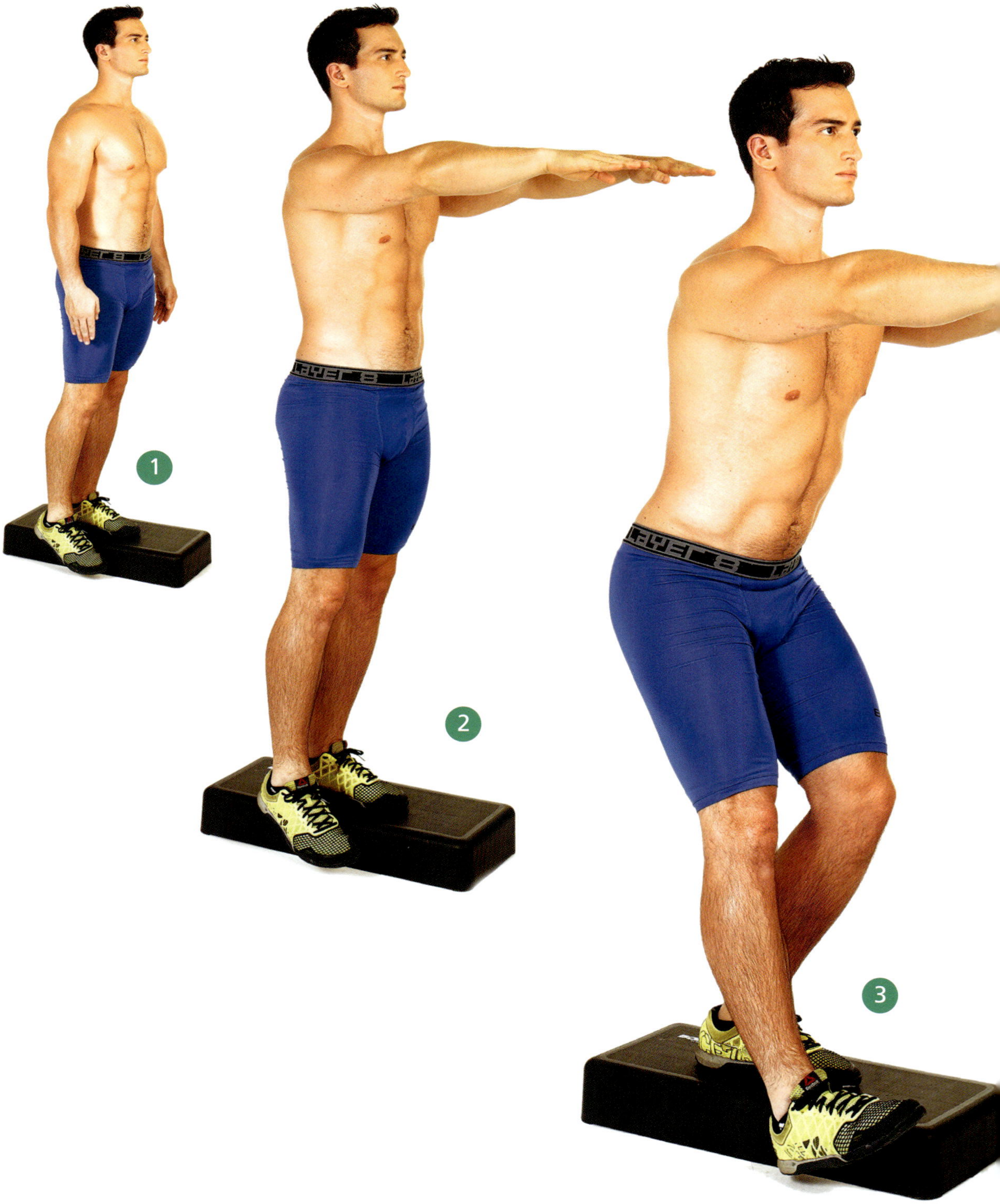

RICHTIG
Beugen Sie Ihr Knie so, dass es an Ihren Zehen ausgerichtet ist – es soll sich nicht nach innen drehen.

VERMEIDEN
Das Gewicht auf dem Fuß abzulegen, der auf den Boden abgesenkt wird – er soll den Boden nur leicht berühren

VORTEILE
Stärkt die Becken- und Kniestabilisatoren.

ÜBUNGEN MIT DEM EIGENEN KÖRPERGEWICHT

1. Stellen Sie sich aufrecht auf einen festen Block oder Tritt. Stellen Sie den linken Fuß nah an die Kante und lassen Sie den rechten Fuß seitlich herunterhängen. Ziehen Sie die Zehen Ihres rechten Fußes nach oben.

2. Strecken Sie zur Unterstützung des Gleichgewichts Ihre Arme vor Ihren Körper und halten Sie sie parallel zum Boden. Senken Sie Ihren Rumpf ab, indem Sie Hüften und Knie beugen, und lassen Sie Ihren rechten Fuß zum Boden absinken.

3. Drücken Sie Ihr linkes Bein ohne eine Drehung von Rumpf oder Knie nach oben durch, um wieder in die Ausgangsposition zu gelangen. Wiederholen Sie die Übung 15 Mal in zwei Sätzen für beide Beine. Anschließend wechseln Sie die Beine und wiederholen die gesamte Dehnung.

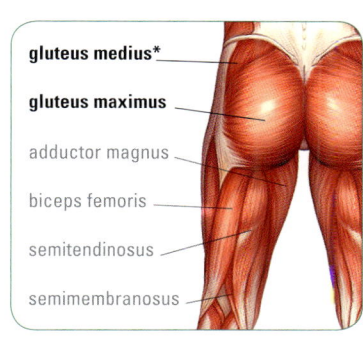

gluteus medius*
gluteus maximus
adductor magnus
biceps femoris
semitendinosus
semimembranosus

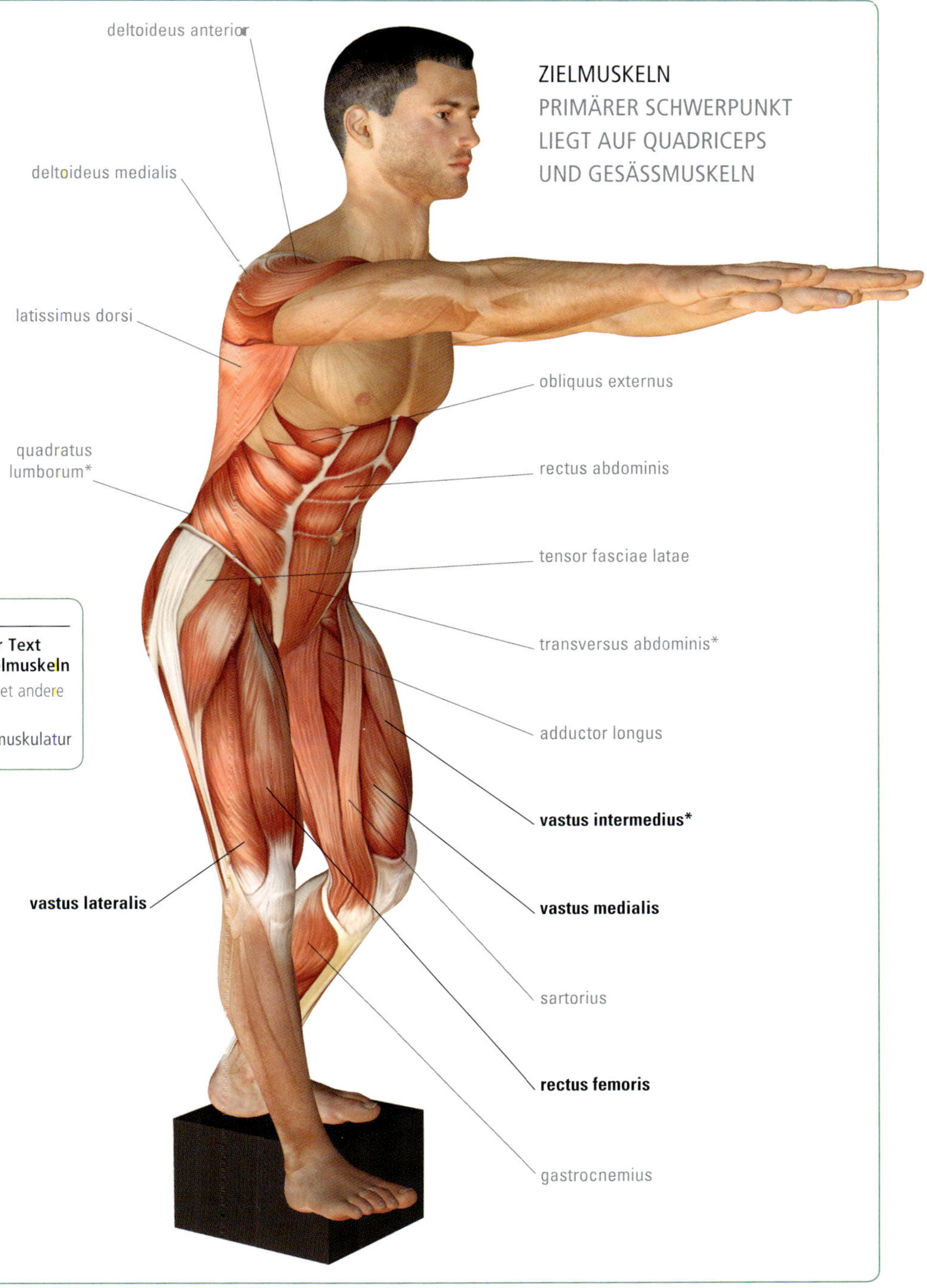

deltoideus anterior

ZIELMUSKELN
PRIMÄRER SCHWERPUNKT
LIEGT AUF QUADRICEPS
UND GESÄSSMUSKELN

deltoideus medialis

latissimus dorsi

obliquus externus

rectus abdominis

quadratus lumborum*

tensor fasciae latae

transversus abdominis*

adductor longus

LEGENDE
Fett ausgezeichneter Text kennzeichnet die Zielmuskeln
Grauer Text kennzeichnet andere beteiligte Muskeln
* kennzeichnet Tiefenmuskulatur

vastus intermedius*

vastus medialis

vastus lateralis

sartorius

rectus femoris

gastrocnemius

49

SIT-UP

Das Sit-Up ist für den Unterkörper, was das Bankdrücken für die Brust ist: eine extrem wirksame Übung. Das legendäre Sit-Up wird im Allgemeinen täglich durchgeführt, und das mit gutem Grund: Es ist die perfekte Übung für den rectus abdominis. Es ist ähnlich wie ein Crunch, aber Sit-Ups decken einen größeren Bewegungsbereich ab und trainieren zusätzliche Muskeln.

EINSCHRÄNKUNGEN

Personen mit Problemen im unteren Rücken-bereich sollten diese Übung vermeiden.

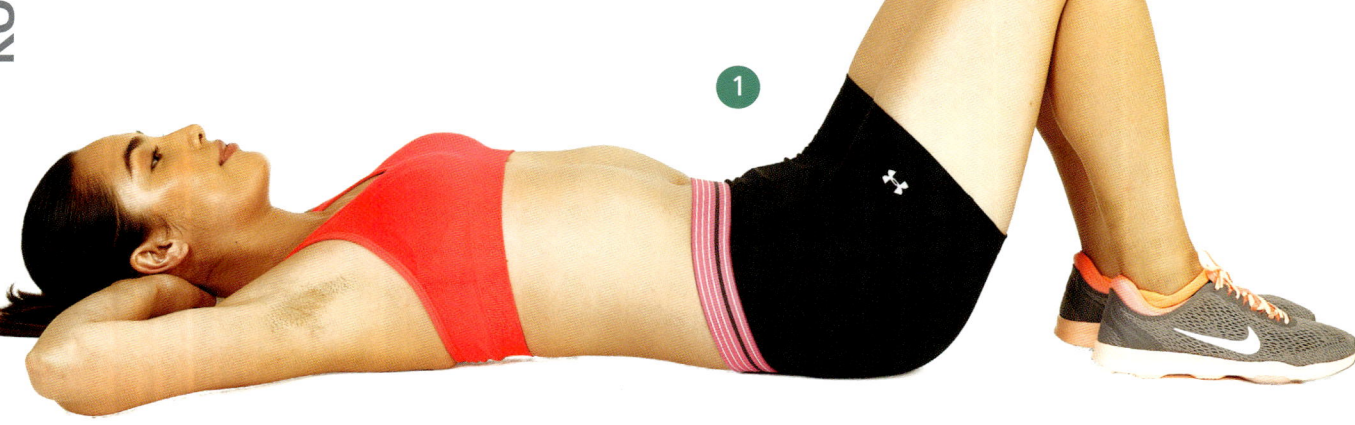

RICHTIG
Beugen Sie sich über Ihren Nabel.

VERMEIDEN
Den Nacken zu sehr einzusetzen

VORTEILE
Stärkt die Kernmuskeln.

1. Legen Sie sich mit angewinkelten Beinen auf den Rücken und legen Sie Ihre Hände hinter Ihren Kopf.

2. Drücken Sie zunächst Ihre Fersen durch, um eine Stütze zu erhalten, und heben Sie Ihren Rumpf vom Boden ab, indem Sie Ihren Unterkörper anspannen, während Sie sich in Richtung Ihrer Knie aufrichten.

3. Senken Sie den Rumpf wieder ab und wiederholen Sie dies 20 Mal.

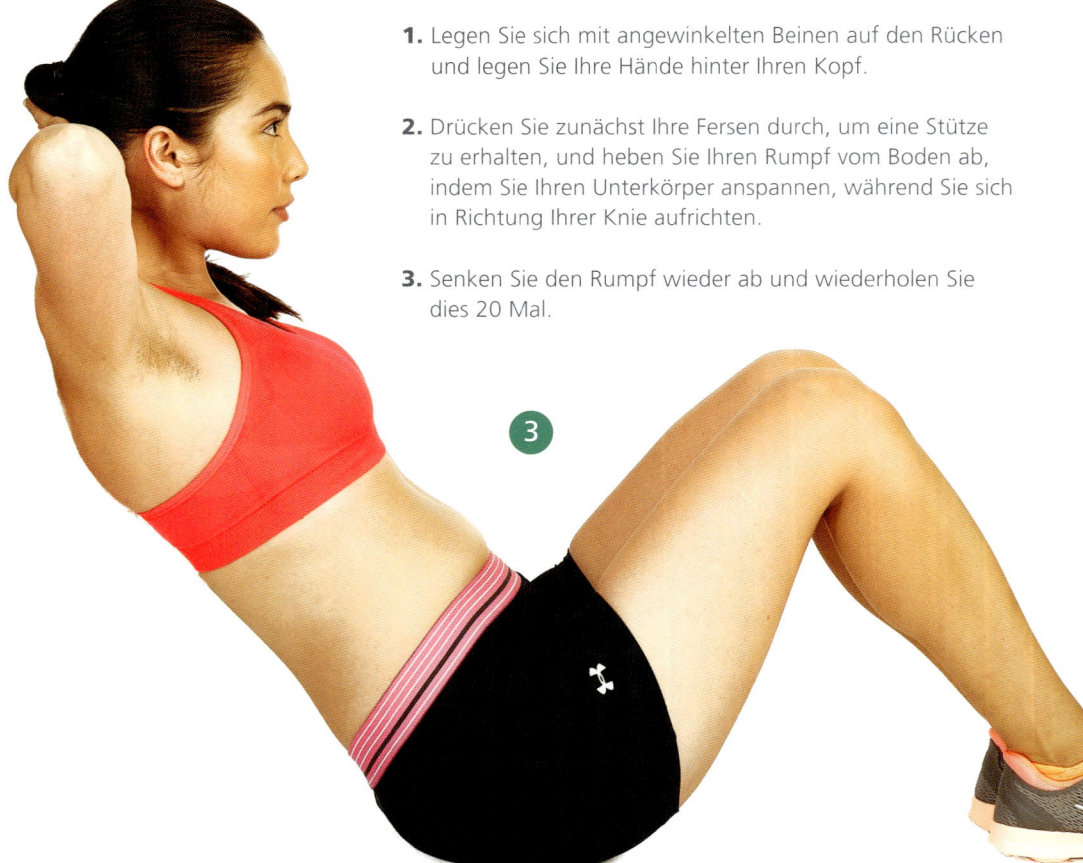

ÜBUNGEN MIT DEM EIGENEN KÖRPERGEWICHT

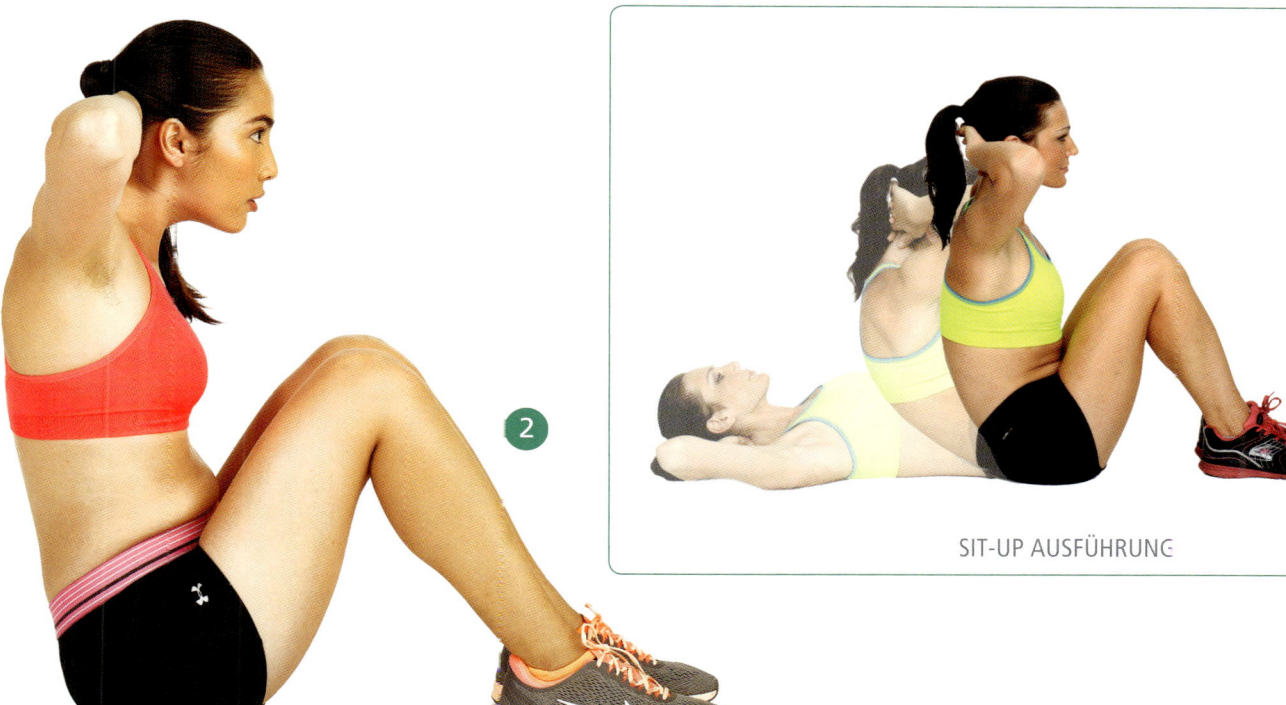

2

SIT-UP AUSFÜHRUNG

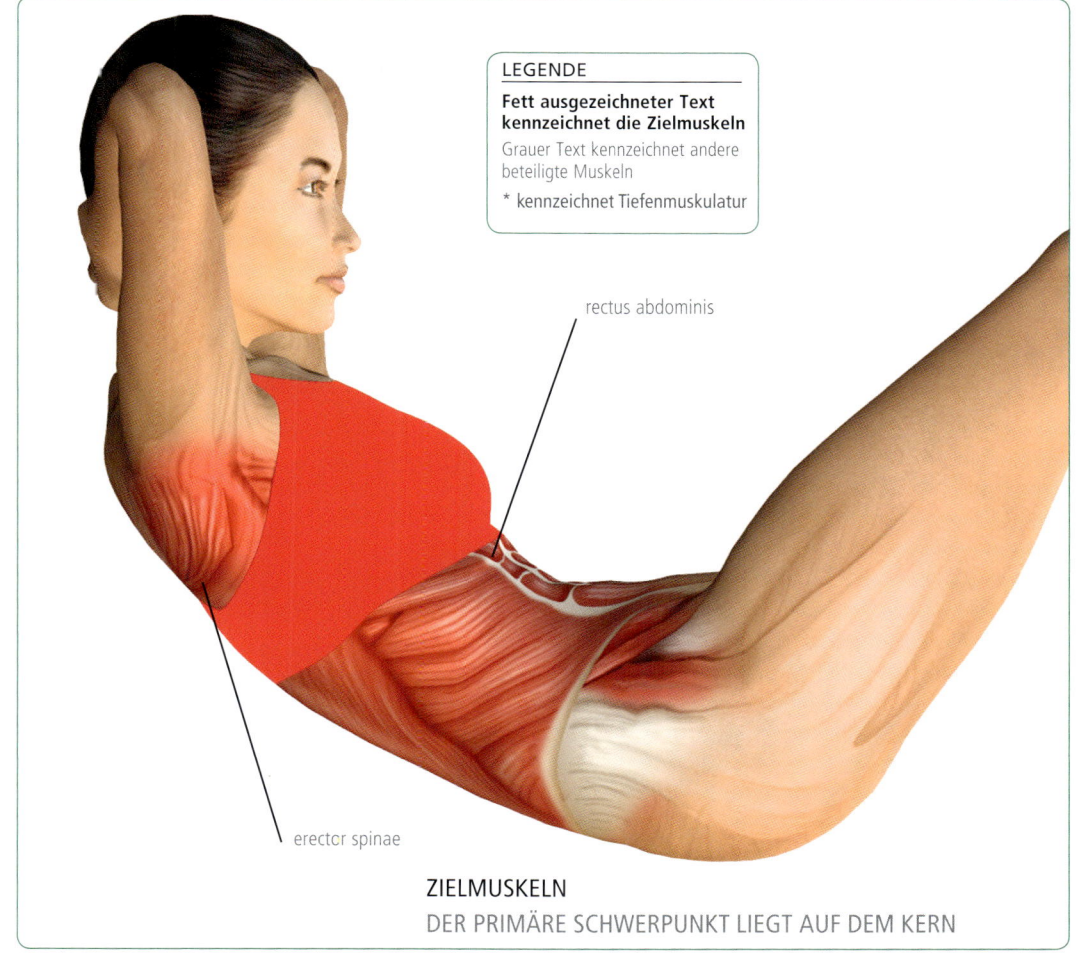

LEGENDE

Fett ausgezeichneter Text kennzeichnet die Zielmuskeln

Grauer Text kennzeichnet andere beteiligte Muskeln

* kennzeichnet Tiefenmuskulatur

rectus abdominis

erector spinae

ZIELMUSKELN

DER PRIMÄRE SCHWERPUNKT LIEGT AUF DEM KERN

ABWECHSELNDE SIT-UPS

Die abwechselnden Sit-Ups sind eine fortgeschrittene Variante des klassischen Sit-Ups, das hauptsächlich auf die seitliche Bauchmuskulatur wirkt, ebenso wie auf den rectus abdominis. Diese Übung ist die Grundlage für den Kraftaufbau des Unterkörpers und der Körpermitte.

EINSCHRÄNKUNGEN

Personen mit Problemen im unteren Rückenbereich sollten diese Übung vermeiden.

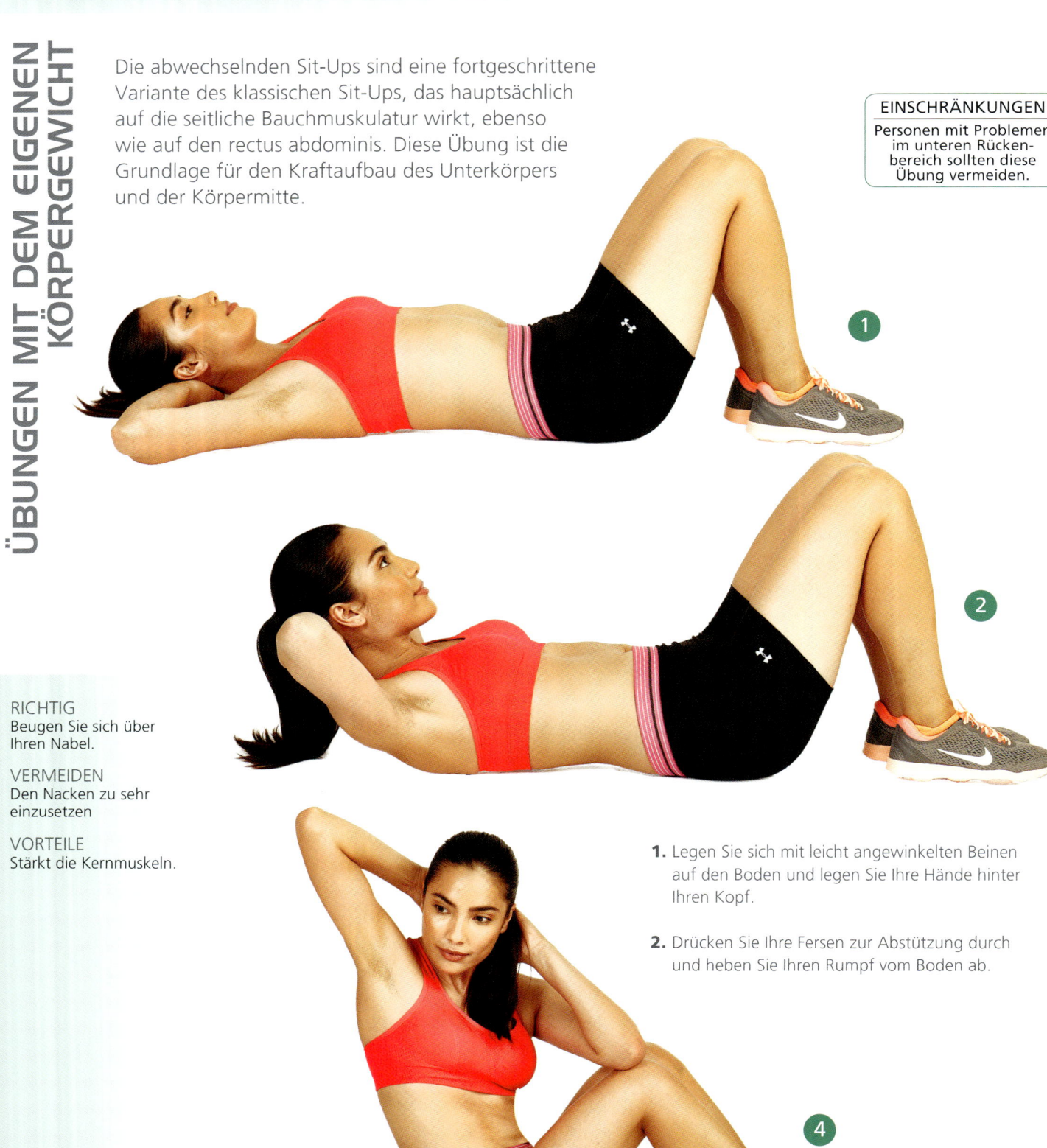

RICHTIG
Beugen Sie sich über Ihren Nabel.

VERMEIDEN
Den Nacken zu sehr einzusetzen

VORTEILE
Stärkt die Kernmuskeln.

1. Legen Sie sich mit leicht angewinkelten Beinen auf den Boden und legen Sie Ihre Hände hinter Ihren Kopf.

2. Drücken Sie Ihre Fersen zur Abstützung durch und heben Sie Ihren Rumpf vom Boden ab.

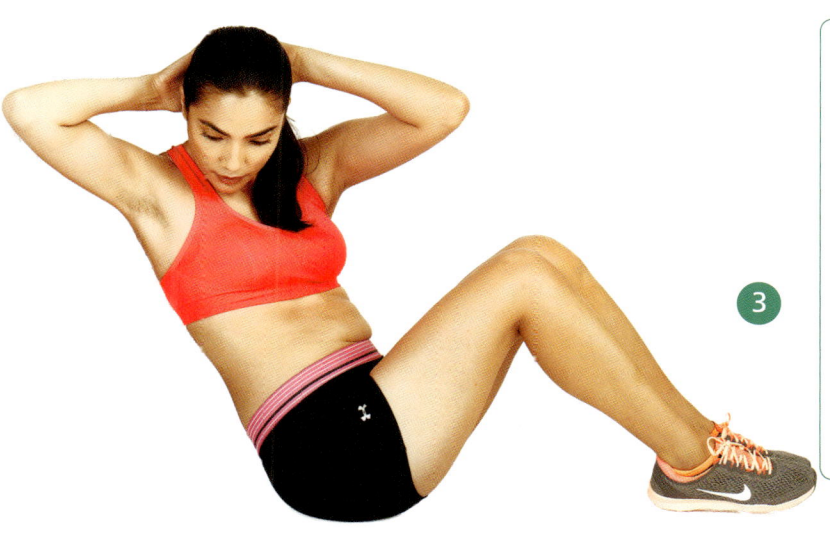

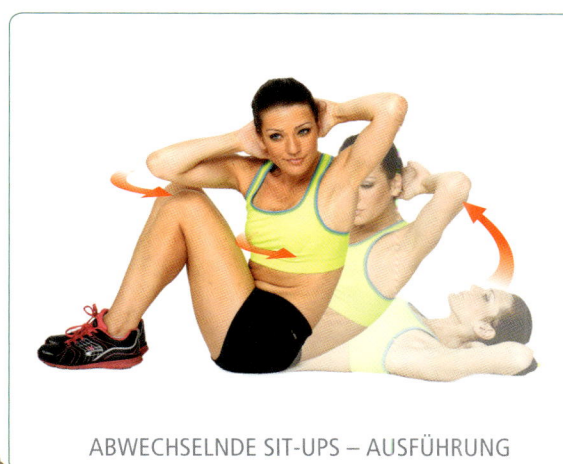

3

ABWECHSELNDE SIT-UPS – AUSFÜHRUNG

3. Drehen Sie sich nach links, sodass Ihr Ellbogen das gegenüberliegende Knie berührt, und spannen Sie Ihren Unterkörper an.

4. Senken Sie Ihren Rumpf ab und wiederholen Sie die Übung, indem Sie sich auf die andere Seite drehen. Führen Sie 15 Wiederholungen pro Seite durch.

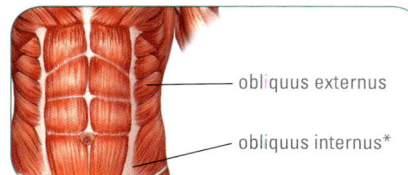

obliquus externus

obliquus internus*

LEGENDE

Fett ausgezeichneter Text kennzeichnet die Zielmuskeln

Grauer Text kennzeichnet andere beteiligte Muskeln

* kennzeichnet Tiefenmuskulatur

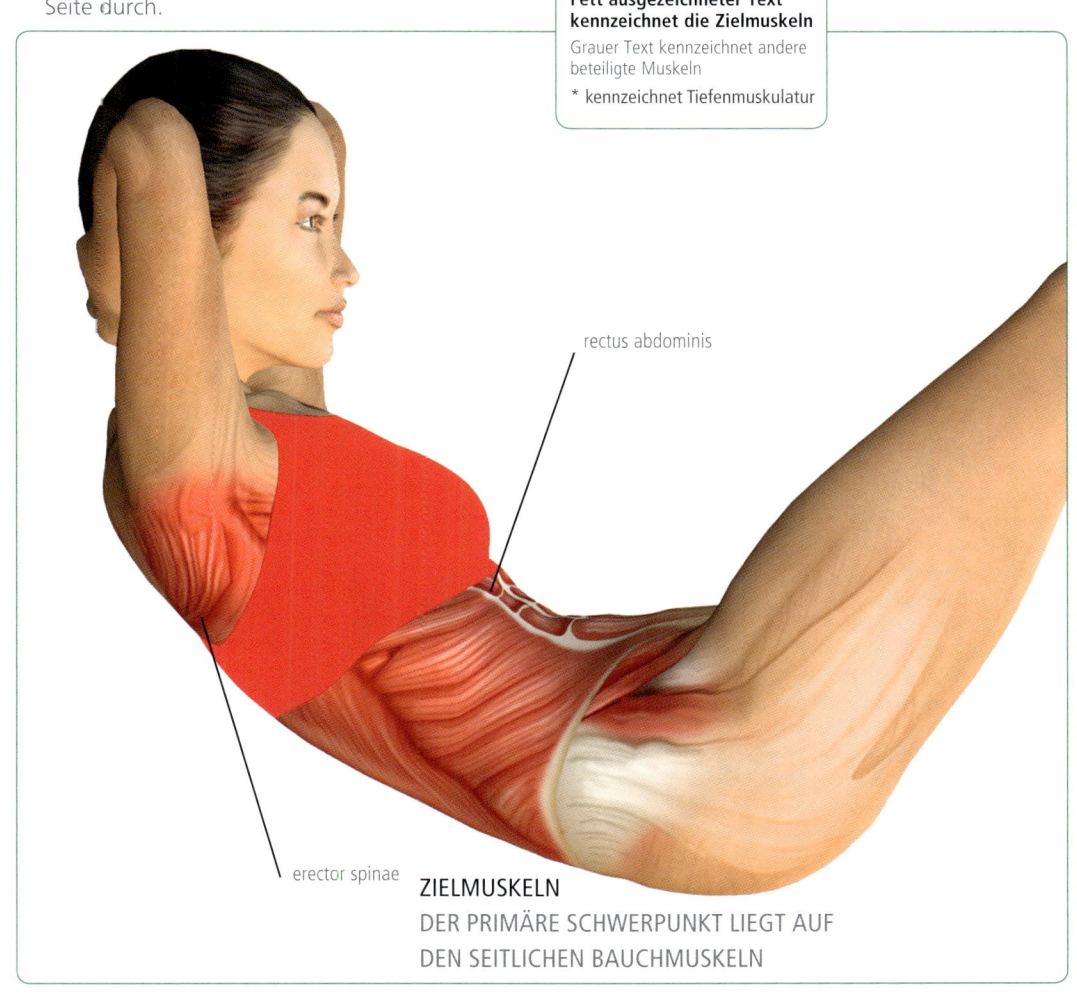

rectus abdominis

erector spinae

ZIELMUSKELN

DER PRIMÄRE SCHWERPUNKT LIEGT AUF DEN SEITLICHEN BAUCHMUSKELN

CRUNCH

Ein Crunch ist kürzer in der Bewegung als ein Sit-Up, dabei aber sehr effektiv für den Unterkörper. Er erzeugt mehr Spannung auf den Muskeln mit weniger Beanspruchung durch das angrenzende Gewebe. Der Schwierigkeitsgrad des Crunchs kann gesteigert werden, indem man sich mit einem Gewicht auf der Brust auf eine geneigte Bank legt oder mit nur einer Hand hinter dem Kopf. Crunches können auch mit vor der Brust gekreuzten Armen durchgeführt werden.

EINSCHRÄNKUNGEN
Personen mit Problemen im unteren Rückenbereich sollten diese Übung vermeiden.

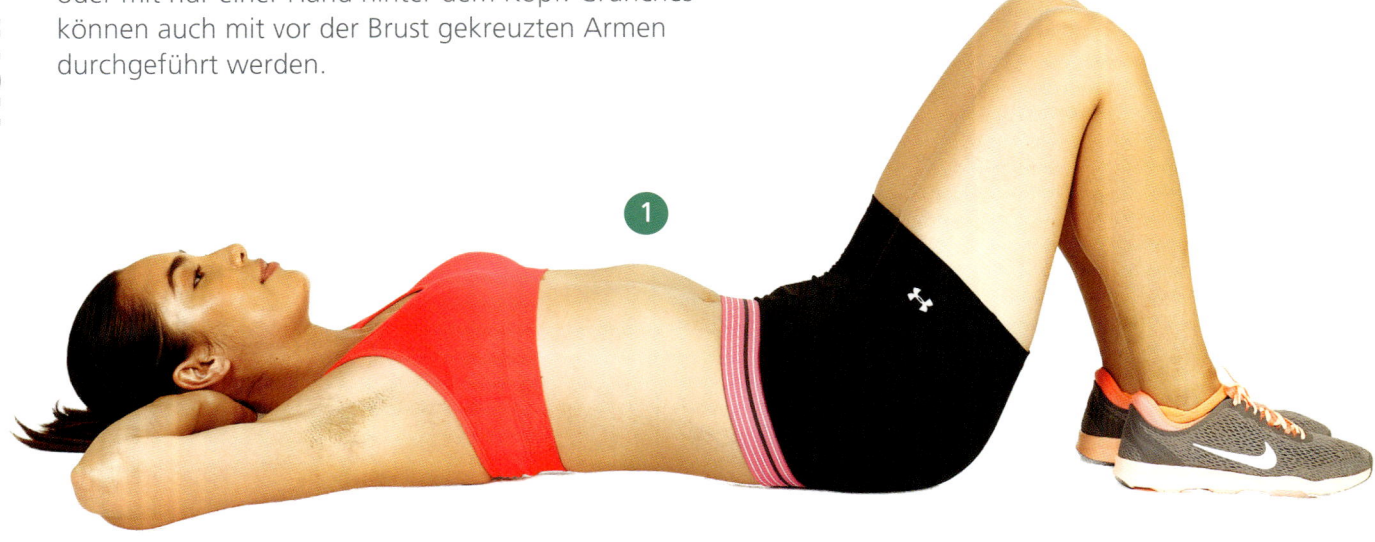

RICHTIG
Halten Sie einen präzisen und kurzen Bewegungsbereich ein.

VERMEIDEN
Den Nacken zu verwenden und sprunghafte oder schnelle Wiederholungen auszuführen, den unteren Rücken vom Boden abzuheben

VORTEILE
Stärkt die Kernmuskeln.

1. Legen Sie sich mit angewinkelten Beinen auf den Rücken, die Hände hinter dem Kopf, die Ellbogen nach außen.

2. Heben Sie Ihren Kopf und die Schultern vom Boden ab, während Sie Ihren Rumpf zu Ihrer Taille ziehen.

3. Halten Sie Ihren unteren Rücken flach auf dem Boden, senken Sie den Körper ab und machen Sie bis zu 40 Wiederholungen.

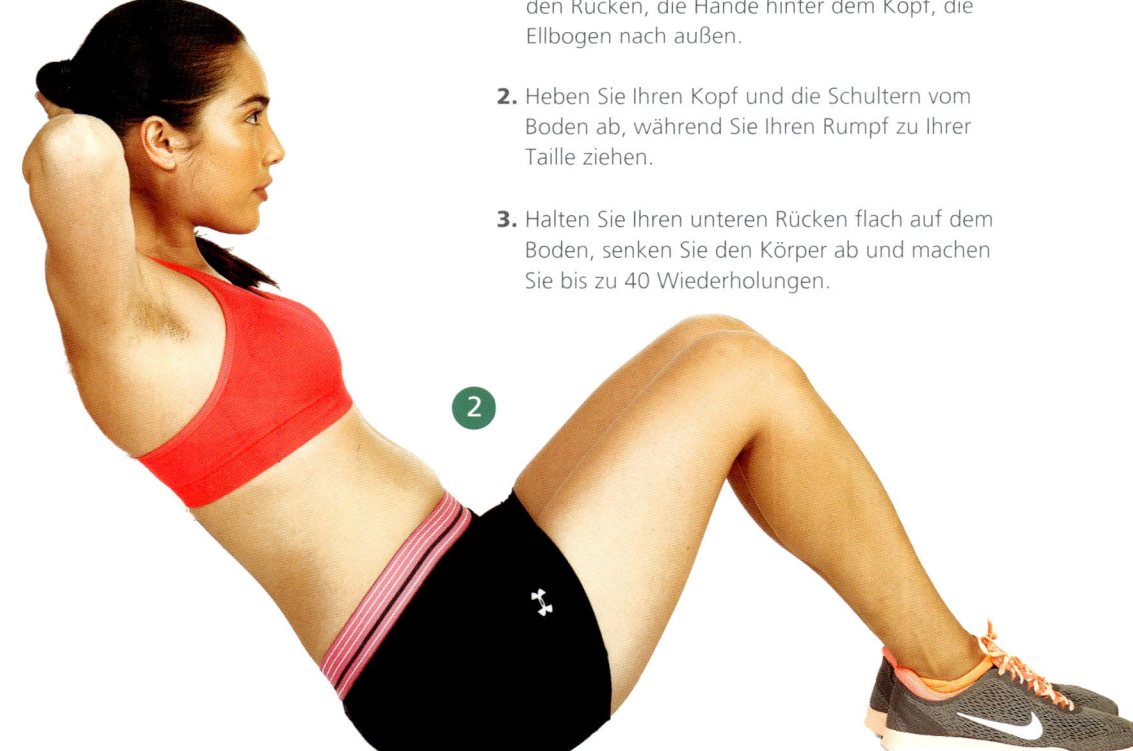

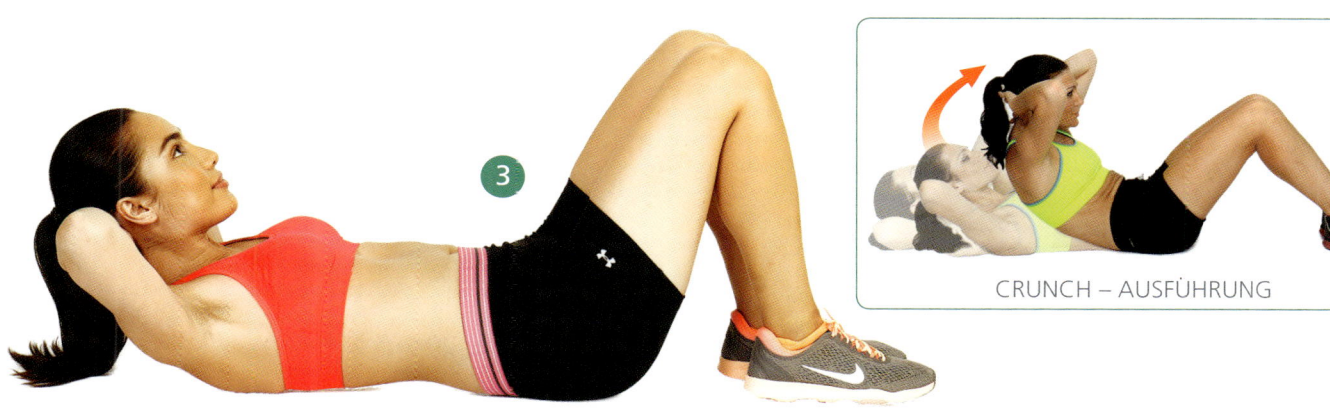

③

CRUNCH – AUSFÜHRUNG

VARIANTE

Legen Sie sich auf dem Boden auf den Rücken, die Beine gestreckt, die Arme über Ihrem Kopf.

Heben Sie Ihre Arme und den Rumpf in einer kontrollierten Bewegung an, ohne die Beine zu heben.

Beugen Sie sich weiter nach vorn und ergreifen Sie Ihre Füße.

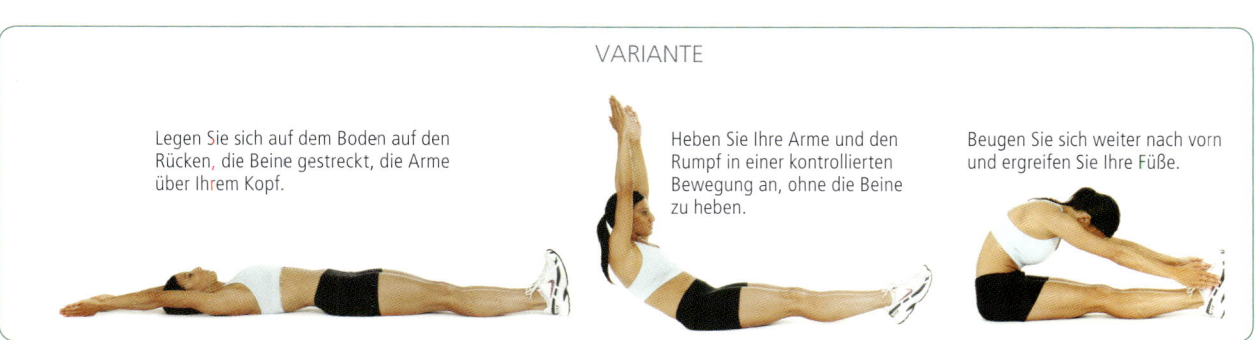

LEGENDE

Fett ausgezeichneter Text kennzeichnet die Zielmuskeln

Grauer Text kennzeichnet andere beteiligte Muskeln

* kennzeichnet Tiefenmuskulatur

ZIELMUSKELN
DER PRIMÄRE SCHWERPUNKT
LIEGT AUF DEM KERN

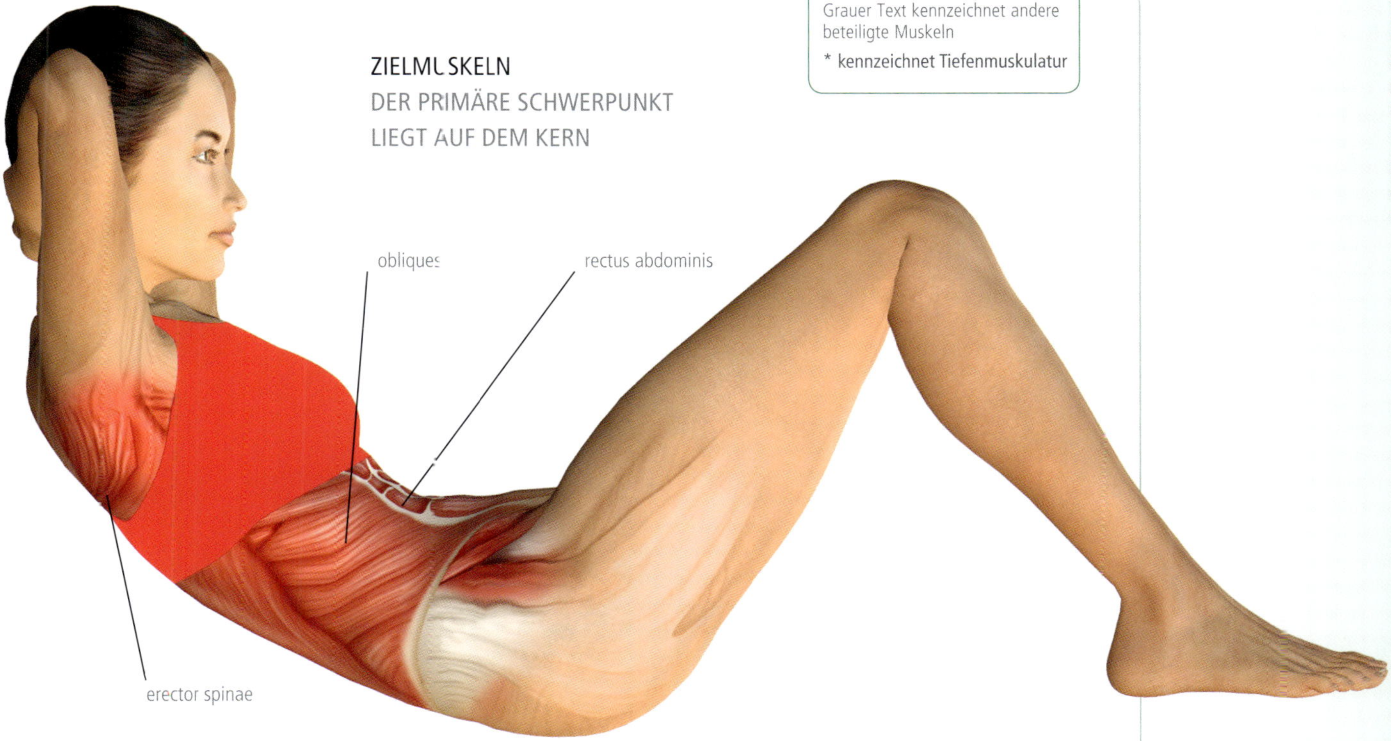

obliques

rectus abdominis

erector spinae

ABWECHSELNDER CRUNCH

Der abwechselnde Crunch ist eine fortgeschrittene Variante des regulären Crunchs, der auf die seitlichen Bauchmuskeln abzielt, ebenso wie auf den rectus abdominis. Wie das abwechselnde Sit-Up ist diese Übung die Grundlage für den Kraftaufbau des Unterkörpers und des Kerns.

EINSCHRÄNKUNGEN

Personen mit Problemen im unteren Rücken-bereich sollten diese Übung vermeiden.

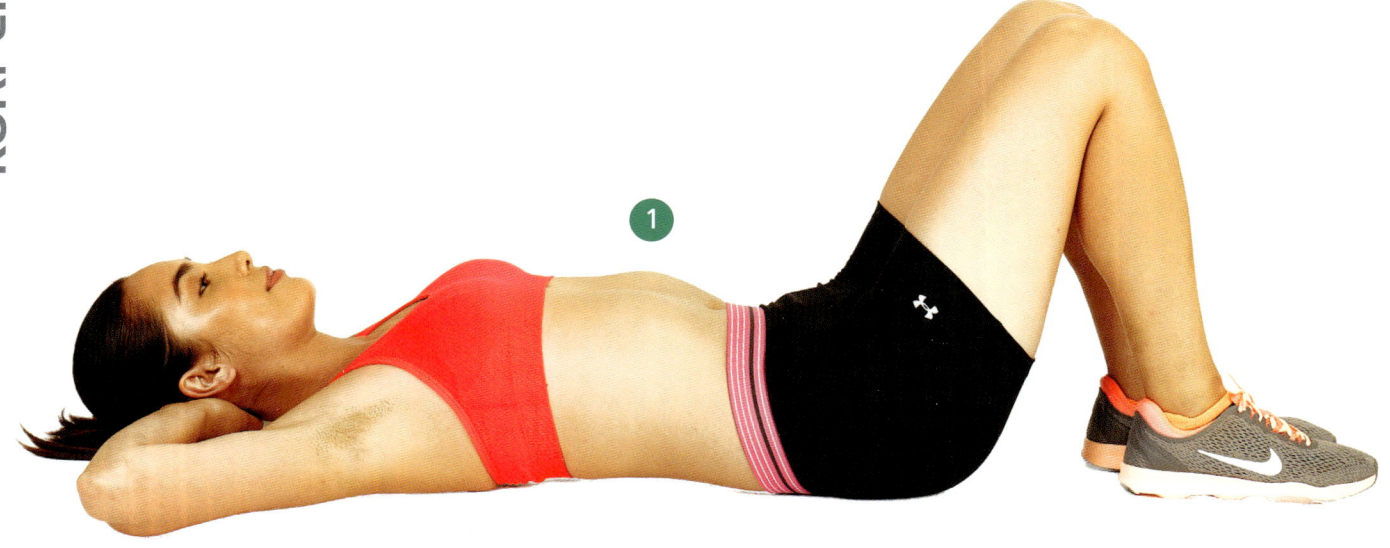

RICHTIG
Halten Sie einen präzisen und kurzen Bewegungsbereich ein.

VERMEIDEN
Den Nacken einzusetzen oder sprunghafte oder schnelle Wiederholungen durchzuführen, den unteren Rücken vom Boden abzuheben

VORTEILE
Stärkt die Kernmuskeln.

1. Legen Sie sich mit angewinkelten Beinen auf den Rücken, die Hände hinter dem Kopf, die Ellbogen nach außen.

2. Heben Sie Ihren Kopf und die Schultern vom Boden ab, während Sie Ihren Rumpf in Richtung Ihres Bauchs ziehen, und während Sie gleichzeitig Ihren Ellbogen in Richtung des gegenüberliegenden Knies drehen.

3. Senken Sie den Rumpf ab und wiederholen Sie die Übung für die andere Seite, mit 20 Wiederholungen pro Seite.

ABWECHSELNDER CRUNCH

Beginnen Sie mit beiden Füßen auf dem Boden. Legen Sie die Außenseite eines Fußes auf Ihren Oberschenkel in die Nähe des Knies.

VARIANTE

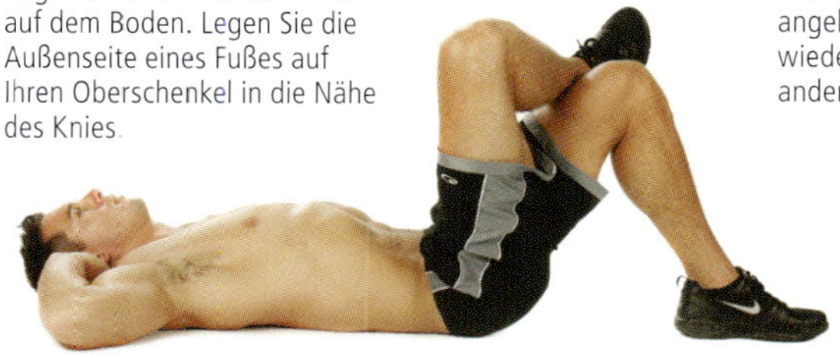

Bewegen Sie den gegenüberliegenden Ellbogen zum Knie Ihres angehobenen Beins. Nach sechs Wiederholungen wiederholen Sie die Übung auf der anderen Seite.

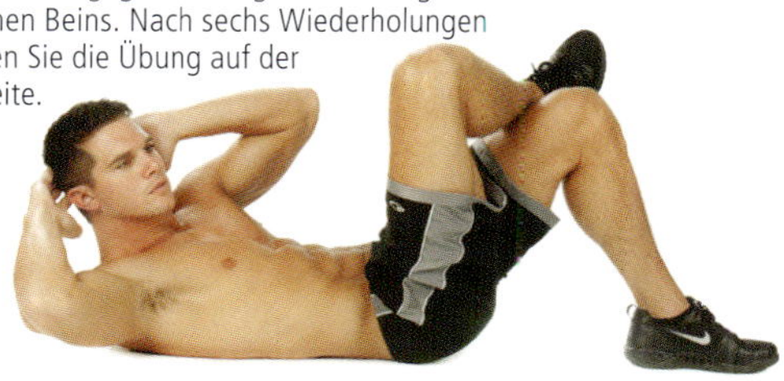

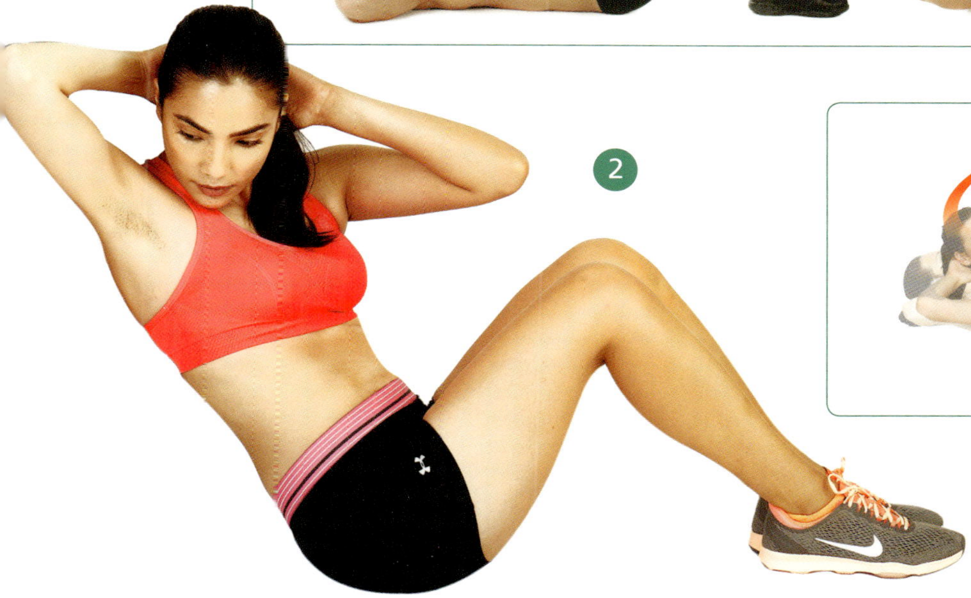

2

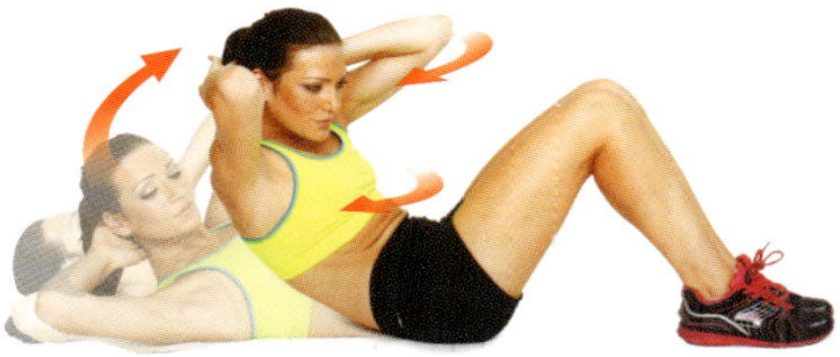

CRUNCH – AUSFÜHRUNG

ZIELMUSKELN

DER PRIMÄRE SCHWERPUNKT LIEGT AUF DEM KERN

LEGENDE

Fett ausgezeichneter Text kennzeichnet die Zielmuskeln

Grauer Text kennzeichnet andere beteiligte Muskeln

* kennzeichnet Tiefenmuskulatur

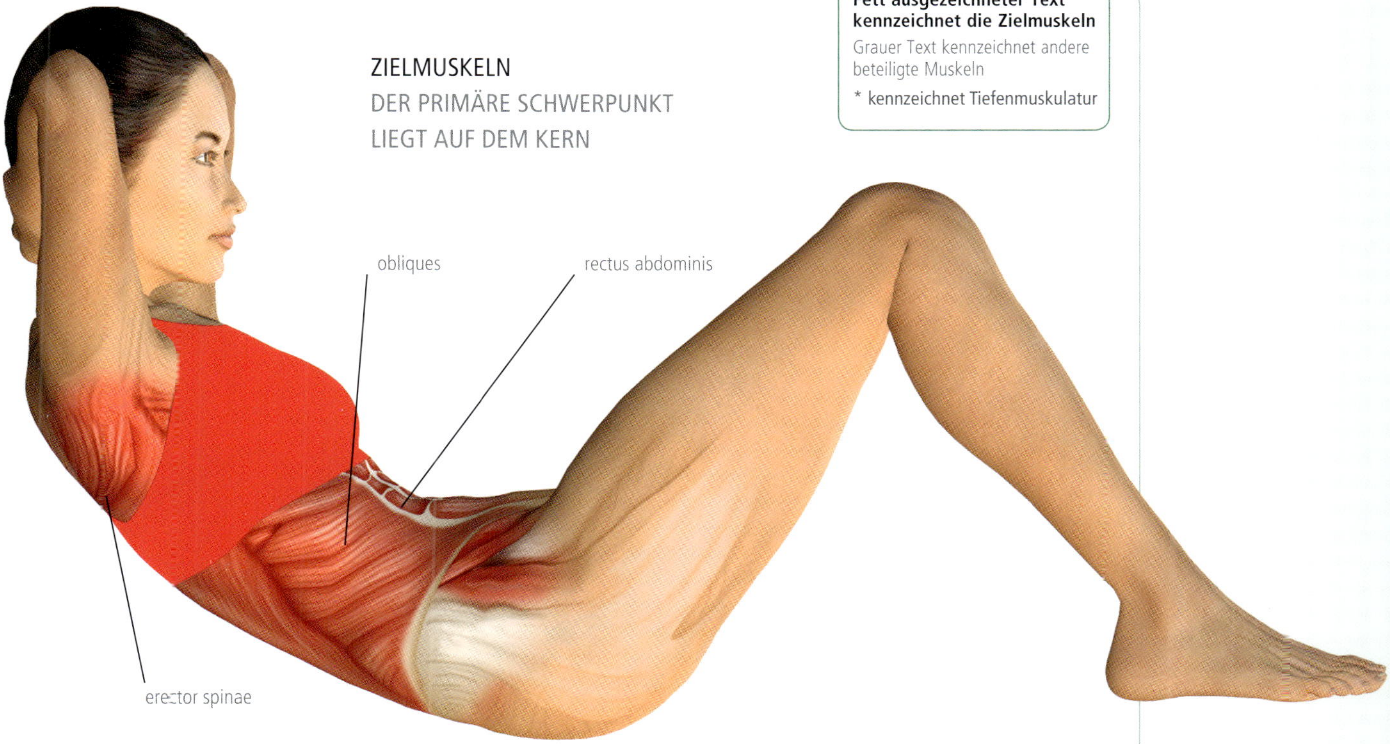
obliques
rectus abdominis
erector spinae

DOUBLE-LEG AB PRESS

Drücken Sie so fest wie möglich gegen Ihren Quadrizeps. Das ist ein großartiger Workout für Ihre Kernmuskeln. Wenn dies zu schwierig ist, kann die Übung abgeändert werden, sodass jeweils nur ein Bein gedrückt wird.

1. Legen Sie sich auf den Rücken, die Knie und Füße wie auf einem Tisch abgelegt. Ihre Oberschenkel sollen dabei einen 90°-Winkel zu Ihrem Oberkörper bilden. Legen Sie Ihre Hände vorn auf Ihre Knie, wobei Ihre Finger nach oben zeigen, eine Handfläche auf jedem Bein.

2. Ziehen Sie Ihre Füße an, lassen Sie die Ellbogen abgewinkelt und an Ihre Seite gezogen und drücken Sie mit Ihren Händen gegen Ihre Knie. Schaffen Sie Widerstand, indem Sie mit Ihren Knien zurück gegen Ihre Hände drücken, und heben Sie Ihre Schultern vom Boden ab. Halten Sie diese Position für bis zu einer Minute und wiederholen Sie die Übung 5 Mal.

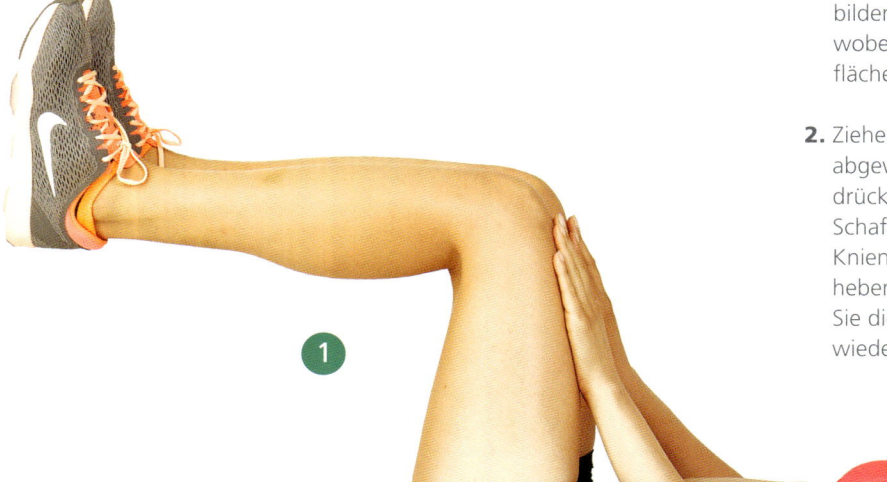

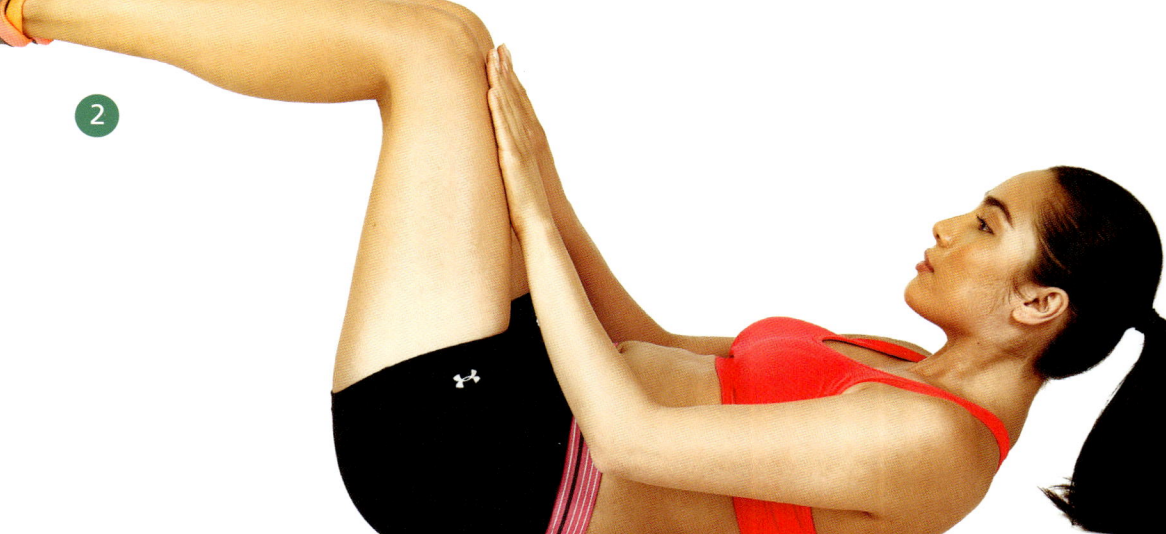

RICHTIG
Halten Sie Ihre Füße angezogen und Ihre Knie zusammengedrückt.

VERMEIDEN
Den Atem während dieser Übung anzuhalten

VORTEILE
Stärkt Körper, Hüfte, Beuger und Trizeps.

DOUBLE-LEG AB PRESS

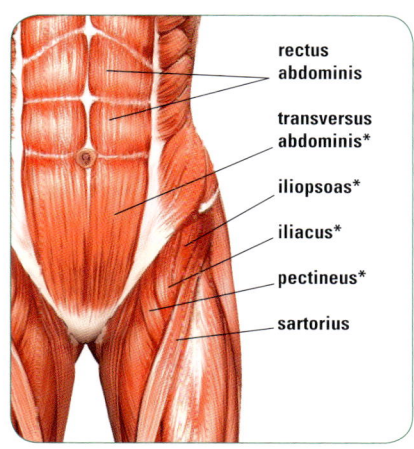

rectus abdominis
transversus abdominis*
iliopsoas*
iliacus*
pectineus*
sartorius

EINSCHRÄNKUNGEN

Personen mit Problemen im unteren Rückenbereich sollten diese Übung vermeiden.

VARIANTE

Anfänger können ihre Füße gegen eine harte Oberfläche pressen, um zusätzliche Unterstützung zu erhalten.

LEGENDE

Fett ausgezeichneter Text kennzeichnet die Zielmuskeln

Grauer Text kennzeichnet andere beteiligte Muskeln

* kennzeichnet Tiefenmuskulatur

ZIELMUSKELN

DER PRIMÄRE SCHWERPUNKT LIEGT AUF KERN, HÜFTBEUGERN UND UNTEREM RÜCKEN.

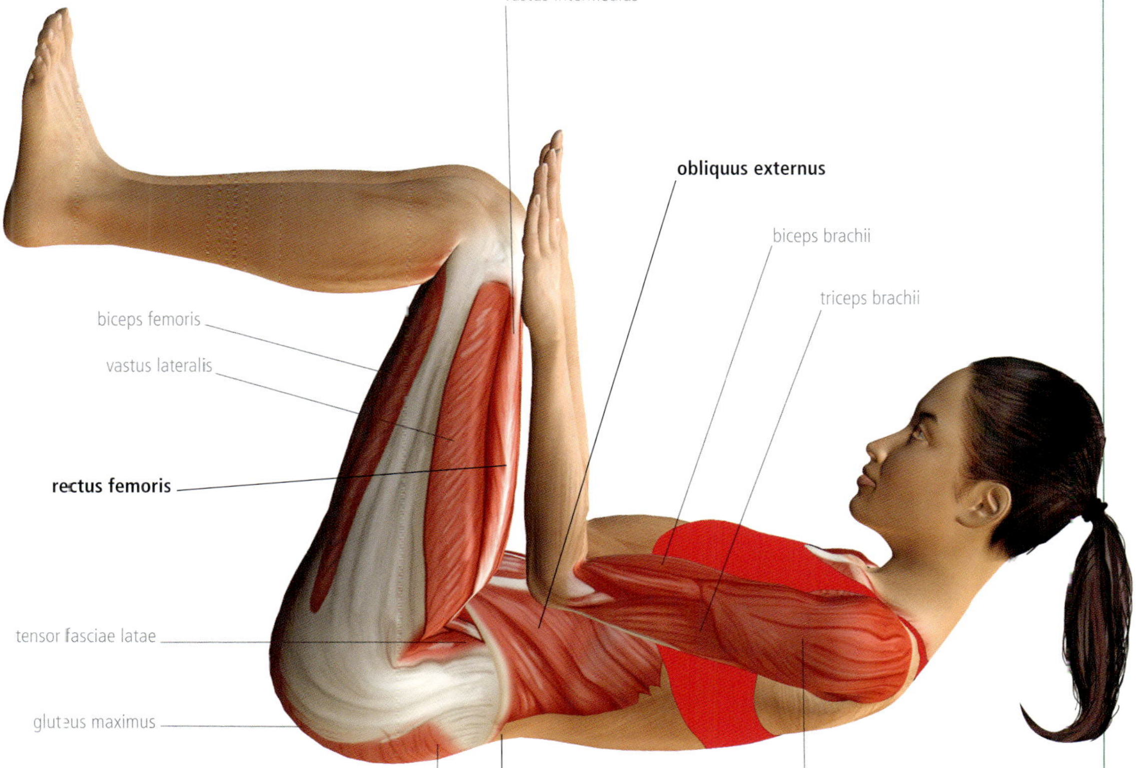

vastus intermedius*
obliquus externus
biceps brachii
triceps brachii
biceps femoris
vastus lateralis
rectus femoris
tensor fasciae latae
gluteus maximus
gluteus medius*
quadratus lumborum*
deltoideus

LEMON SQUEEZER

Wenn Sie für Ihren Unterkörper ein Workout höherer Intensität benötigen, versuchen Sie es mit einem Lemon Squeezer. Dabei stellen Sie sich vor, Sie hätten eine Zitrone auf Ihrem Bauch, die Sie auspressen müssen, indem Sie Ihre Beine und Ihren Rumpf vom Boden anheben, während Sie Ihre Bauchmuskeln anspannen.

EINSCHRÄNKUNGEN

Personen mit Problemen im unteren Rücken-bereich sollten diese Übung vermeiden.

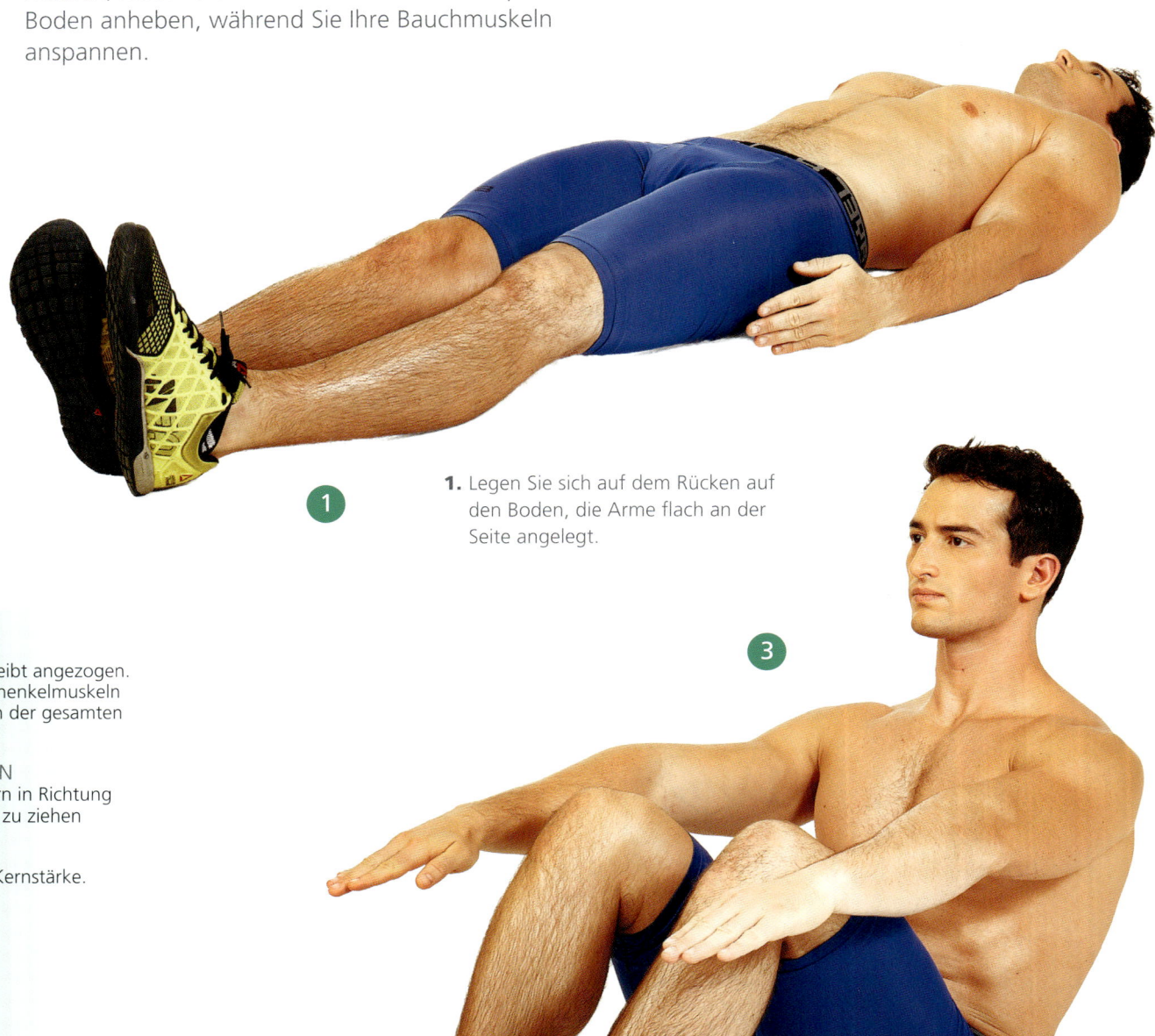

1. Legen Sie sich auf dem Rücken auf den Boden, die Arme flach an der Seite angelegt.

RICHTIG
Das Kinn bleibt angezogen. Ihre Oberschenkelmuskeln sind währen der gesamten Übung fest.

VERMEIDEN
Die Schultern in Richtung Ihrer Ohren zu ziehen

VORTEILE
Erhöht die Kernstärke.

2. Heben Sie Ihre Beine, den Kopf, den Nacken und die Schultern leicht vom Boden ab. Achten Sie darauf, ihren unteren Rücken nicht zu krümmen. Ihre Arme sollen dabei angehoben sein und parallel zum Boden liegen.

2. Halten Sie oben in der Bewegung inne und senken Sie sich dann wieder bis fast zur Ausgangsposition ab. Wiederholen Sie die Bewegung, ohne sich vollständig auf die Matte zurückzulegen. Wiederholen Sie 15 Mal in zwei Sätzen.

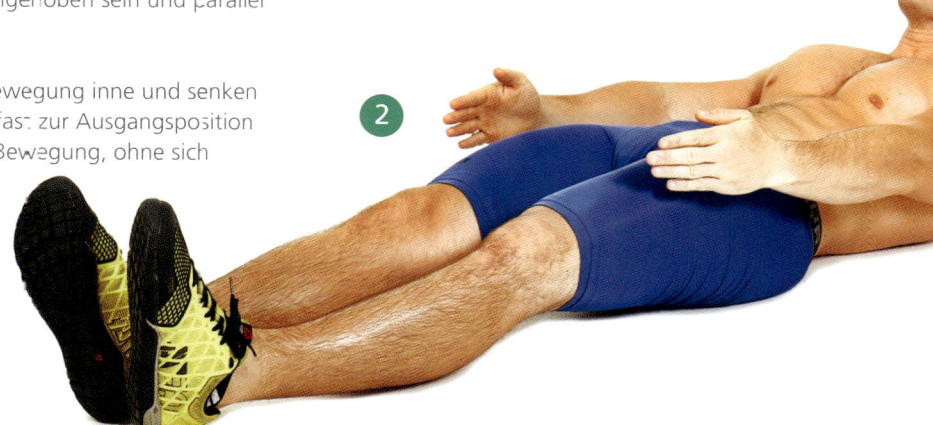

ZIELMUSKELN
DER PRIMÄRE SCHWERPUNKT LIEGT
AUF DEN BAUCHMUSKELN

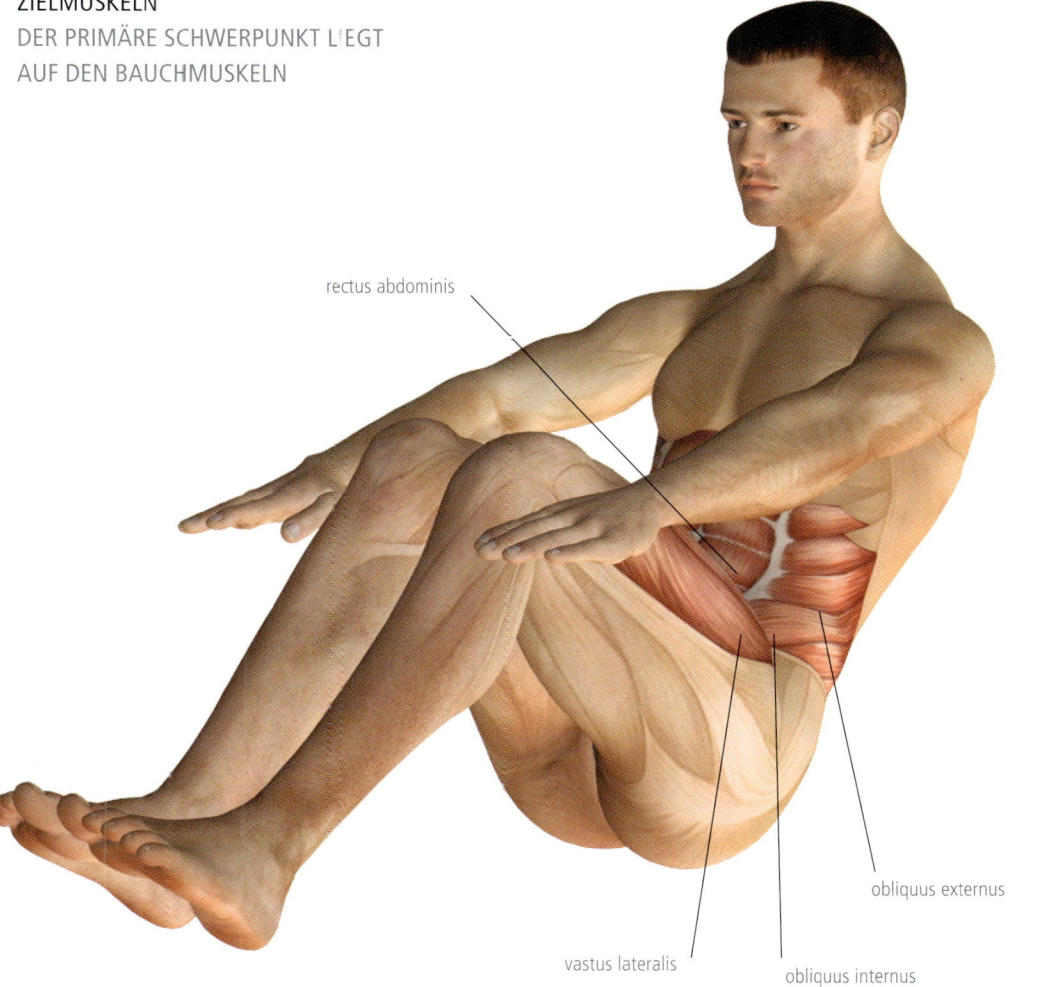

rectus abdominis

obliquus externus

vastus lateralis

obliquus internus

BAUCHMUSKEL-CRUNCH MIT STUHL

Workouts mit Stuhl sind hervorragend für alle geeignet, die viel Zeit am Schreibtisch verbringen, ebenso wie für alte Menschen, denen der Stuhl zusätzliche Stabilität bietet. Bei Ihren Bauchmuskeln handelt es sich um eine Gruppe kleinerer miteinander verbundener Muskeln. Sie profitieren von täglichen Workouts und benötigen selten einen Ruhetag.

1. Setzen Sie sich auf einen Stuhl, halten Sie sich mit den Händen seitlich am Sitz fest und halten Sie die Arme gerade.

2. Ziehen Sie Ihren Rumpf nach vorn und heben Sie möglichst Ihre Gesäßmuskeln leicht vom Stuhl ab, während Sie Ihre Beine nach oben schwingen. Ihre Hüften und Knie sollen dabei so gebeugt sein, dass sie einen 90°-Winkel bilden.

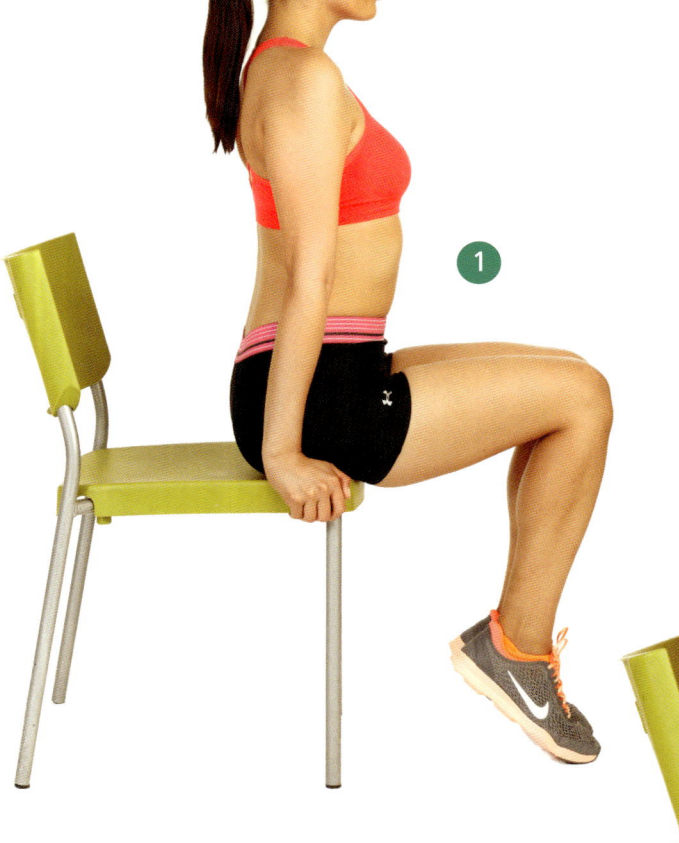

RICHTIG
Ihre Wirbelsäule ist unbeteiligt, während Sie die Bewegung ausführen. Ihre Knie sind über Ihren Fußgelenken ausgerichtet. Ihr Körper bleibt nah am Stuhl.

VERMEIDEN
Die Schultern zu den Ohren hochzuziehen

VORTEILE
Steigert die Kraft im Oberkörper.

EINSCHRÄNKUNGEN
Personen mit Problemen im unteren Rückenbereich sollten diese Übung vermeiden.

BAUCHMUSKEL-CRUNCH MIT STUHL

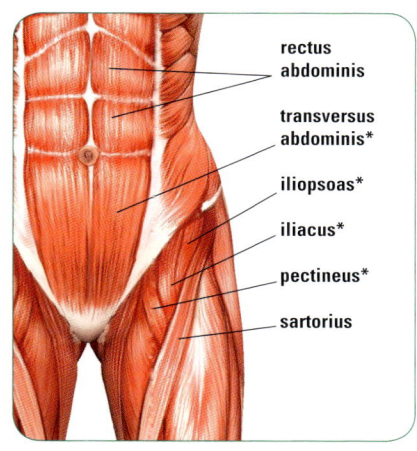

**rectus
abdominis**

**transversus
abdominis***

iliopsoas*

iliacus*

pectineus*

sartorius

3. Schieben Sie Ihr Steißbein ganz an die Vorderseite
des Stuhls und ziehen Sie Ihre Knie zu Ihrer Brust.
Beugen Sie gleichzeitig Ihre Ellbogen. Strecken Sie
Ihre Ellbogen und drücken Sie Ihre Schultern durch.

4. Halten Sie Ihren Kopf in neutraler Position, drücken
Sie sich in den Stuhl und senken Sie Ihre Beine ab,
um in die Ausgangsposition zu gelangen. Wiederholen Sie 15 Mal in zwei Sätzen.

ZIELMUSKELN

DER PRIMÄRE SCHWERPUNKT
LIEGT AUF DEN BAUCHMUSKELN,
DEN OBERSCHENKELN UND
DEN SCHULTERN

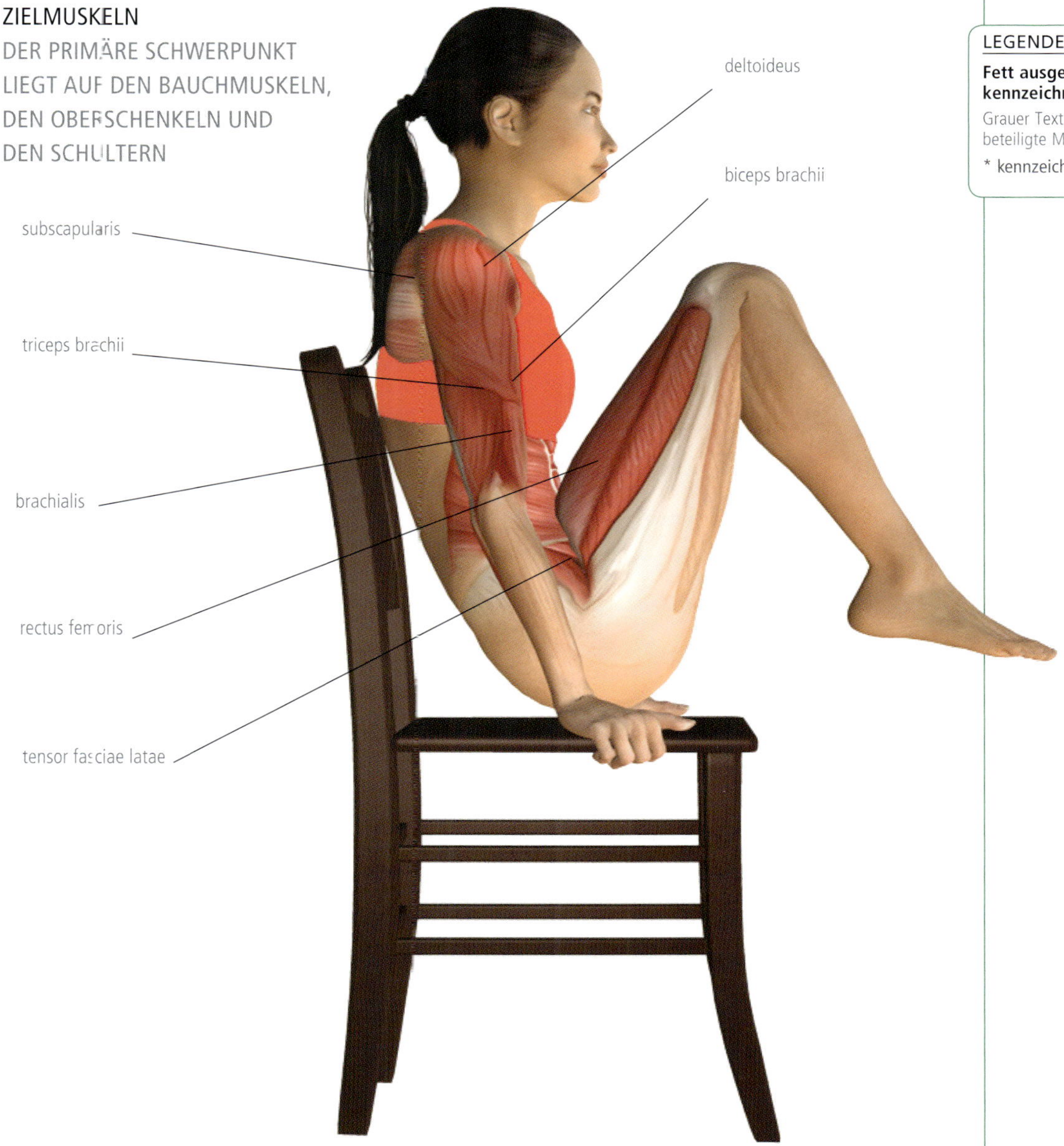

subscapularis

triceps brachii

brachialis

rectus femoris

tensor fasciae latae

deltoideus

biceps brachii

LEGENDE

**Fett ausgezeichneter Text
kennzeichnet die Zielmuskeln**

Grauer Text kennzeichnet andere
beteiligte Muskeln

* kennzeichnet Tiefenmuskulatur

63

ABDOMINAL HIP LIFT

Der Abdominal Hip Lift stärkt den rectus abdominis (den Muskel zwischen den Rippen und den Hüften) und die seitlichen Bauchmuskeln. Versuchen Sie, zwei Sätze mit 10 bis 12 Wiederholungen durchzuführen, mit einer kleinen Pause dazwischen. Dies ist eine sehr gute Übung, um die Kraft in Ihren unteren Bauchmuskeln zu verstärken.

1. Legen Sie sich auf den Boden, die Beine in der Luft und an den Fußknöcheln über Kreuz, die Knie gerade. Legen Sie Ihre Arme gerade seitlich von Ihnen auf den Boden.

2. Drücken Sie Ihre Beine zusammen, kneifen Sie Ihre Gesäßmuskeln zusammen und drücken Sie in die Rückseite Ihrer Arme, um Ihre Hüften anzuheben.

RICHTIG
Halten Sie Ihre Beine während der gesamten Übung so gerade wie möglich.

VERMEIDEN
Keinen Schwung nutzen und den unteren Rücken nicht zu viel verwenden

VORTEILE
Verbessert die Kernstärke.

3. Legen Sie Ihre Hüften langsam wieder auf dem Boden ab. Wiederholen Sie die Übung 10 Mal und kreuzen Sie dann die Beine in die andere Richtung.

VARIANTE (Einfacher)
Beugen Sie zur Abänderung dieser Übung die Beine, um die Belastung der Bauchmuskeln zu reduzieren.

ABDOMINAL HIP LIFT

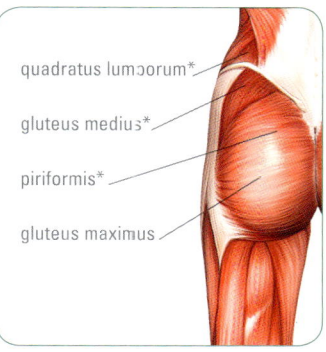

quadratus lumborum*
gluteus medius*
piriformis*
gluteus maximus

EINSCHRÄNKUNGEN

Personen mit Problemen im unteren Rückenbereich sollten diese Übung vermeiden.

VARIANTE (Schwieriger)

Behalten Sie Ihre Hüften am Boden, heben Sie Ihre Arme zur Decke. Strecken Sie sich in Richtung Ihrer Zehen, wenn Sie Ihre Schultern vom Boden anheben.

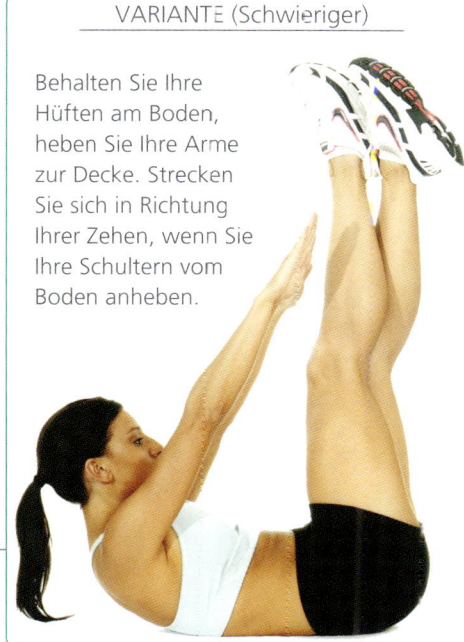

LEGENDE

Fett ausgezeichneter Text kennzeichnet die Zielmuskeln

Grauer Text kennzeichnet andere beteiligte Muskeln

* kennzeichnet Tiefenmuskulatur

ZIELMUSKELN

DER PRIMÄRE SCHWERPUNKT LIEGT AUF DEM RECTUS ABDOMINIS

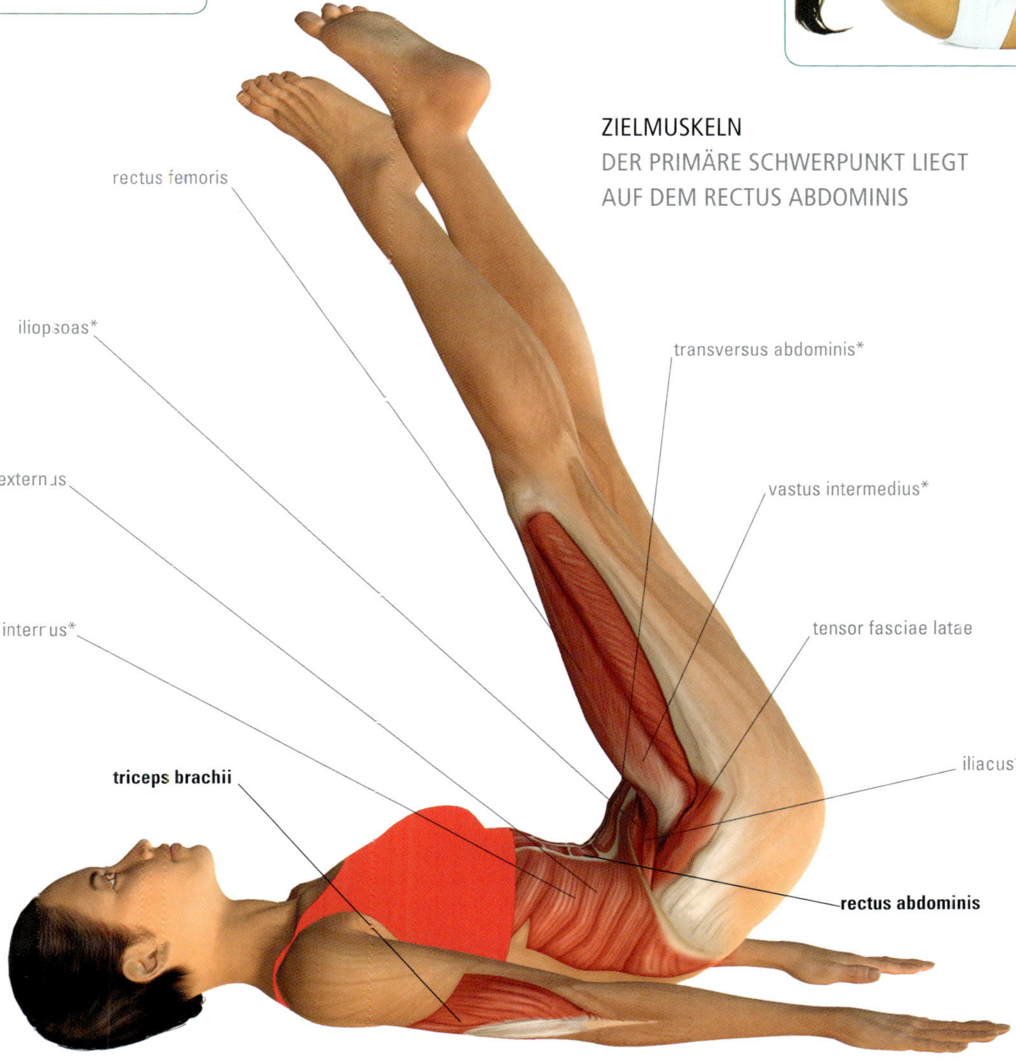

rectus femoris
iliopsoas*
obliquus externus
obliquus internus*
triceps brachii
transversus abdominis*
vastus intermedius*
tensor fasciae latae
iliacus*
rectus abdominis

KNIENDER SIDE KICK

Der kniende Side Kick ist eine hervorragende Übung, um Ihre Gesäßbacken zu festigen. Er stärkt Ihre Sitzmuskeln und bringt sie mit speziellem Schwerpunkt auf dem gluteus medius (dem kleinsten der Gesäßmuskeln) in Form. Starke Gesäßbacken helfen, gesunde und ausgeglichene Bewegungsmuster sicherzustellen.

1. Knien Sie sich auf den Boden, mit der rechten Hand auf dem Boden, direkt unter Ihrer Schulter, wobei die Fingerspitzen nach außen zeigen. Legen Sie Ihre linke Hand hinter Ihren Kopf. Heben Sie Ihr linkes Bein auf Höhe Ihrer Hüfte und strecken Sie es aus der Ferse heraus.

2. Ziehen Sie Ihr linkes Bein hinter sich und biegen Sie Ihren Fuß durch. Versuchen Sie, keine Bewegung an der Taille durchzuführen. Richten Sie Ihren gesamten Körper in einer Ebene aus, sodass keine Drehung entsteht.

3. Treten Sie mit Ihrem linken Bein geradeaus nach vorn, mit ausgestreckten Zehen, und halten Sie das Bein auf Hüfthöhe. Wiederholen Sie die Abfolge dreimal auf jeder Seite.

EINSCHRÄNKUNGEN
Nicht zu empfehlen, wenn Sie Probleme mit dem Handgelenk, starke Rückenschmerzen oder Schulterprobleme haben.

RICHTIG
Tragen Sie Ihr Gewicht auf der Handinnenfläche, um das Gleichgewicht zu halten.

Ihr Nacken bleibt lang und entspannt.

Richten Sie Ihren Körper so aus, dass Ihre Schultern, Hüften und Beine eine Linie bilden, um die Tiefenmuskulatur besser zu aktivieren.

VERMEIDEN
Bei der Beinbewegung nicht wackeln. Machen Sie stattdessen die Bewegung kleiner.

VORTEILE
Bringt die Bauchmuskeln in Form.

LEGENDE
Fett ausgezeichneter Text kennzeichnet die Zielmuskeln

Grauer Text kennzeichnet andere beteiligte Muskeln

* kennzeichnet Tiefenmuskulatur

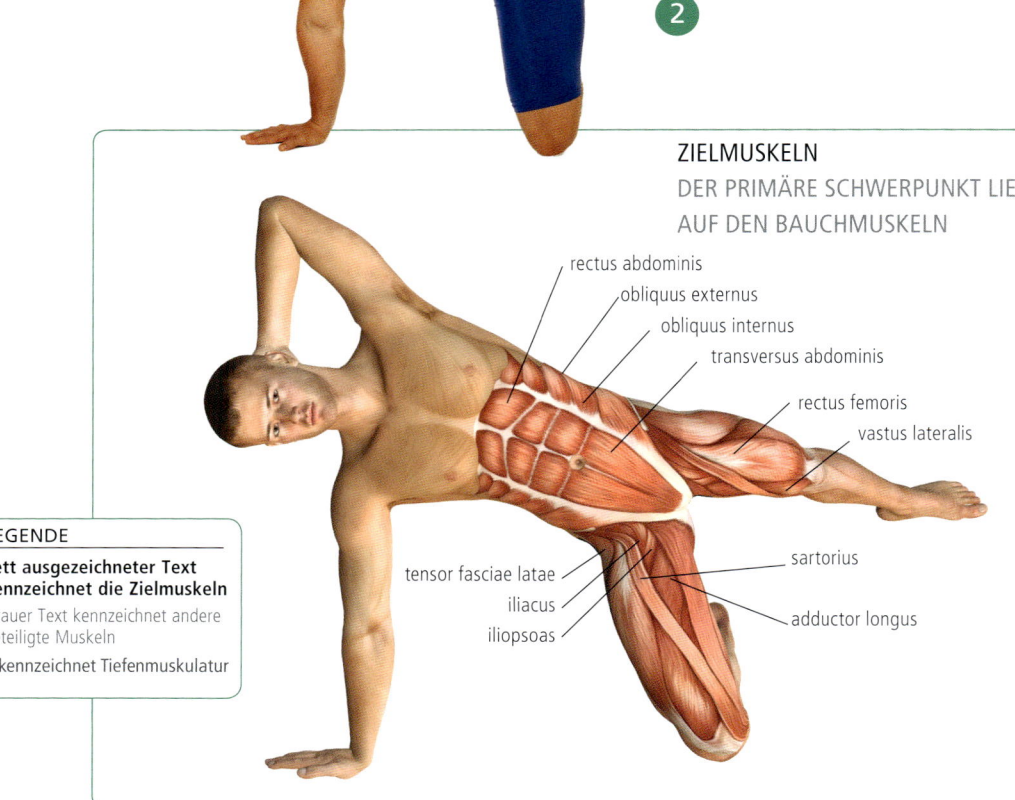

ZIELMUSKELN
DER PRIMÄRE SCHWERPUNKT LIEGT AUF DEN BAUCHMUSKELN

rectus abdominis

obliquus externus

obliquus internus

transversus abdominis

rectus femoris

vastus lateralis

tensor fasciae latae

iliacus

iliopsoas

sartorius

adductor longus

Der Thigh Rock-Back ist eine einfache, aber höchst wirksame Übung, um die Bauchmuskeln und Oberschenkel zu kräftigen. Personen mit Problemen im unteren Rückenbereich sollten diese Übung vermeiden.

1. Beginnen Sie kniend mit geradem Rücken und den Armen an der Seite.

2. Lehnen Sie sich zurück, wobei Ihr Körper eine gerade Linie bildet und Ihre Bauchmuskeln angespannt sind.

3. Spannen Sie Ihre Gesäßmuskeln an, während Sie nach hinten gelehnt sind, und kehren Sie dann langsam in die Ausgangsposition zurück. Machen Sie 10 Wiederholungen.

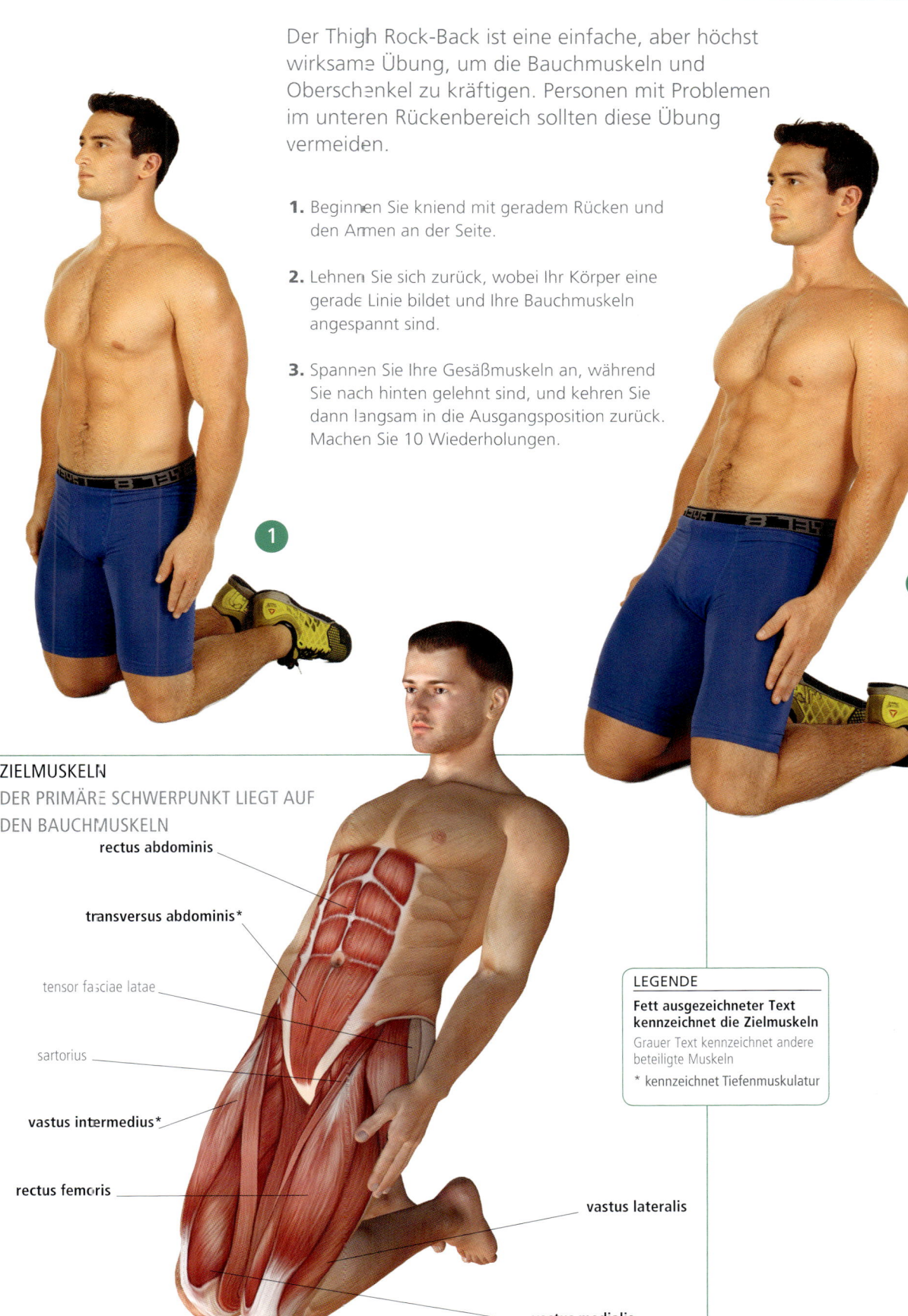

1

2

RICHTIG
Halten Sie mit dem Rumpf eine gerade Linie ein.

VERMEIDEN
Sich zu weit nach hinten zu lehnen

VORTEILE
Verbessert die Kraft von Bauchmuskeln und Oberschenkeln.

ZIELMUSKELN

DER PRIMÄRE SCHWERPUNKT LIEGT AUF DEN BAUCHMUSKELN

rectus abdominis

transversus abdominis*

tensor fasciae latae

sartorius

vastus intermedius*

rectus femoris

vastus lateralis

vastus medialis

LEGENDE

Fett ausgezeichneter Text kennzeichnet die Zielmuskeln
Grauer Text kennzeichnet andere beteiligte Muskeln

* kennzeichnet Tiefenmuskulatur

V-UP

V-Ups sind eine komplexe Methode, den rectus abdominis durch einen ganzen Bewegungsbereich zu isolieren. Sie dienen der effektiven Stärkung des Kerns. Timing und Präzision sind wichtige Komponenten für eine maximale Effektivität.

1. Legen Sie sich zunächst auf den Rücken.

2. Heben Sie gleichzeitig beide Beine und Ihren Rumpf, ziehen Sie Ihre Arme nach vorn, bis sie fast Ihre Füße berühren.

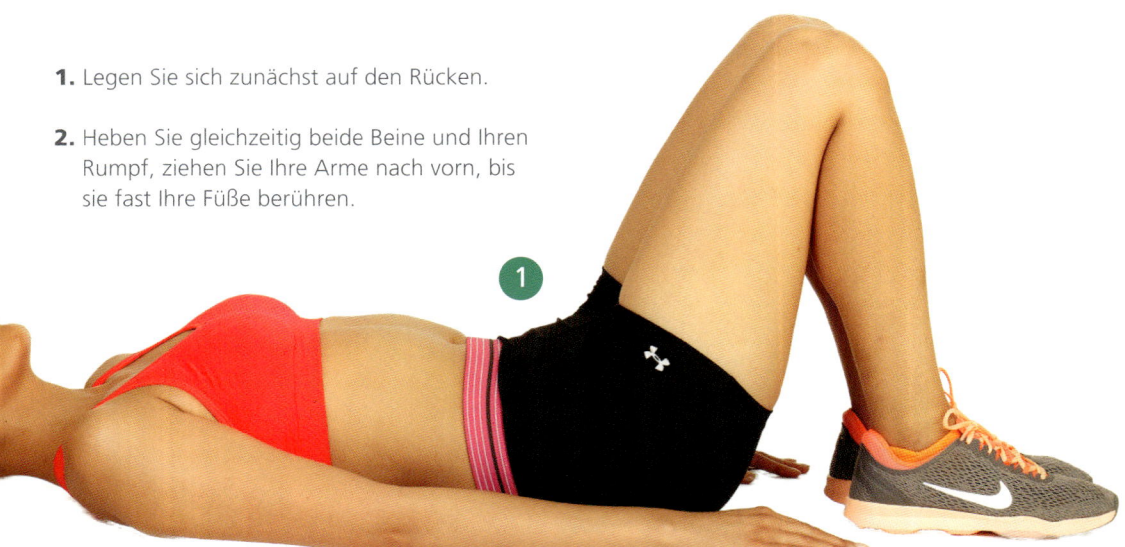

RICHTIG
Beugen Sie sich über die Wirbelsäule nach oben und nach unten.

VERMEIDEN
Den Nacken gestreckt und locker halten, wodurch die Spannung in Ihrer oberen Wirbelsäule minimiert wird

VORTEILE
Stärkt die Bauchmuskeln.

Steigert die Beweglichkeit der Wirbelsäule.

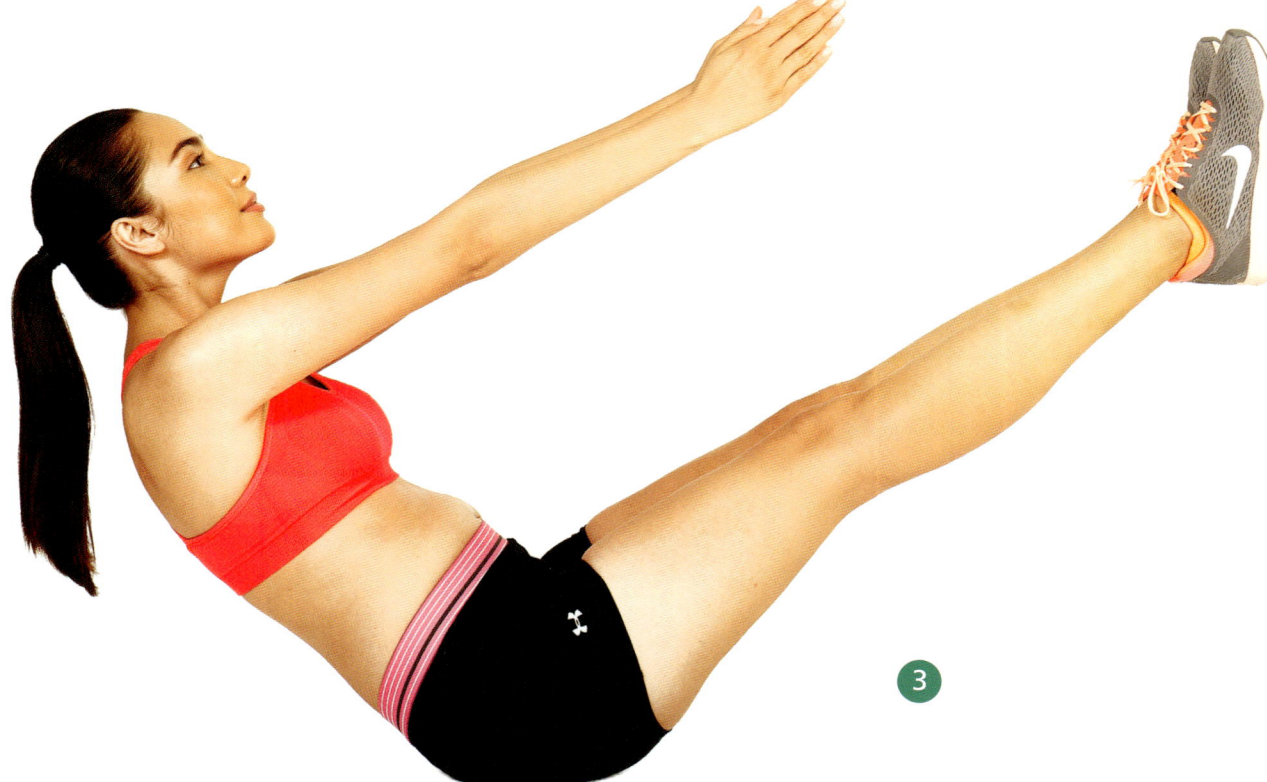

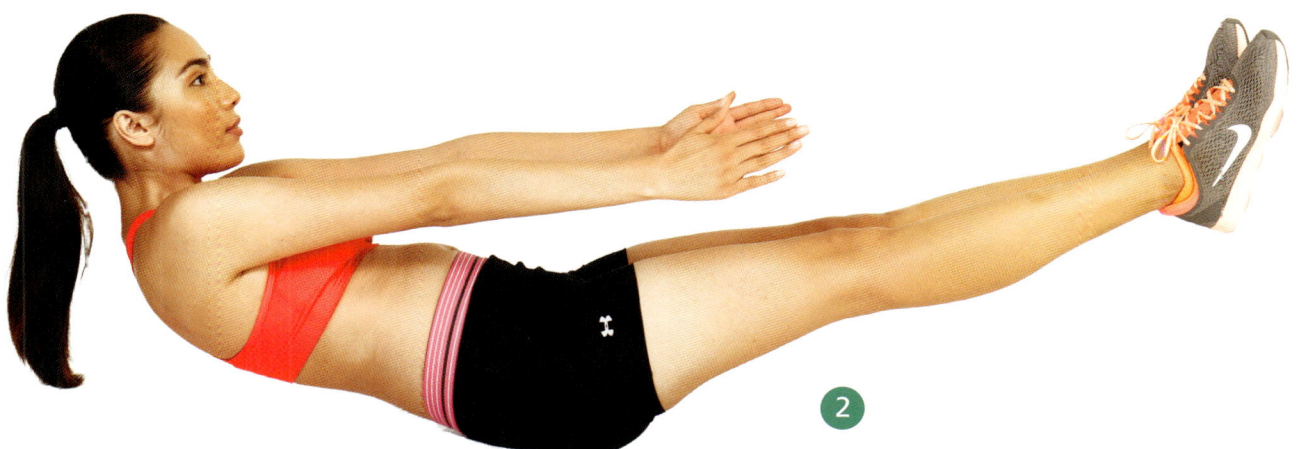

2

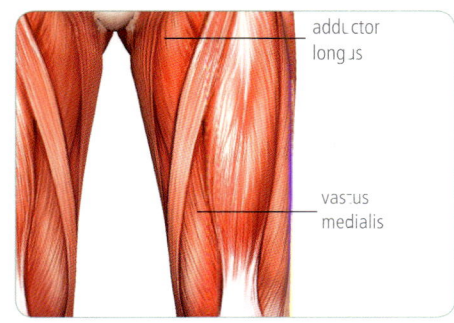

adductor longus

vastus medialis

3. Achten Sie auf einen geraden Rücken und versuchen Sie, mit Ihrem Rumpf und Ihren Beinen eine perfekte V-Form zu bilden. Senken Sie den Rumpf wieder ab und wiederholen Sie dies 25 Mal.

EINSCHRÄNKUNGEN

Menschen mit fortgeschrittener Osteoporose oder einem Bandscheibenvorfall sollten diese Übung vermeiden.

ZIELMUSKELN

DER PRIMÄRE SCHWERPUNKT LIEGT AUF DEN BAUCHMUSKELN

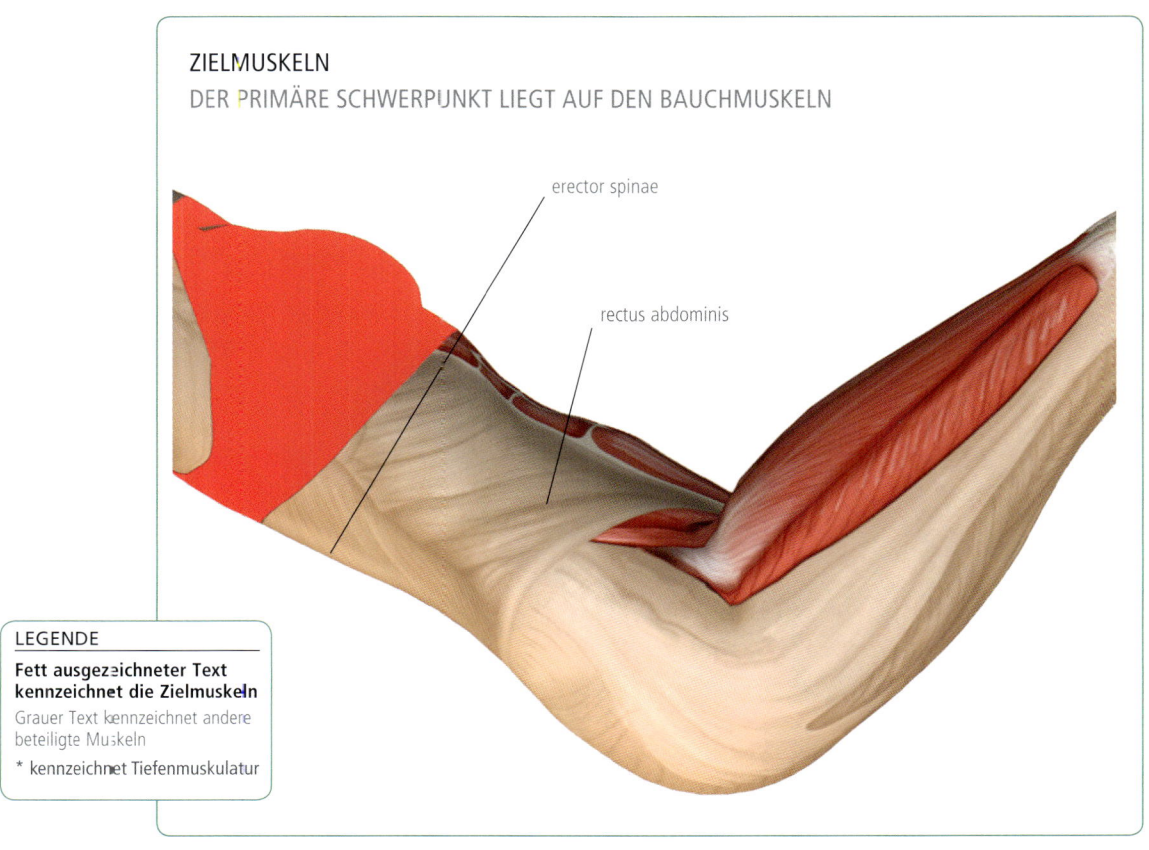

erector spinae

rectus abdominis

LEGENDE

Fett ausgezeichneter Text kennzeichnet die Zielmuskeln

Grauer Text kennzeichnet andere beteiligte Muskeln

* kennzeichnet Tiefenmuskulatur

BRÜCKE

ÜBUNGEN MIT DEM EIGENEN KÖRPERGEWICHT

Die Brückenübung stärkt den Körper, beugt den Rücken und erhöht die Kernstabilität. Im Yoga heißt diese Stellung Setu Bandha Sarvangasana. Im Pilates heißt sie einfach Brücke. Um die Brücke ordnungsgemäß auszuführen, müssen Sie Ihren Körper durchgängig korrekt ausrichten.

EINSCHRÄNKUNGEN
Personen mit Problemen im unteren Rücken-bereich sollten diese Übung vermeiden.

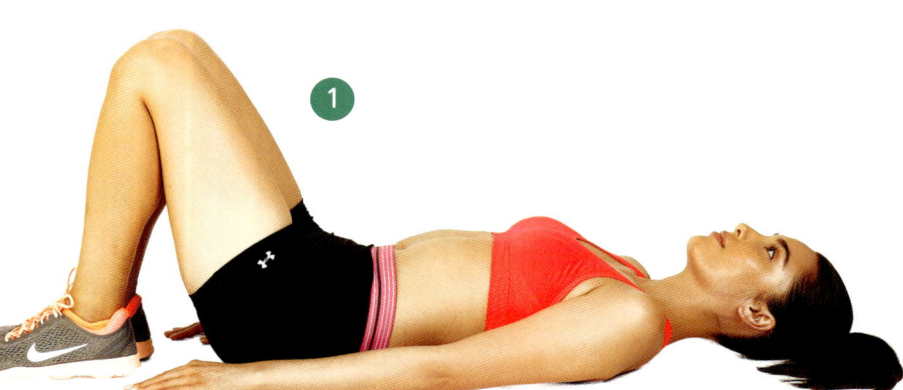

1. Legen Sie sich mit angewinkelten Beinen auf den Rücken und legen Sie Ihre Füße flach auf dem Boden ab, Ihre Arme gestreckt am Boden, parallel zu Ihrem Körper.

2. Drücken Sie Ihre Fersen durch, während Sie Ihr Becken anheben, bis Ihr Rumpf an Ihren Oberschenkeln ausgerichtet ist. Halten Sie die Position für 30 Sekunden und senken Sie Ihren Körper dann wieder ab. Führen Sie drei Wiederholungen durch.

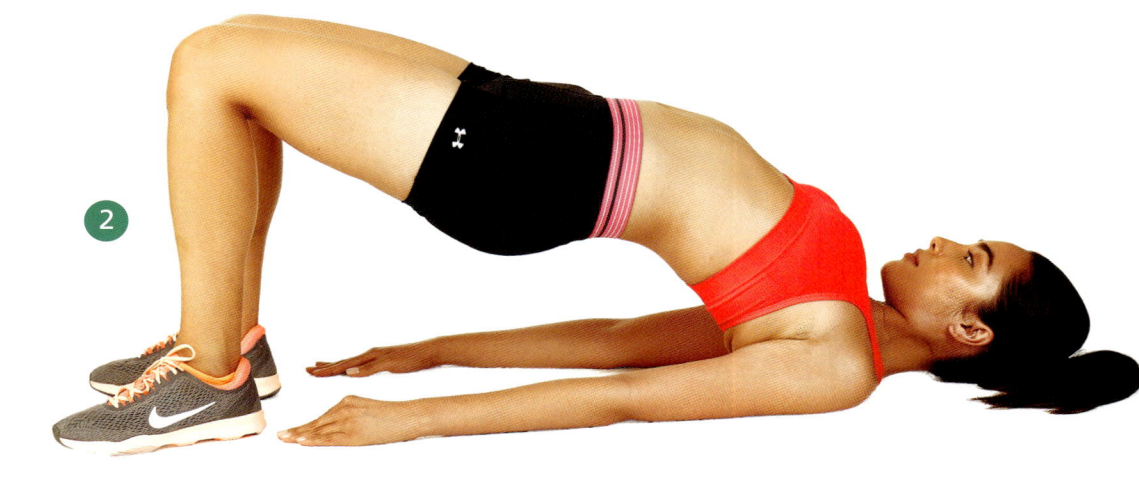

RICHTIG
Drücken Sie durch Ihre Fersen, nicht durch Ihre Zehen.

VERMEIDEN
In der Zielposition nicht die Bauchmuskeln über Ihre Oberschenkel hinaus strecken

VORTEILE
Verstärkt Gesäßmuskeln und hintere Oberschenkel-muskeln.

LEGENDE
Fett ausgezeichneter Text kennzeichnet die Zielmuskeln
Grauer Text kennzeichnet andere beteiligte Muskeln
* kennzeichnet Tiefenmuskulatur

ZIELMUSKELN
DER PRIMÄRE SCHWERPUNKT LIEGT AUF DEN GESÄSSMUSKELN UND DEN HINTEREN OBERSCHENKELMUSKELN.

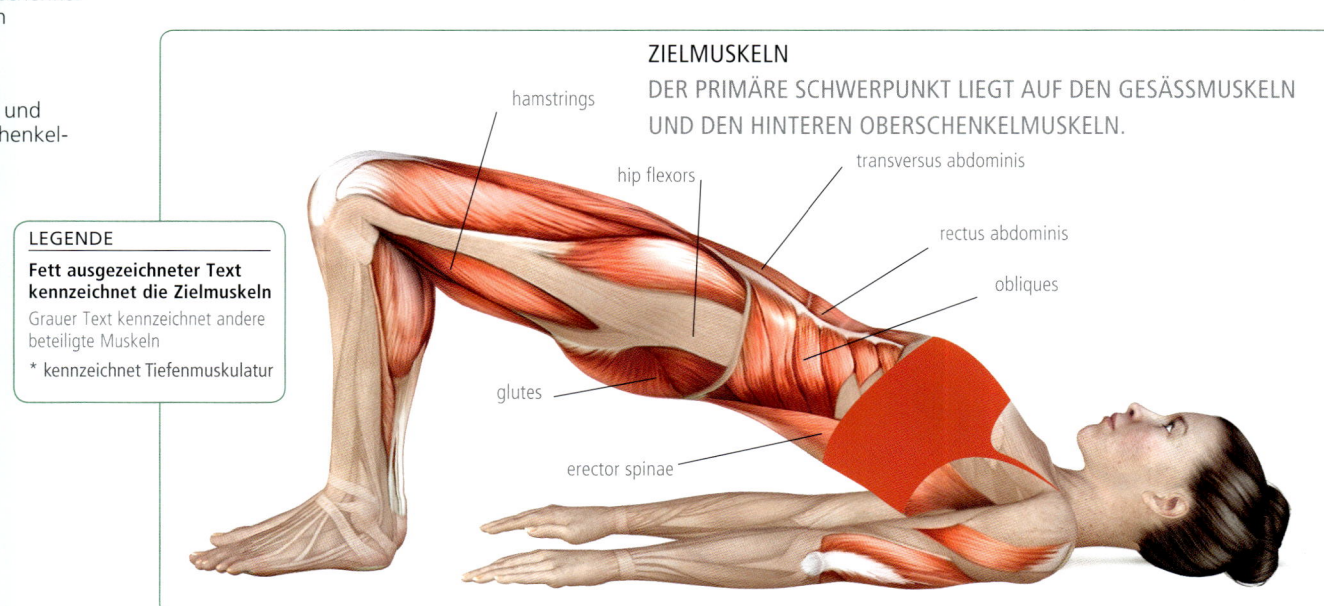

hamstrings

hip flexors

transversus abdominis

rectus abdominis

obliques

glutes

erector spinae

1. Legen Sie sich mit dem Rücken auf den Boden, die Arme an Ihrer Seite, und die Beine in Tischposition angehoben.

2. Atmen Sie ein und ziehen Sie Ihre Bauchmuskeln ein. Ziehen Sie Ihre Beine gerade nach oben und heben Sie Ihren Kopf und die Schultern vom Boden ab. Halten Sie die Position, während Sie Ihre Beine strecken.

Diese Übung verbessert die Kernstabilität und erhöht die Stärke und Ausdauer der Bauchmuskeln. Sie kann abgeändert werden, indem alle Wiederholungen auf einem Bein ausgeführt werden, bevor zum anderen gewechselt wird.

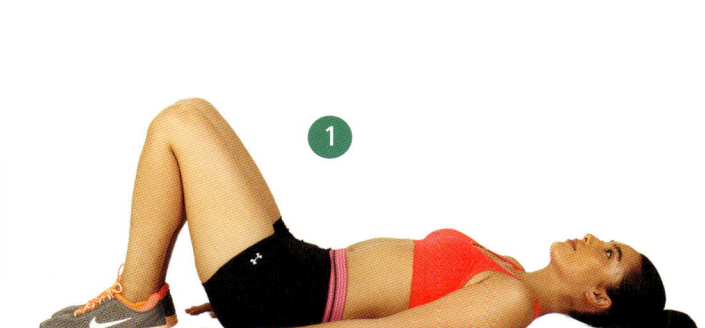

> ### EINSCHRÄNKUNGEN
> Bei Problemen der hinteren Oberschenkel- muskeln sollten Sie diese Übung vermeiden.

> ### VARIANTE
> Diese Übung kann abge- ändert werden, indem alle Wiederholungen mit einem Bein durchgeführt werden, bevor zum anderen gewechselt wird.

3. Strecken Sie Ihr rechtes Bein von Ihrem Körper weg und heben Sie Ihr linkes Bein in Richtung des Rumpfs. Halten Sie Ihre linke Wade mit den Händen und erzeugen Sie zwei Impulse, während Sie Ihre Schultern abgesenkt halten.

4. Wiederholen Sie die Bewegung mit hoch- gehobenem rechten Bein und abgestrecktem linken Bein.

RICHTIG
Halten Sie Ihr Becken stabil und Ihre Wirbel- säule gerade.

VERMEIDEN
Das angehobene Bein zu weit zu strecken

VORTEILE
Verbessert die Kernstabilität und erhöht die Stärke und Ausdauer der Bauchmuskeln.

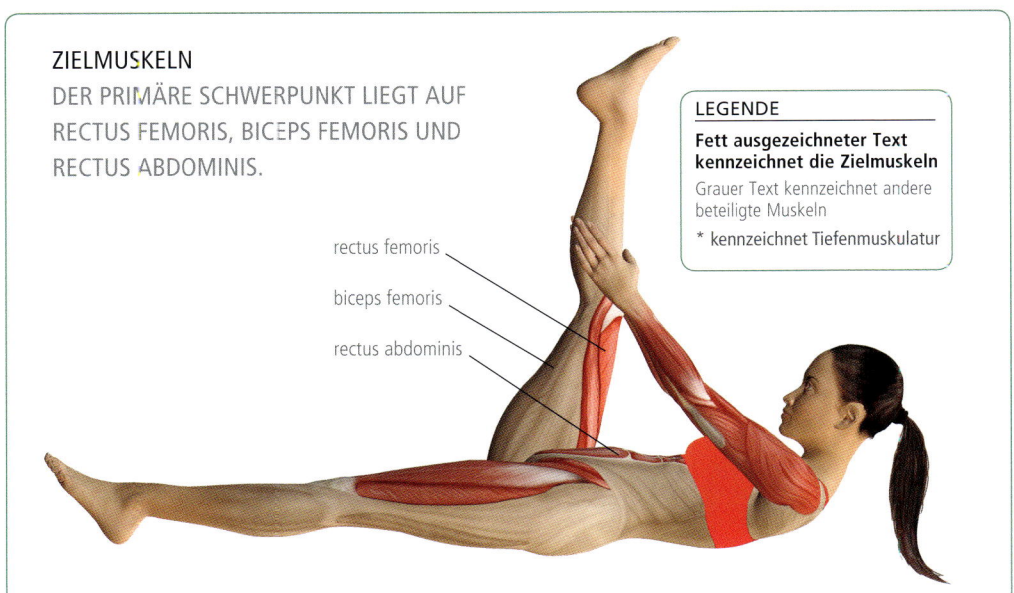

ZIELMUSKELN

DER PRIMÄRE SCHWERPUNKT LIEGT AUF RECTUS FEMORIS, BICEPS FEMORIS UND RECTUS ABDOMINIS.

rectus femoris

biceps femoris

rectus abdominis

> ### LEGENDE
> **Fett ausgezeichneter Text kennzeichnet die Zielmuskeln**
> Grauer Text kennzeichnet andere beteiligte Muskeln
> * kennzeichnet Tiefenmuskulatur

BRÜCKE MIT LEG LIFT

Diese Übung wirkt auf Ihre Bauchmuskeln, den Rücken und die Gesäßmuskeln. Außerdem verbessert sie Ihr Gleichgewicht. Die Übung kann vereinfacht werden, indem der Bewegungsbereich verkleinert wird – heben Sie Ihren Fuß einfach nur leicht vom Boden ab. Gegebenenfalls stützen Sie sich mit Ihren Händen unter Ihrer Hüfte ab, sobald Sie in der Brückenposition sind.

1. Legen Sie sich auf dem Rücken auf den Boden, die Hände an der Körperseite und in Richtung Ihrer Füße ausgestreckt. Ihre Beine sollten abgewinkelt sein, mit Ihren Füßen flach auf dem Boden.

2. Heben Sie Ihre Hüfte und die Wirbelsäule vom Boden an, sodass eine lange Linie von Ihren Knien bis zu Ihren Schultern entsteht. Halten Sie Ihr Gewicht über Ihre Füße verlagert.

3. Ziehen Sie bei abgewinkelten Beinen Ihr linkes Knie zu Ihrer Brust. Senken Sie Ihr linkes Bein ab, bis Ihre Zehen die Matte berühren. Achten Sie darauf, Ihr Becken gerade zu halten.

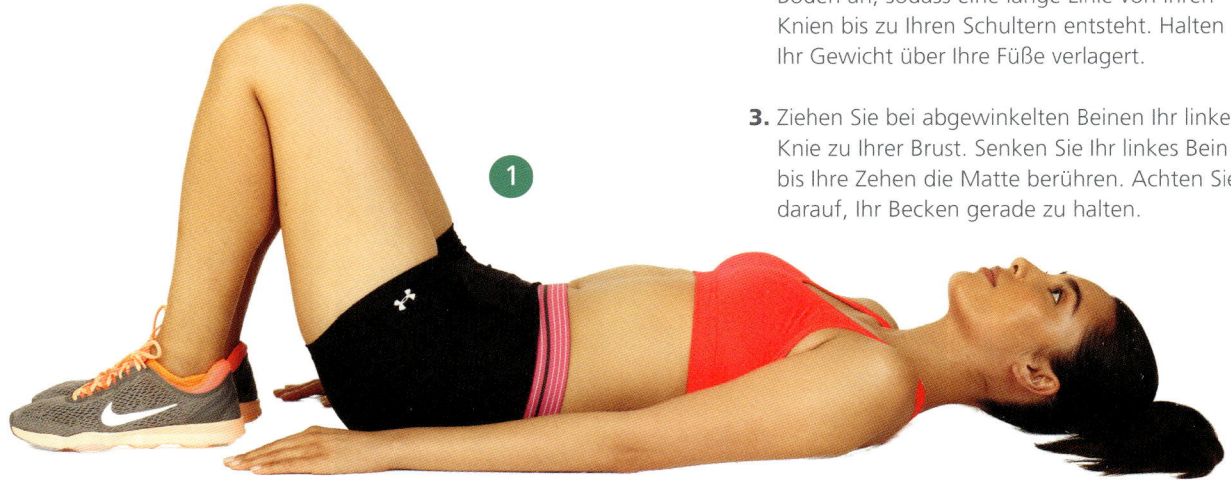

RICHTIG
Drücken Sie immer mit dem Rücken gegen den Boden.

VERMEIDEN
Übermäßiges Ziehen am Knie oder eine Belastung des Knies

VORTEILE
Verstärkt Gesäßmuskeln und hintere Oberschenkelmuskel.

4. Ziehen Sie Ihr linkes Knie wieder zu Ihrer Brust. Wiederholen Sie diese Abfolge vier- bis fünfmal. Senken Sie Ihr linkes Bein auf den Boden ab, wechseln Sie die Beine und wiederholen Sie die Übung mit Ihrem rechten Bein. Wiederholen Sie diese Abfolge vier- bis fünfmal.

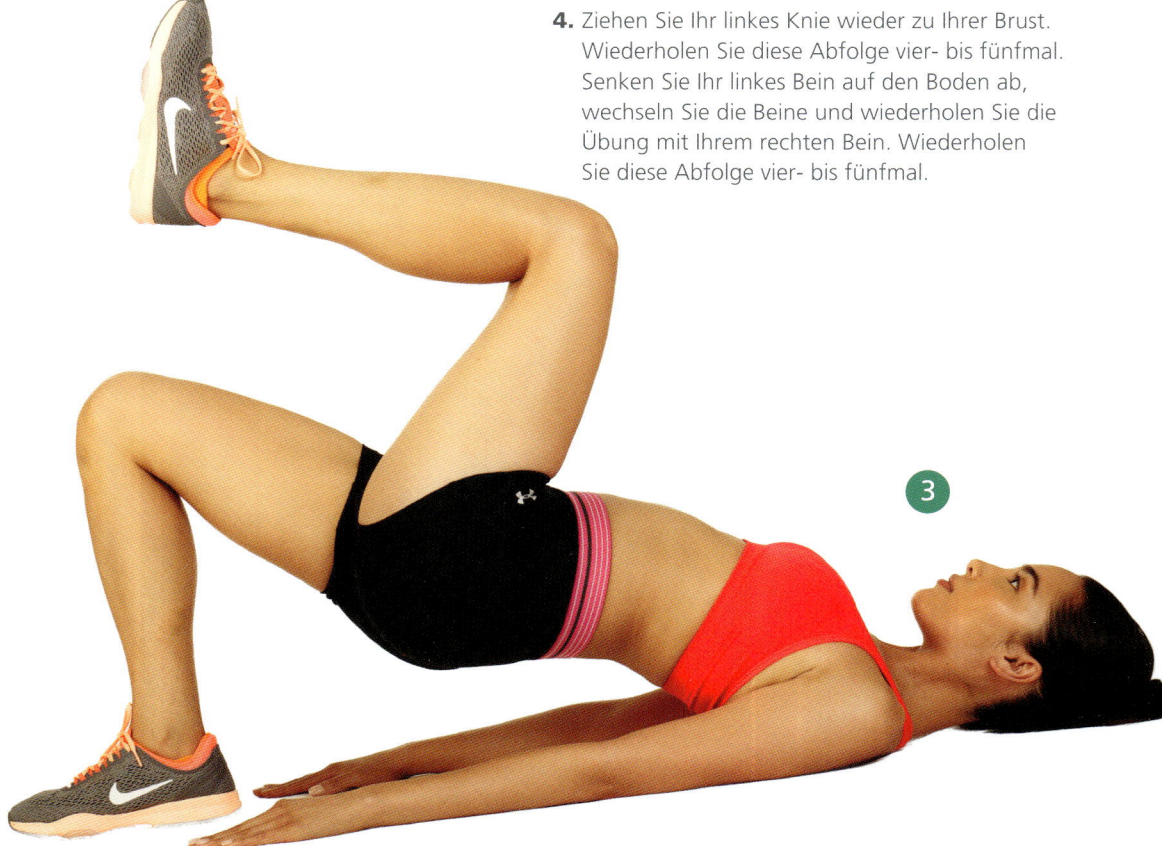

BRÜCKE MIT LEG LIFT

gluteus minimus*
biceps femoris
semitendinosus
semimembranosus

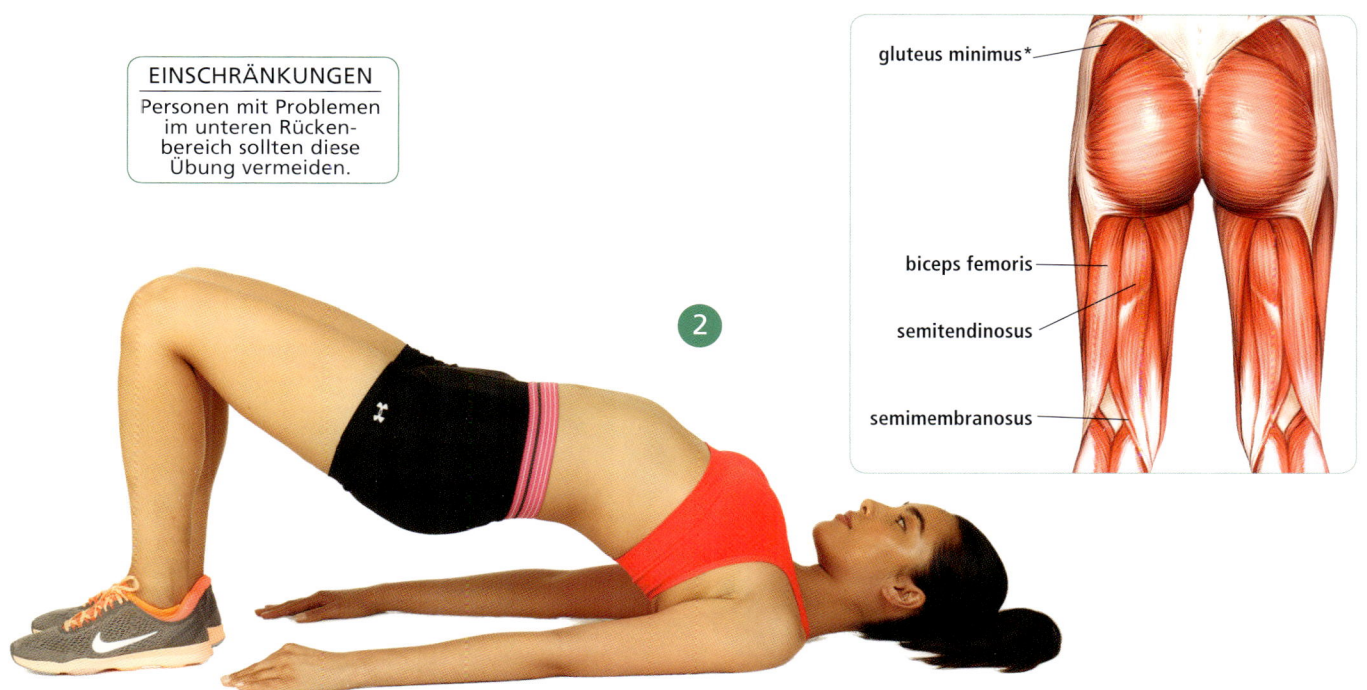

EINSCHRÄNKUNGEN

Personen mit Problemen im unteren Rückenbereich sollten diese Übung vermeiden.

2

LEGENDE

Fett ausgezeichneter Text kennzeichnet die Zielmuskeln

Grauer Text kennzeichnet andere beteiligte Muskeln

* kennzeichnet Tiefenmuskulatur

ZIELMUSKELN

DER PRIMÄRE SCHWERPUNKT LIEGT AUF DEN GESÄSSMUSKELN UND DEN HINTEREN OBERSCHENKELMUSKELN

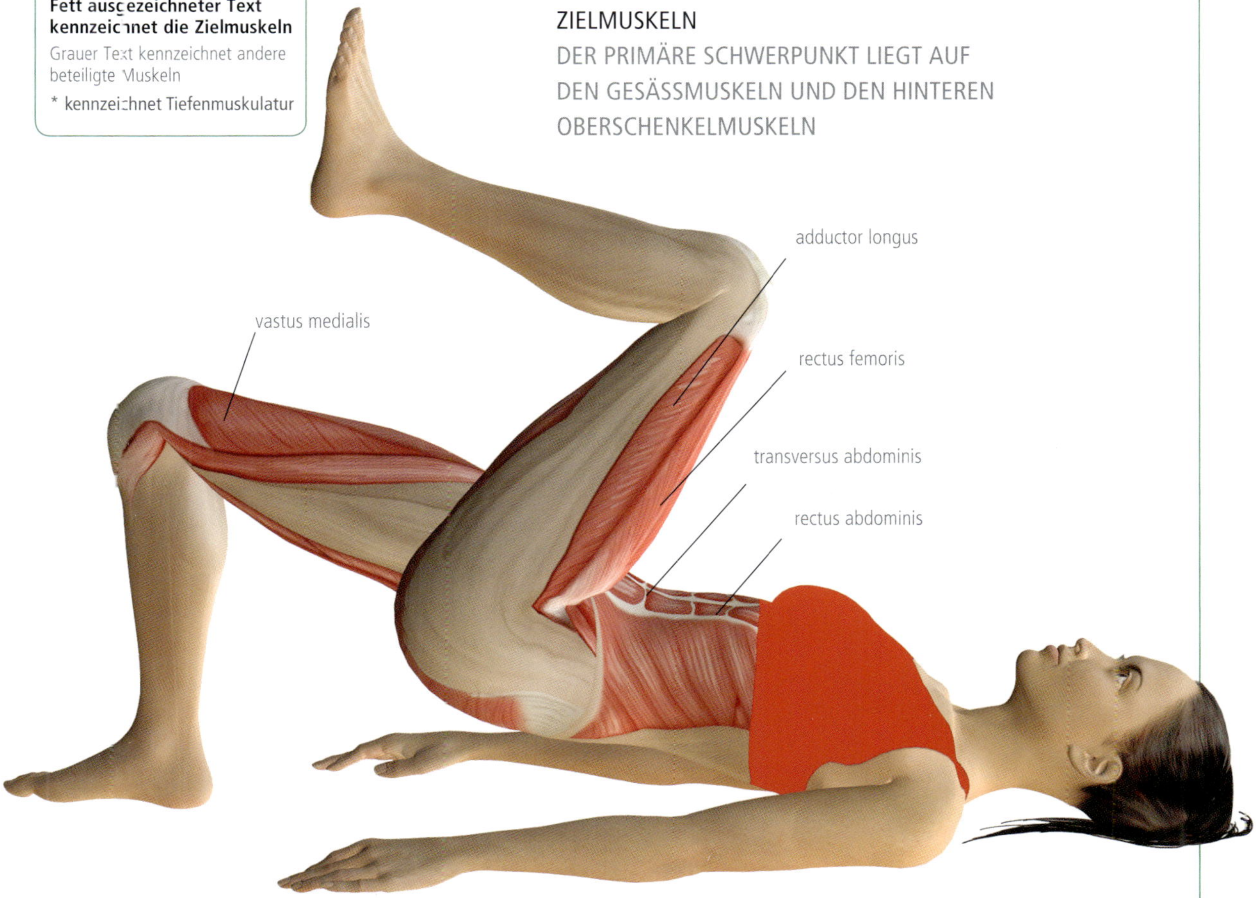
adductor longus
vastus medialis
rectus femoris
transversus abdominis
rectus abdominis

LEG RAISES

Leg Raises wirken sehr gut als Stärkung für die Bauchmuskeln, häufig auch als „untere Bauchmuskeln" bezeichnet – was jedoch falsch ist, weil der rectus abdominis ein Muskel ist, der nicht unterteilt ist. Man fühlt ihn insbesondere unterhalb des Nabels.

1. Legen Sie sich zunächst auf den Rücken, die Arme seitlich vom Körper, die Beine gestreckt, die Zehen nach oben und die Fersen unmittelbar vom Boden abgehoben.

2. Heben Sie beide Beine, bis sie fast einen 90°-Winkel zum Boden bilden.

3. Senken Sie Ihre Beine bis unmittelbar vor dem Boden ab und machen Sie 25 Wiederholungen.

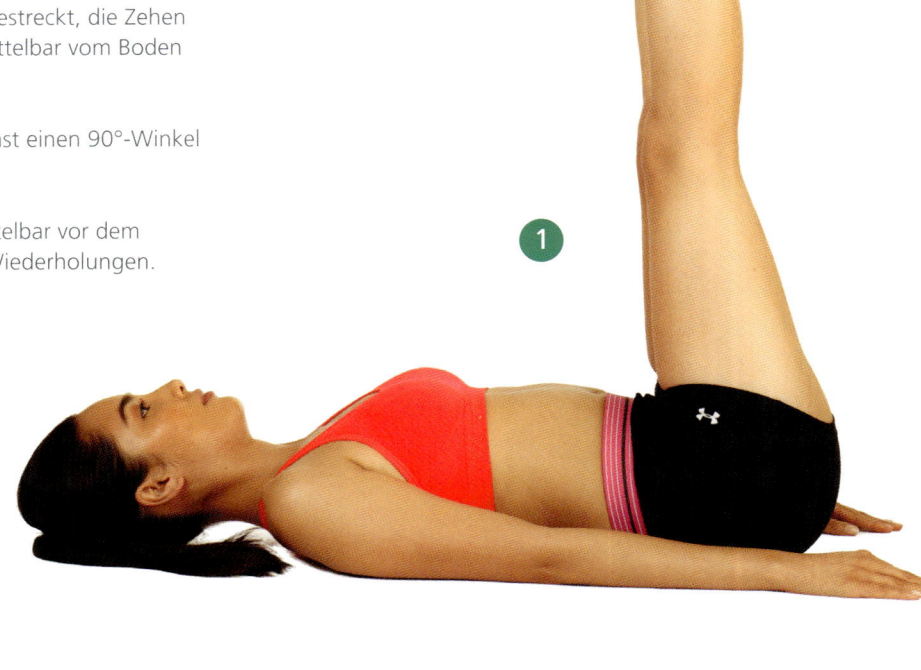

RICHTIG
Halten Sie Ihren Oberkörper straff. Führen Sie ein kontrolliertes Absenken durch. Achten Sie auf einen präzisen Bewegungsbereich.

VERMEIDEN
Mit den Beinen den Boden zu berühren, den unteren Rücken zu belasten, mitzuschwingen

VORTEILE
Verbessert die Kernstärke und stützt den Körper.

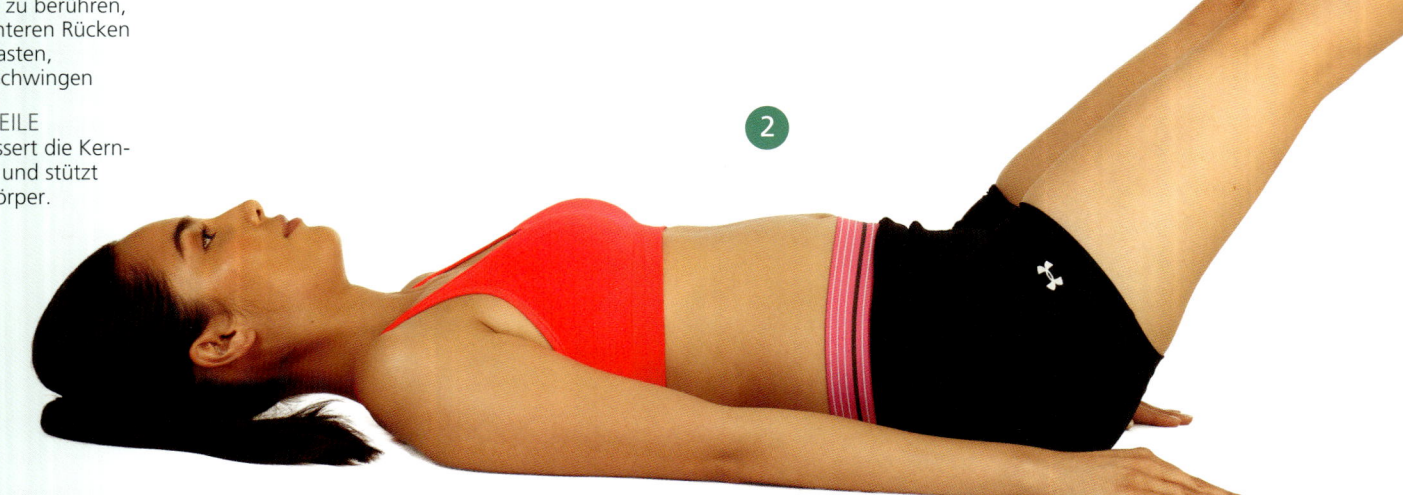

VARIANTE (Einfacher)

Beugen Sie zur Abänderung dieser Übung die Beine, um die Belastung der Bauchmuskeln zu reduzieren.

EINSCHRÄNKUNGEN

Personen mit Problemen im unteren Rücken-bereich sollten diese Übung vermeiden.

LEGENDE

Fett ausgezeichneter Text kennzeichnet die Zielmuskeln

Grauer Text kennzeichnet andere beteiligte Muskeln

* kennzeichnet Tiefenmuskulatur

ZIELMUSKELN

DER PRIMÄRE SCHWERPUNKT LIEGT
AUF DEM RECTUS ABDOMINIS

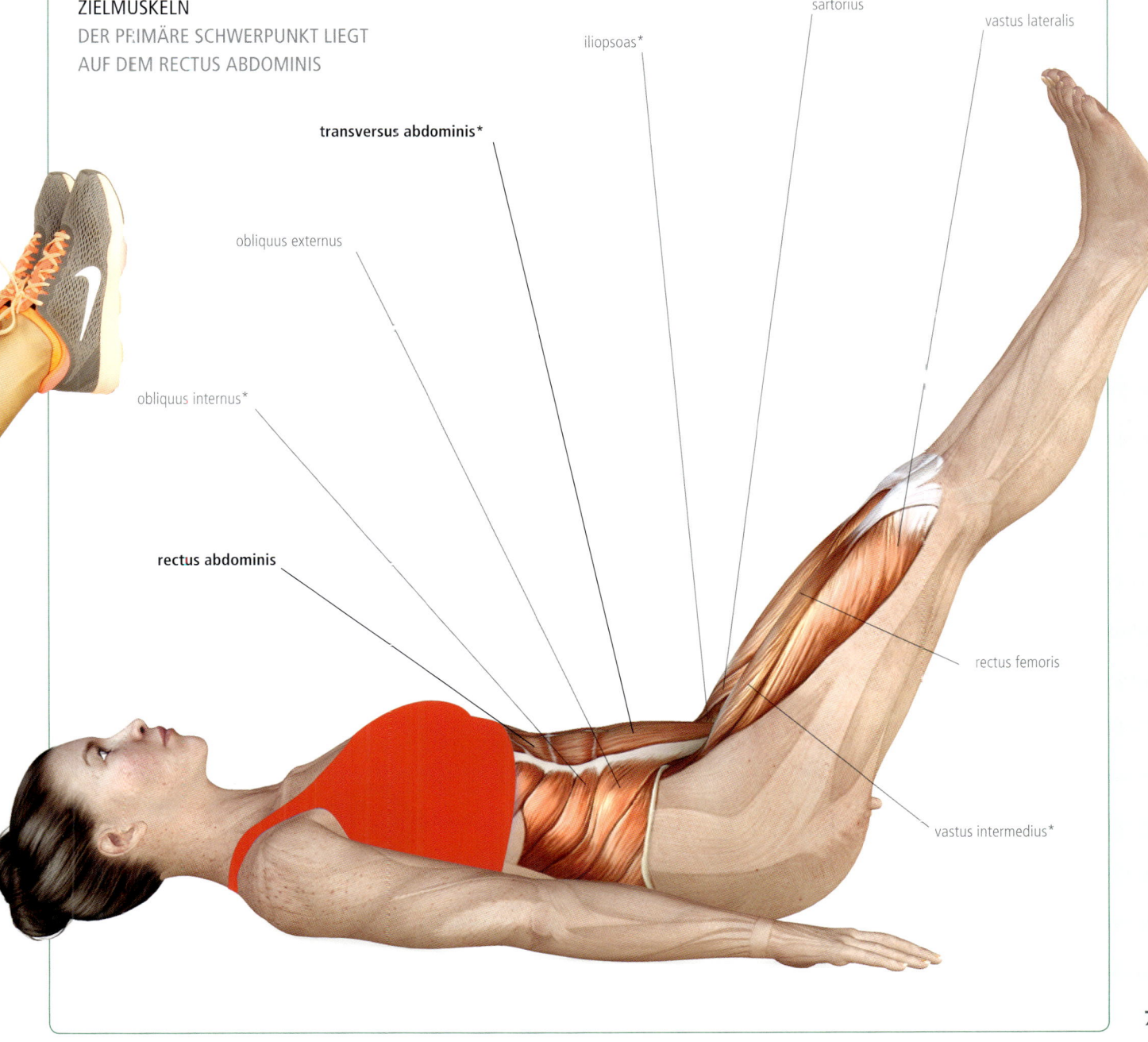

sartorius

iliopsoas*

vastus lateralis

transversus abdominis*

obliquus externus

obliquus internus*

rectus abdominis

rectus femoris

vastus intermedius*

75

KNEE-PULL PLANK

Der Knee-Pull Plank ist eine hervorragende Übung, für die Sie keine Geräte benötigen. Sie können sie also unterwegs an jedem beliebigen Ort ausführen. Ziel dieser Übung ist es, den Körper zu stärken. Ihre Bauchmuskeln erhalten ein gutes Workout. Außerdem hilft die Übung, Stärke und Ausdauer im Oberkörper aufzubauen. Achten Sie auf langsame und präzise Bewegungen.

EINSCHRÄNKUNGEN
Bei Problemen im unteren Rücken oder bei Handgelenkschmerzen sollten Sie diese Übung vermeiden.

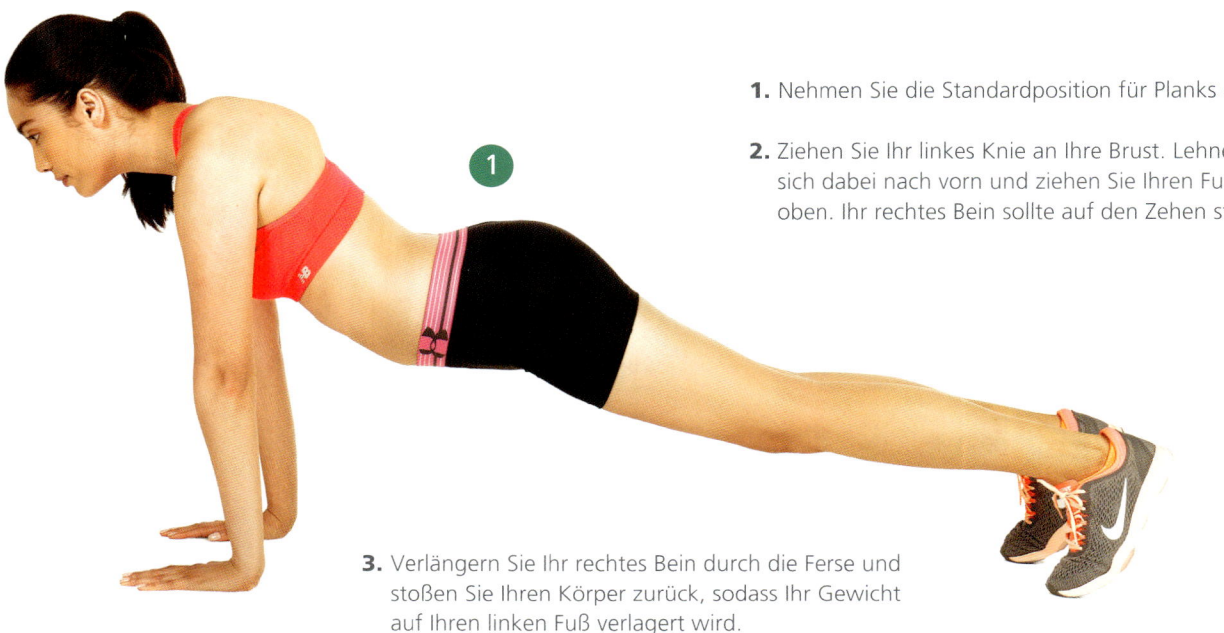

1. Nehmen Sie die Standardposition für Planks ein.

2. Ziehen Sie Ihr linkes Knie an Ihre Brust. Lehnen Sie sich dabei nach vorn und ziehen Sie Ihren Fuß nach oben. Ihr rechtes Bein sollte auf den Zehen stehen.

3. Verlängern Sie Ihr rechtes Bein durch die Ferse und stoßen Sie Ihren Körper zurück, sodass Ihr Gewicht auf Ihren linken Fuß verlagert wird.

4. Lassen Sie Ihren Kopf zwischen Ihre Arme fallen und strecken und heben Sie Ihren linken Fuß zur Decke. Wiederholen Sie die gesamte Übung 10 Mal pro Bein.

RICHTIG
Halten Sie Ihren Körper während der Übung in einer geraden Linie.

VERMEIDEN

Das Knie des stützenden Beins zu biegen

VORTEILE
Verbessert die Kernstabilisierung und -flexibilität.

VARIANTE (Einfacher)
Diese Übung kann vereinfacht werden, indem das angehobene Bein an einer Wand abgestützt wird.

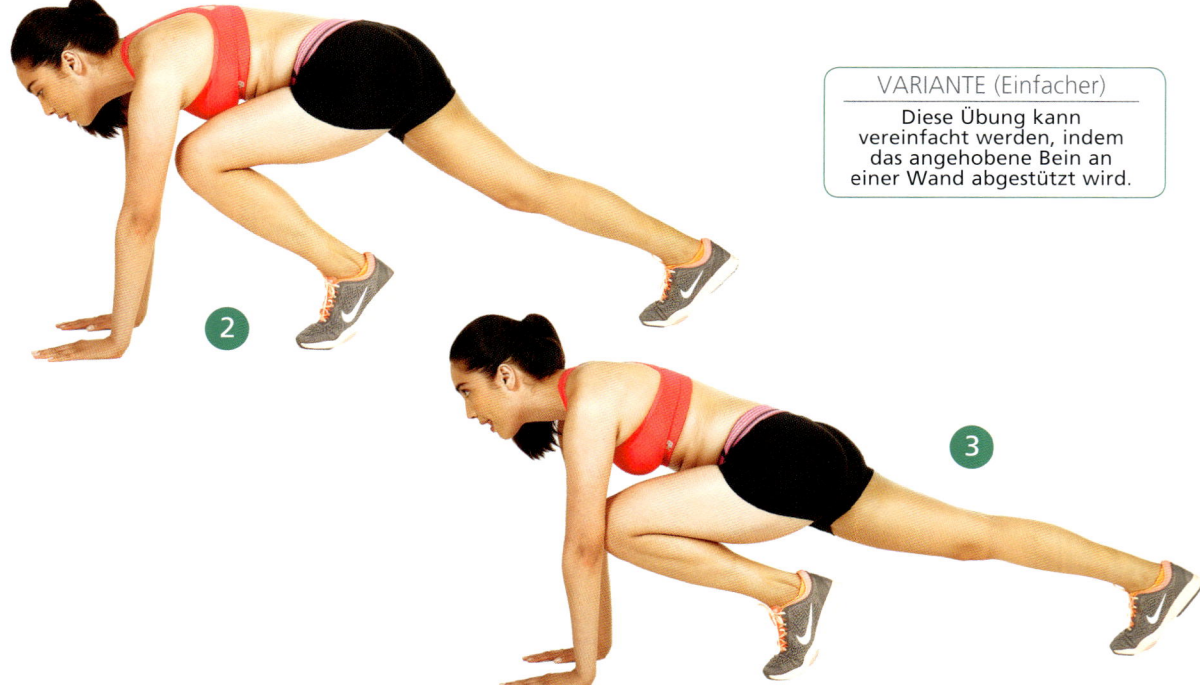

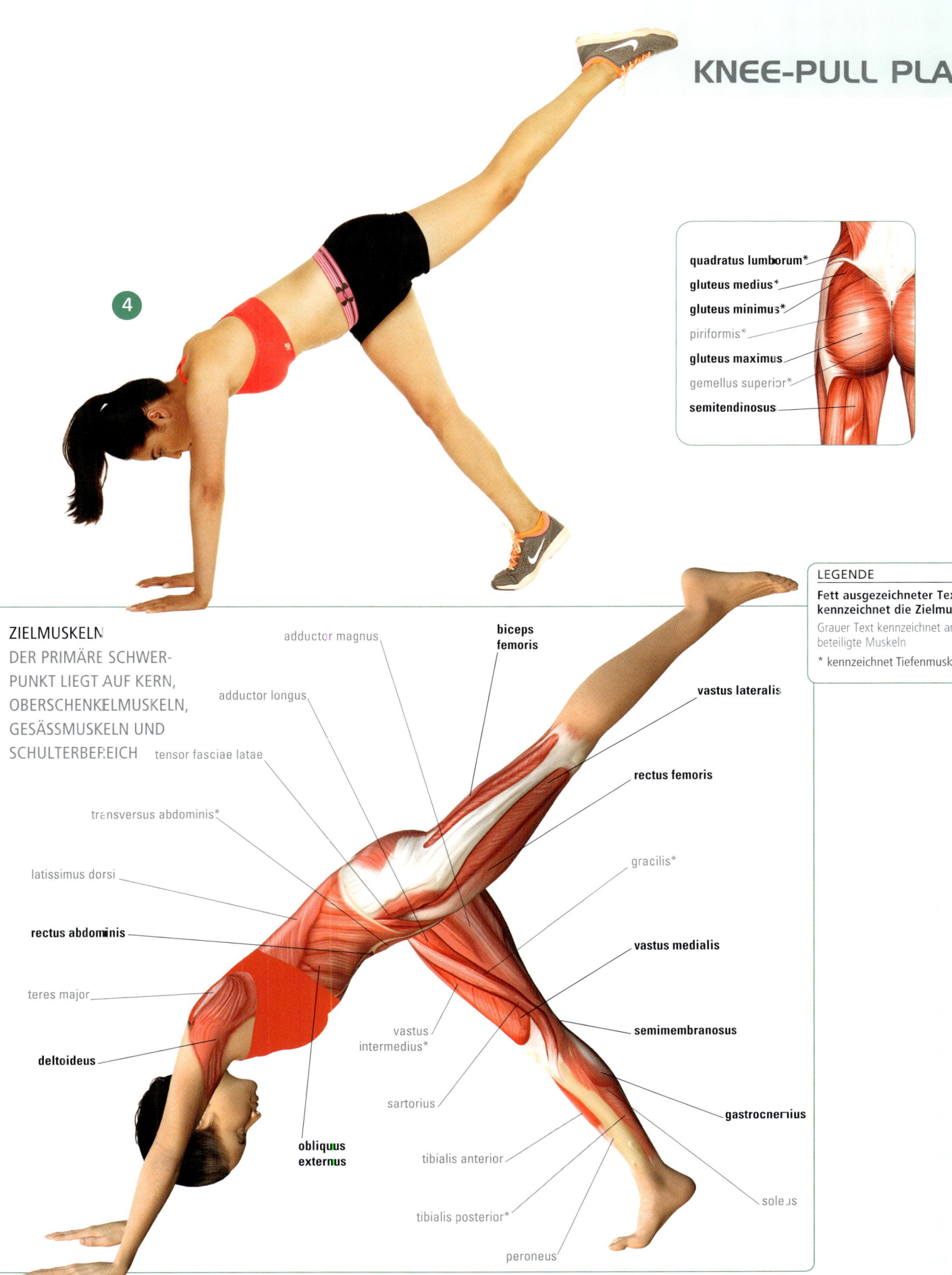

4

quadratus lumborum*
gluteus medius*
gluteus minimus*
piriformis*
gluteus maximus
gemellus superior*
semitendinosus

LEGENDE

Fett ausgezeichneter Text kennzeichnet die Zielmuskeln

Grauer Text kennzeichnet andere beteiligte Muskeln

* kennzeichnet Tiefenmuskulatur

ZIELMUSKELN
DER PRIMÄRE SCHWER-
PUNKT LIEGT AUF KERN,
OBERSCHENKELMUSKELN,
GESÄSSMUSKELN UND
SCHULTERBEREICH

adductor magnus

biceps femoris

vastus lateralis

adductor longus

rectus femoris

tensor fasciae latae

transversus abdominis*

gracilis*

latissimus dorsi

rectus abdominis

vastus medialis

teres major

semimembranosus

deltoideus

vastus intermedius*

sartorius

gastrocnemius

obliquus externus

tibialis anterior

soleus

tibialis posterior*

peroneus

FRONT PLANK

Die Front Plank/Reverse Plank-Übung ist eine häufig verkannte Kernübung. Diese Übung isoliert und stärkt die Gesäßmuskeln und die hinteren Oberschenkelmuskeln. Wenn sie ordnungsgemäß ausgeführt wird, wirkt sie sowohl auf die Bauchmuskeln als auch auf die Muskeln des unteren Rückens. Die Reverse Plank kann auch als Reha-Übung genutzt werden, um die Kern- und Wirbelsäulenstabilisierung zu verbessern.

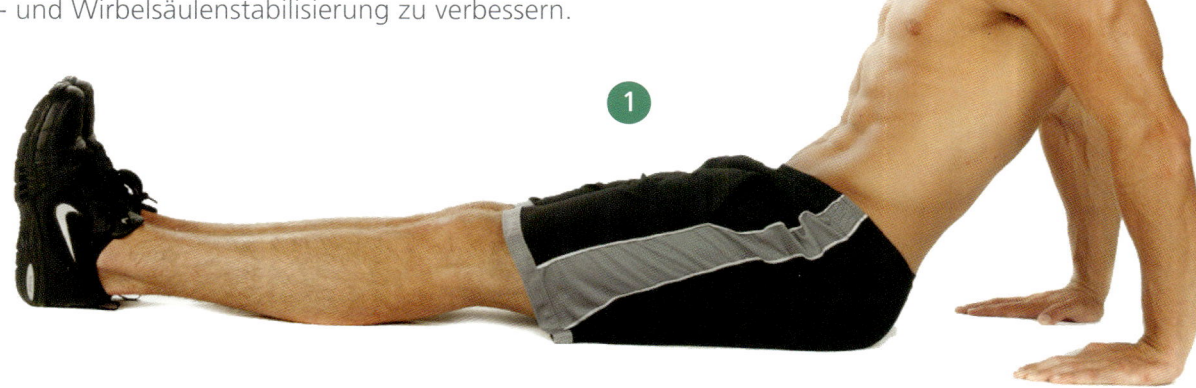

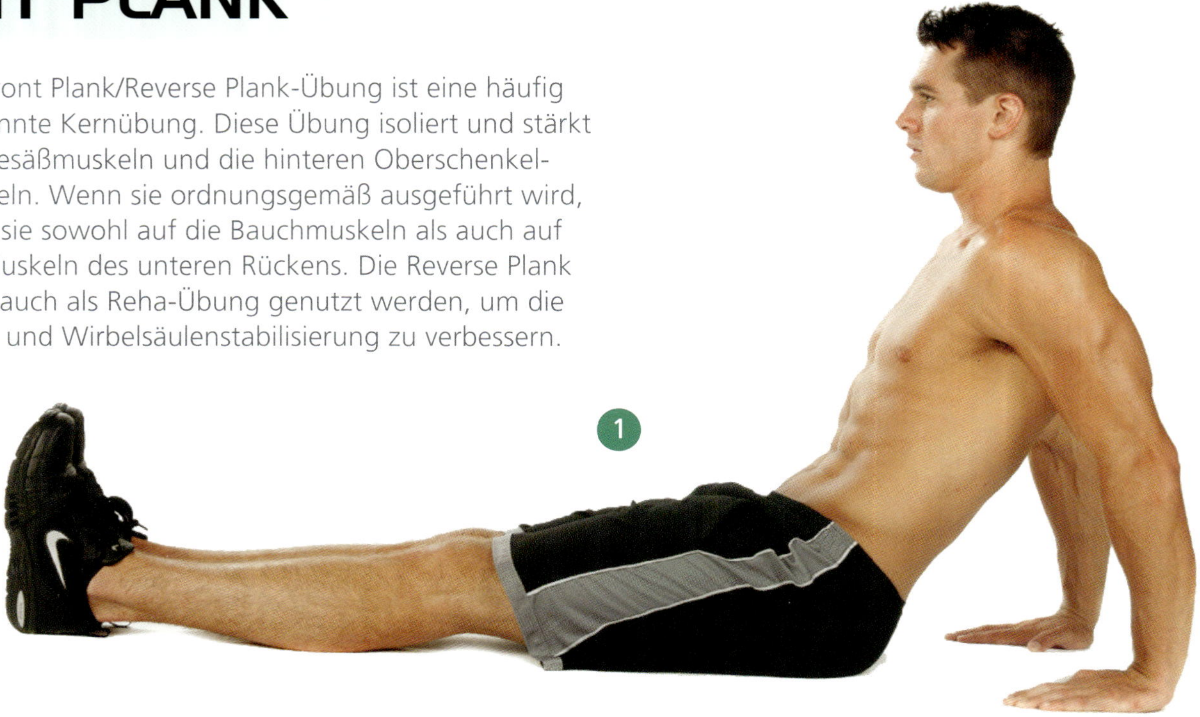

1. Setzen Sie sich mit gestreckten Beinen vor Ihnen und Ihren Armen direkt hinter Ihnen, wobei Ihre Finger gerade nach vorn zeigen.

2. Drücken Sie durch Ihre Handflächen und heben Sie Ihre Hüften und Gesäßbacken vom Boden ab, bis Ihr Körper von den Schultern aus eine gerade Linie bildet.

3. Heben Sie ein Bein und halten Sie es für 30 Sekunden, dann wechseln Sie die Beine.

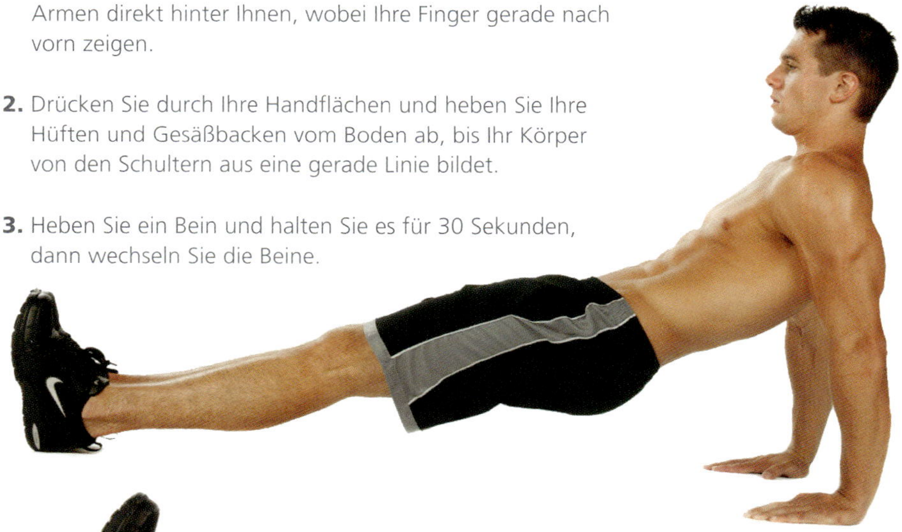

RICHTIG
Halten Sie Ihr Becken während der gesamten Übung angehoben.

VERMEIDEN
Die Schultern nach hinten hängen zu lassen

VORTEILE
Stabilisiert den Kern und stärkt die Bauchmuskeln.

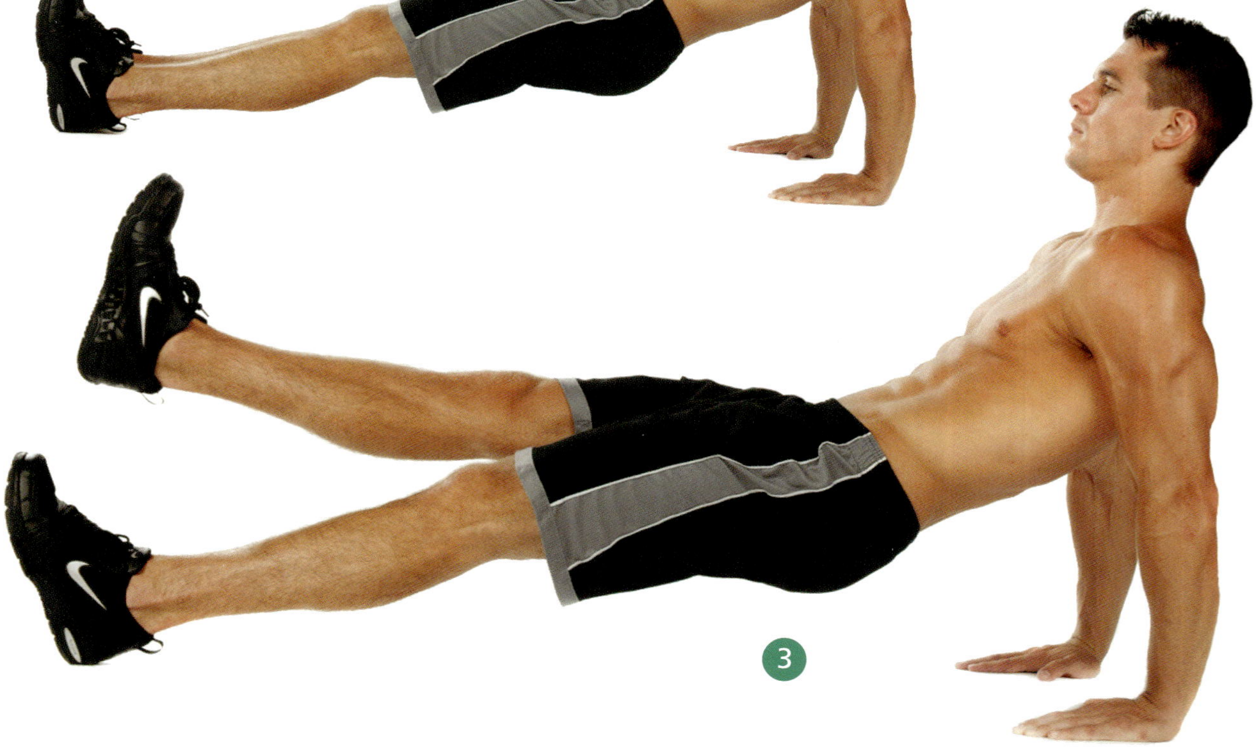

ÜBUNGEN MIT DEM EIGENEN KÖRPERGEWICHT

transversus abdominis*

tensor fasciae latae

rectus abdominis

obliquus externus

adductor longus

adductor magnus

rectus femoris

biceps brachii

tibialis anterior

obliquus internus*

peroneus

gluteus medius*

triceps brachii

biceps femoris

gluteus maximus

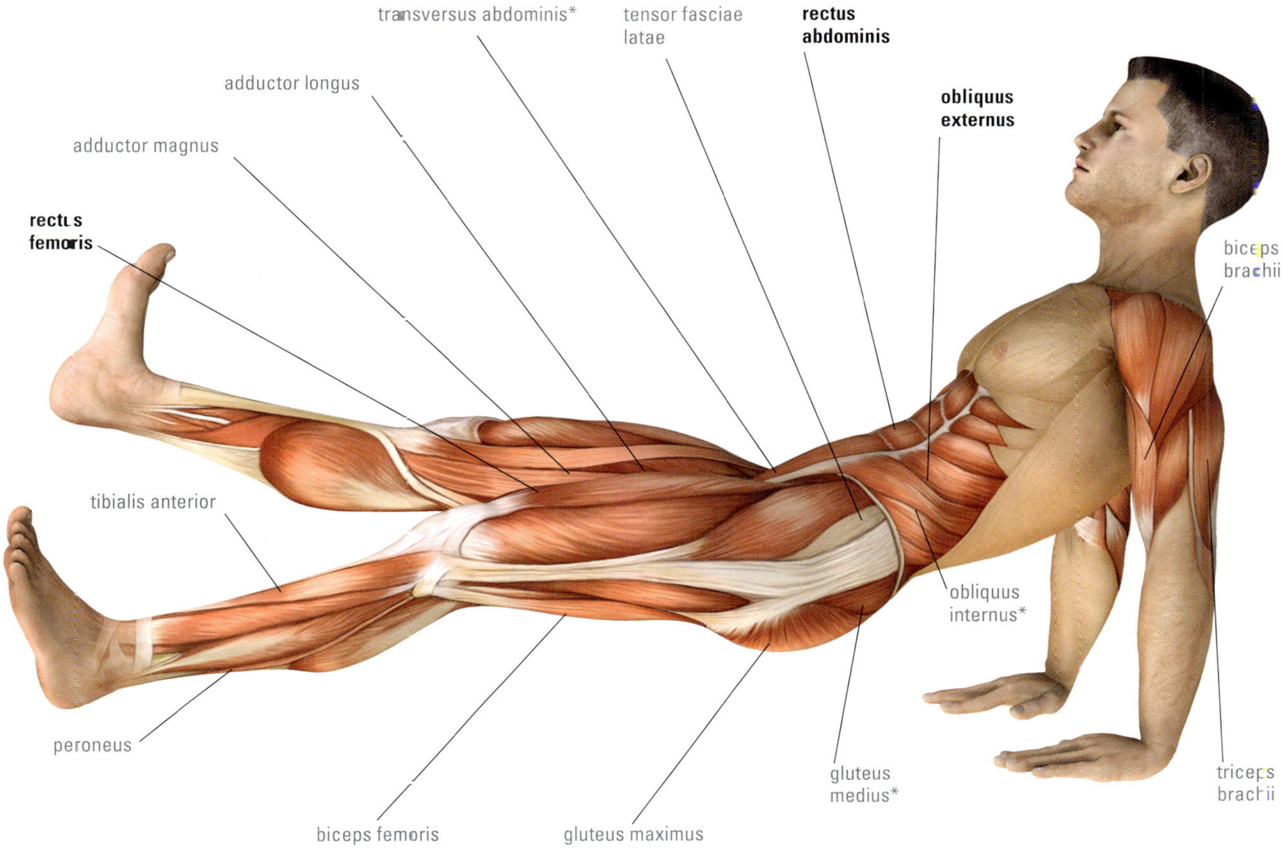

ZIELMUSKELN

DER PRIMÄRE SCHWERPUNKT LIEGT AUF DEN STRECKMUSKELN UND DEM KERN

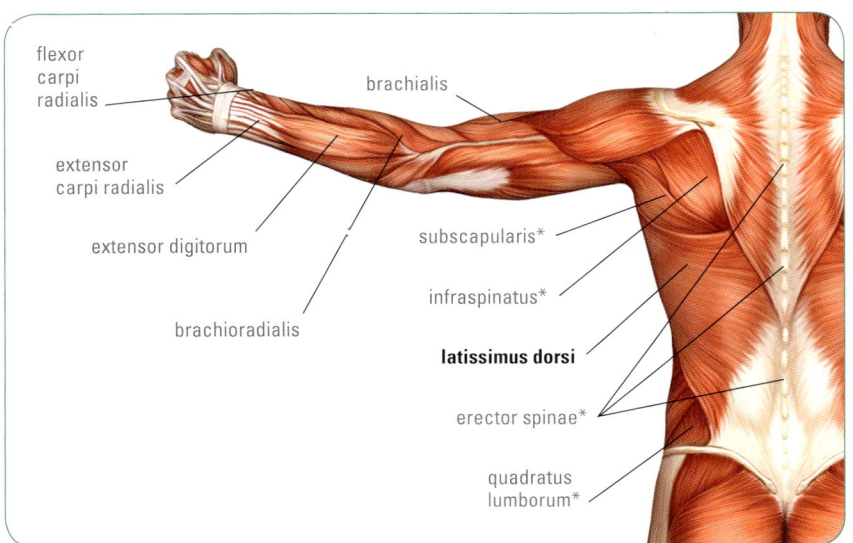

flexor carpi radialis

brachialis

extensor carpi radialis

extensor digitorum

subscapularis*

infraspinatus*

brachioradialis

latissimus dorsi

erector spinae*

quadratus lumborum*

EINSCHRÄNKUNGEN

Bei Problemen mit Handgelenken, Knien oder Schultern sollten Sie diese Übung vermeiden.

SIDE-BEND PLANK

ÜBUNGEN MIT DEM EIGENEN KÖRPERGEWICHT

Der Side-Bend Plank ist eine hervorragende Übung für Anfänger. Durch mehr Zeitaufwand für die Durchführung des grundlegenden Side Planks wird ihre Intensität deutlich gesteigert. Sie werden überrascht sein, wie ein paar zusätzliche Sekunden diese Übung sehr viel schwieriger machen!

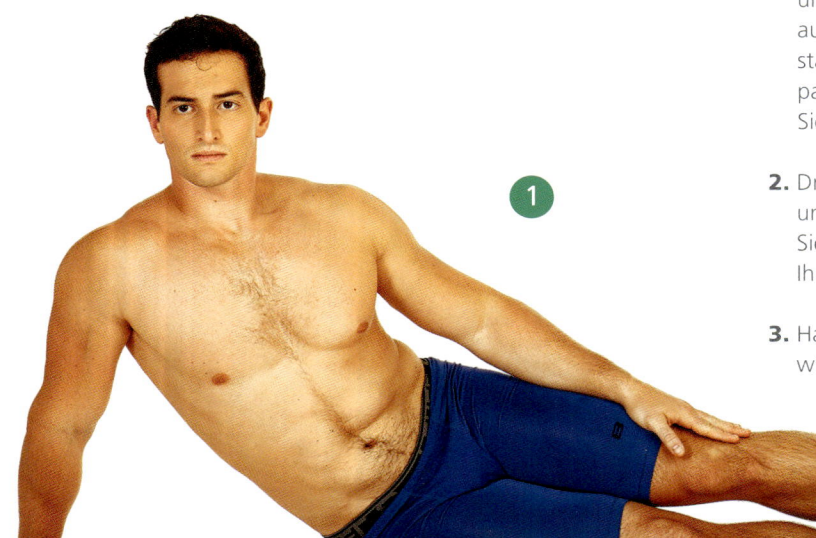

1. Legen Sie sich auf die rechte Seite, wobei ein Arm Ihren Rumpf stützt, und richten Sie das Handgelenk unter Ihrer Schulter aus. Legen Sie Ihren linken Arm auf Ihr linkes Bein. Ihre Beine müssen in Adduktion stark gegeneinandergepresst sein, wobei die Beine parallel liegen und die Füße angezogen sind. Ziehen Sie Ihren Nabel in Richtung Ihrer Wirbelsäule.

2. Drücken Sie in die Handfläche Ihrer rechten Hand und heben Sie Ihre Hüften vom Boden ab. Bilden Sie eine gerade Linie zwischen Ihren Fersen und Ihrem Kopf.

3. Halten Sie, bis Sie nicht mehr können, und wiederholen Sie die Übung für den anderen Arm.

RICHTIG
Heben Sie Ihre Hüfte an, um etwas Gewicht von Ihrem Oberkörper zu nehmen. Machen Sie Ihre Gliedmaßen so lang wie möglich.

VERMEIDEN
Schultern in die Gelenke fallen zu lassen oder sie zu Ihren Ohren anzuheben

VORTEILE
Stabilisiert die Wirbelsäule in neutraler Position und stützt den Schultergürtel.

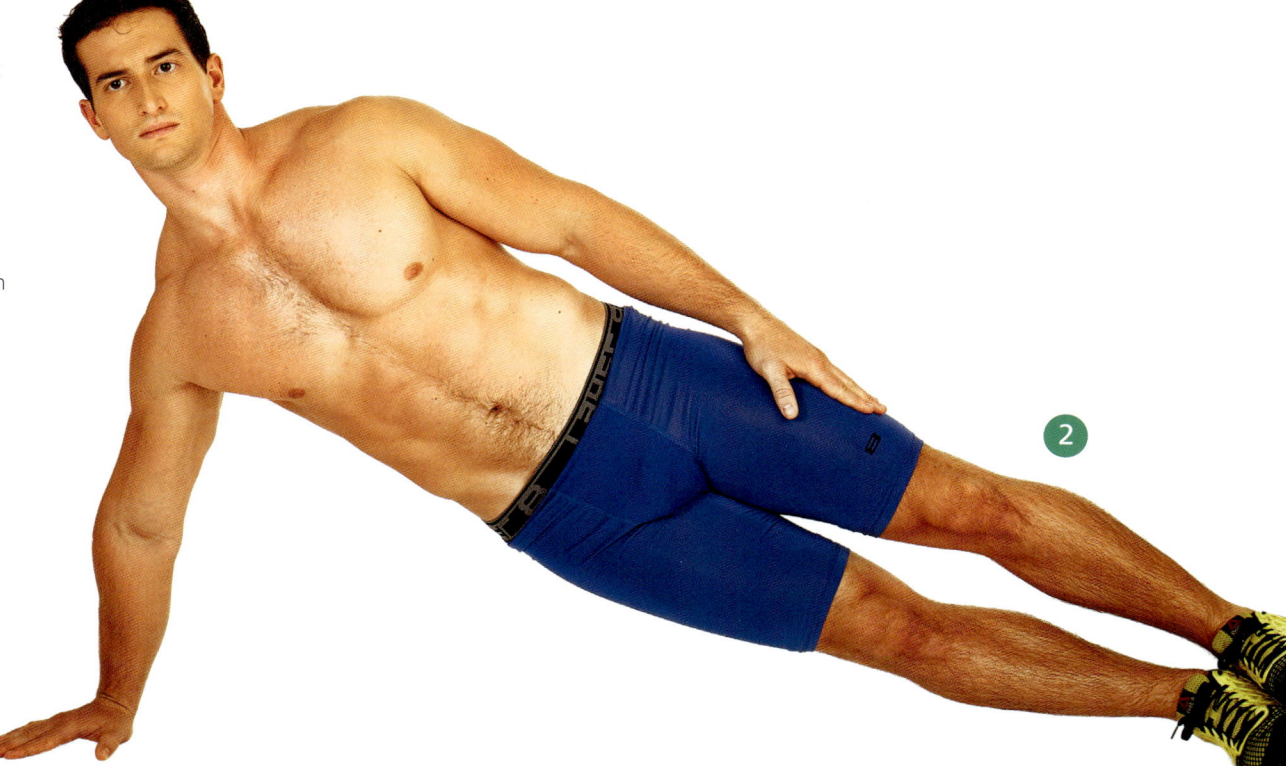

VARIANTE

Statt Ihren Rumpf mit durchgestrecktem Arm zu stützen, beugen Sie Ihren Ellbogen so, dass er unterhalb Ihrer Schulter ausgerichtet ist.

Pressen Sie in Ihren Unterarm, um Ihren Körper in die Side Plank-Position zu heben.

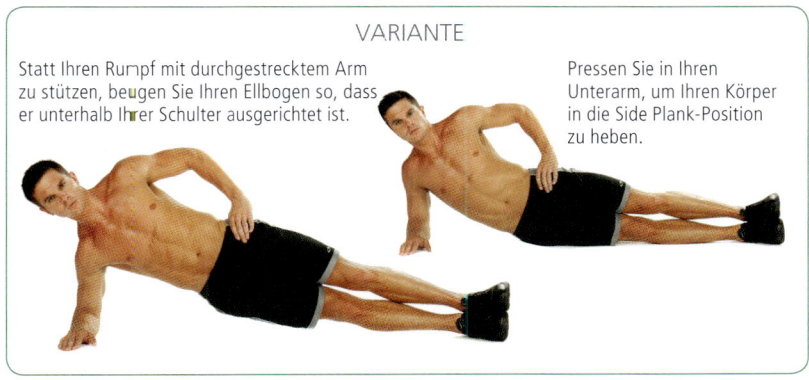

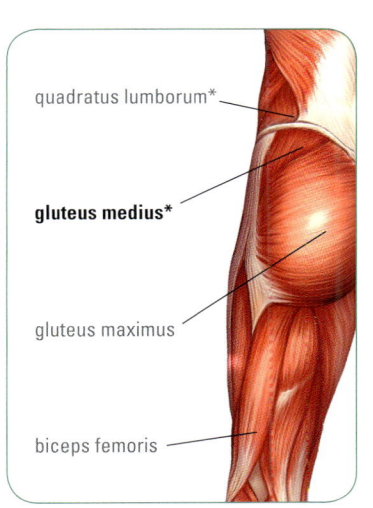

quadratus lumborum*

gluteus medius*

gluteus maximus

biceps femoris

EINSCHRÄNKUNGEN

Personen mit Problemen mit der Rotatoren-manschette sollten diese Übung vermeiden.

LEGENDE

Fett ausgezeichneter Text kennzeichnet die Zielmuskeln

Grauer Text kennzeichnet andere beteiligte Muskeln

* kennzeichnet Tiefenmuskulatur

ZIELMUSKELN

DER PRIMÄRE SCHWERPUNKT LIEGT AUF DEN BAUCHMUSKELN

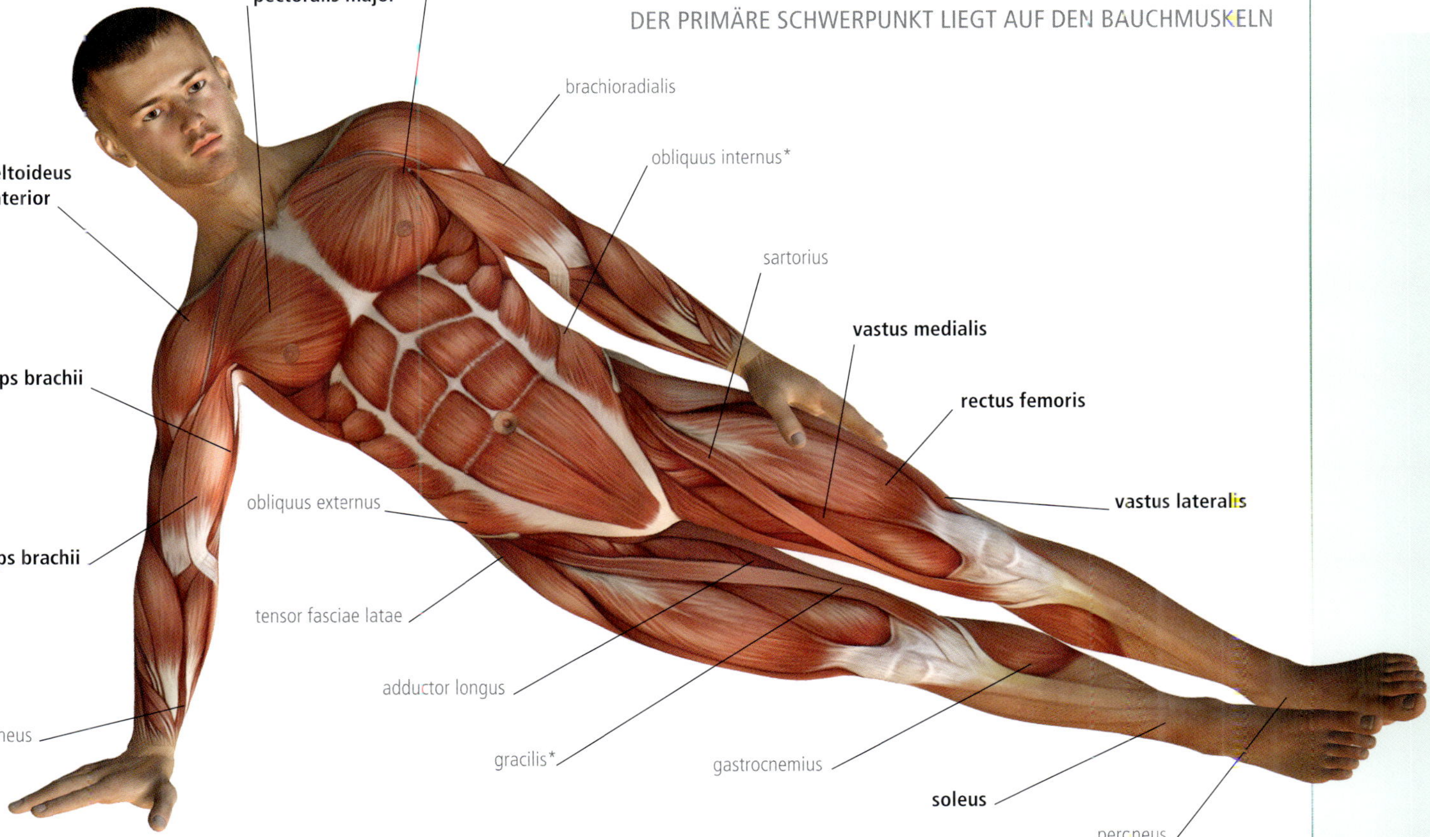

pectoralis minor*

pectoralis major

brachioradialis

obliquus internus*

sartorius

deltoideus anterior

vastus medialis

rectus femoris

triceps brachii

vastus lateralis

obliquus externus

biceps brachii

tensor fasciae latae

adductor longus

anconeus

gracilis*

gastrocnemius

soleus

percneus

TINY STEPS

Tiny Steps ist eine einfache, aber sehr wirksame Übung, die auf Ihre unteren Bauchmuskeln abzielt und den unteren Rücken stärkt.

1. Legen Sie sich mit angewinkelten Knien auf den Rücken, die Füße mit den Zehenspitzen am Boden. Legen Sie Ihre Hände auf die Hüftknochen und heben Sie Ihr linkes Knie an Ihre Brust, während Sie Ihre Bauchmuskeln eng an Ihrer Wirbelsäule halten.

2. Wenn Sie Ihr linkes Bein auf den Boden absenken, halten Sie Ihre Bauchmuskeln für 10 Sekunden angespannt.

3. Wechseln Sie die Beine und wiederholen Sie die Übung sechs Mal pro Seite.

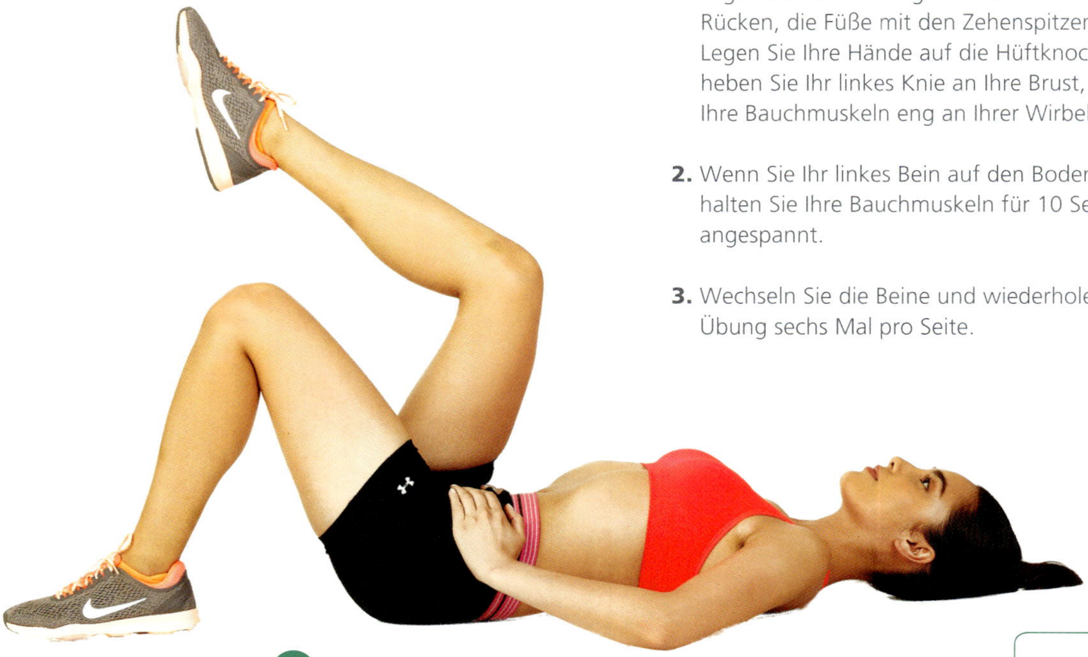

RICHTIG
Halten Sie Ihre Bauchmuskeln während der Übung angespannt.

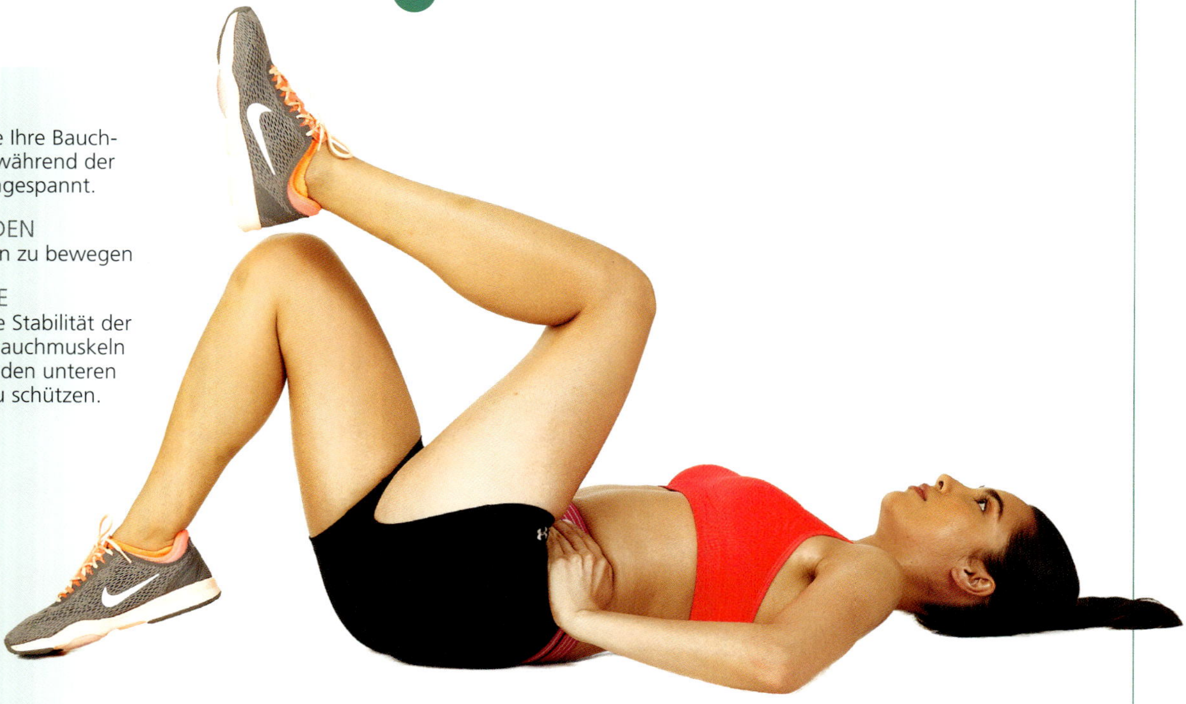

VERMEIDEN
Die Hüften zu bewegen

VORTEILE
Erhöht die Stabilität der unteren Bauchmuskeln und hilft, den unteren Rücken zu schützen.

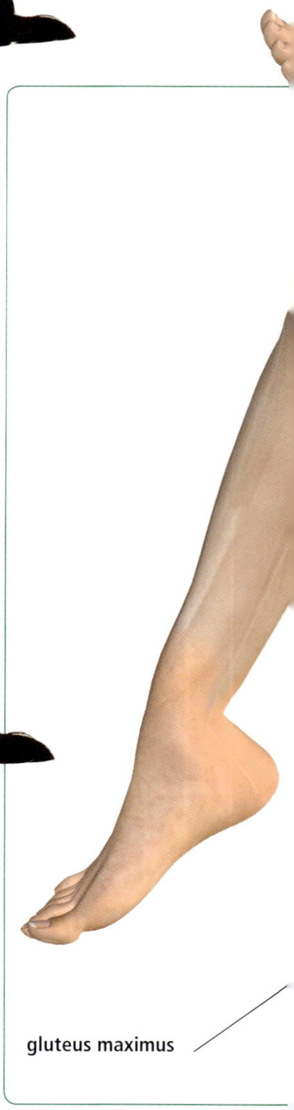

gluteus maximus

ÜBUNGEN MIT DEM EIGENEN KÖRPERGEWICHT

gluteus medius*

gluteus maximus

adductor magnus

semitendinosus

biceps femoris

semimembranosus

rectus abdominis

transversus abdominis*

vastus intermedius*

rectus femoris

vastus lateralis

vastus medialis

EINSCHRÄNKUNGEN
Personen mit Problemen im unteren Rücken-bereich sollten diese Übung vermeiden.

LEGENDE
Fett ausgezeichneter Text kennzeichnet die Zielmuskeln

Grauer Text kennzeichnet andere beteiligte Muskeln

* kennzeichnet Tiefenmuskulatur

ZIELMUSKELN
DER PRIMÄRE SCHWERPUNKT LIEGT AUF DEM UNTEREN RÜCKEN

biceps femoris

rectus femoris

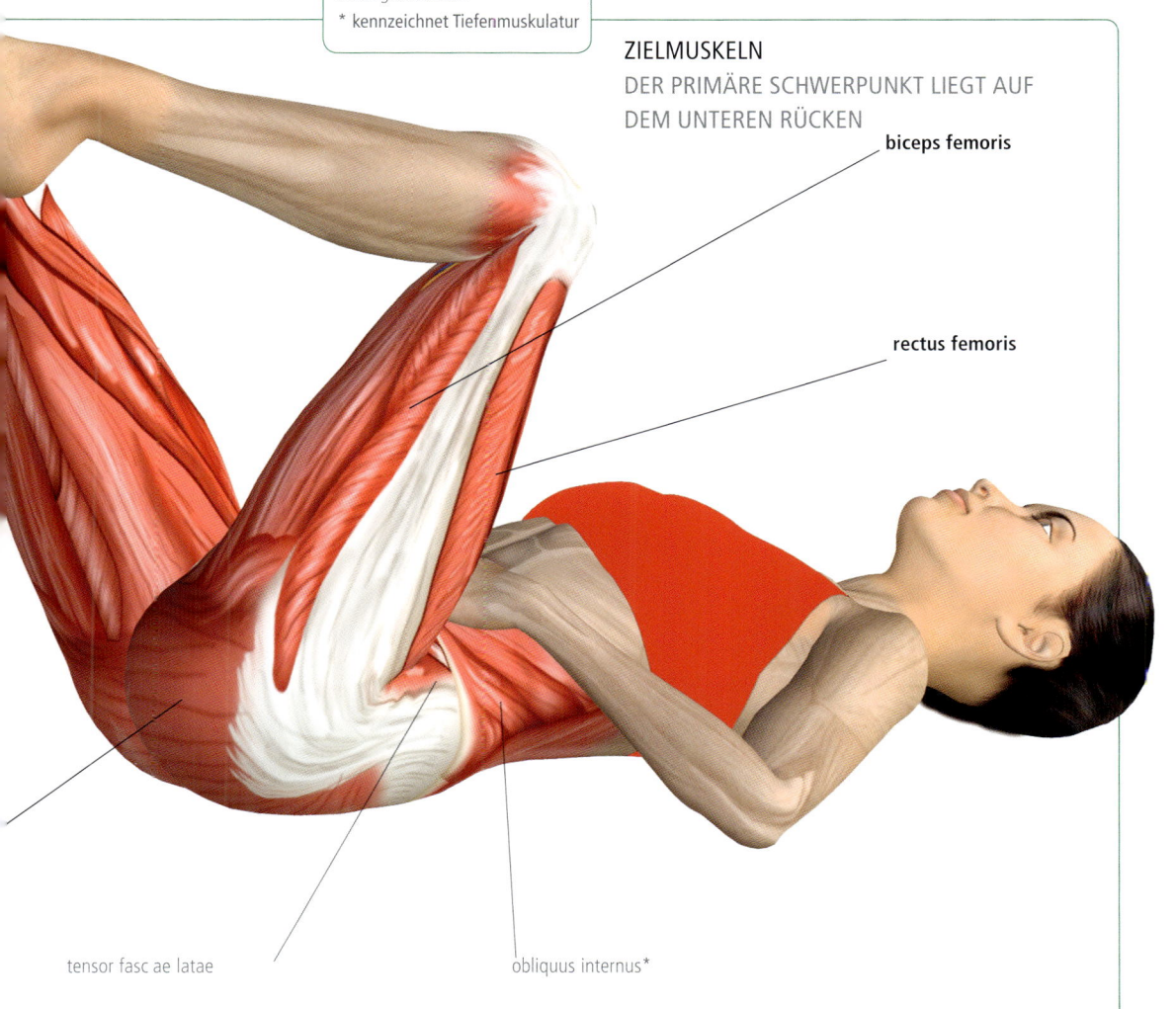

tensor fasc ae latae

obliquus internus*

STUHL-POSE

Die Stuhl-Pose ist eine stehende Yoga-Stellung, die den gesamten Körper in Form bringt, insbesondere die Oberschenkel. Sie kann eine herausfordernde Übung für Ihre Oberschenkel sein und bewirkt, dass Ihr Herz schnell schlägt. Die Stuhl-Pose baut Stärke und Ausdauer für den ganzen Körper auf.

1. Beginnen Sie in einer aufrechten Position.

2. Heben Sie Ihre Arme über den Kopf, beugen Sie Ihre Knie und schieben Sie Ihren Oberkörper in einen 45°-Winkel nach vorn.

3. Halten Sie Ihre Füße flach und drücken Sie durch Ihre Fersen. Halten Sie diese Position 30 bis 60 Sekunden lang.

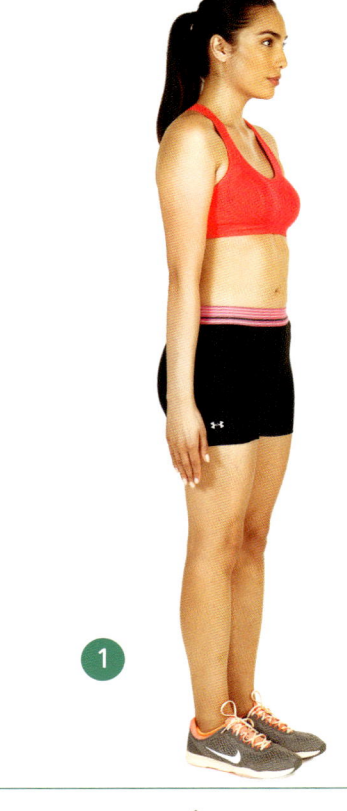

1

EINSCHRÄNKUNGEN
Personen mit Problemen im unteren Rücken-bereich sollten diese Übung vermeiden.

RICHTIG
Halten Sie Ihre Bauch-muskeln während der Übung angespannt.

VERMEIDEN
Den Rücken zu stark durchzubiegen

VORTEILE
Hilft, den Körper als Ganzes zu stabilisieren.

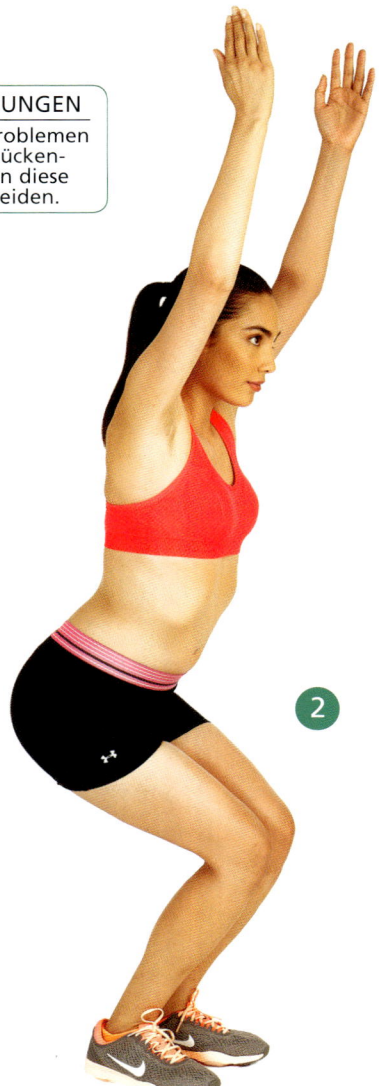

2

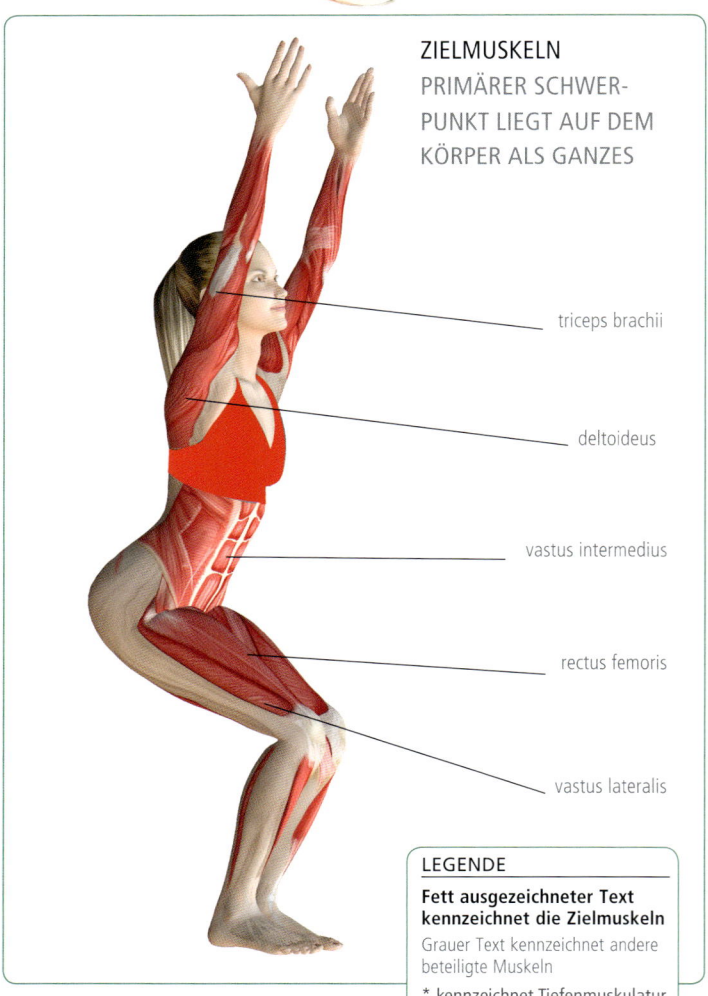

ZIELMUSKELN
PRIMÄRER SCHWER-PUNKT LIEGT AUF DEM KÖRPER ALS GANZES

triceps brachii

deltoideus

vastus intermedius

rectus femoris

vastus lateralis

LEGENDE
Fett ausgezeichneter Text kennzeichnet die Zielmuskeln

Grauer Text kennzeichnet andere beteiligte Muskeln

* kennzeichnet Tiefenmuskulatur

1. Legen Sie sich auf die linke Seite, den rechten Arm hinter Ihrem Kopf und den linken Arm flach auf Ihrem Oberschenkel. Pressen Sie Ihre Beine fest zusammen.

2. Spannen Sie Ihre Bauchmuskeln an und heben Sie beide Beine vom Boden ab.

3. Schieben Sie Ihre rechte Hand an Ihrem ausgestreckten Bein entlang, heben Sie Ihren Kopf und spannen Sie Ihre seitlichen Bauchmuskeln von Oberkörper und Unterkörper gleichzeitig an. Wiederholen Sie die Übung 10 Mal für jede Seite.

Der Side-Lift Bend ist eine komplexe Bewegung für die Kernausdauer und die Schultergürtelausdauer. Er zielt auf Ihre seitlichen Bauchmuskeln und den quadratus lumborum ab. Die Übung kann auch mit ausgestreckten Armen in einer Linie mit Ihrem Rumpf ausgeführt werden.

EINSCHRÄNKUNGEN
Nicht empfehlenswert bei Problemen in Handgelenk, Schultern oder unterem Rückenbereich.

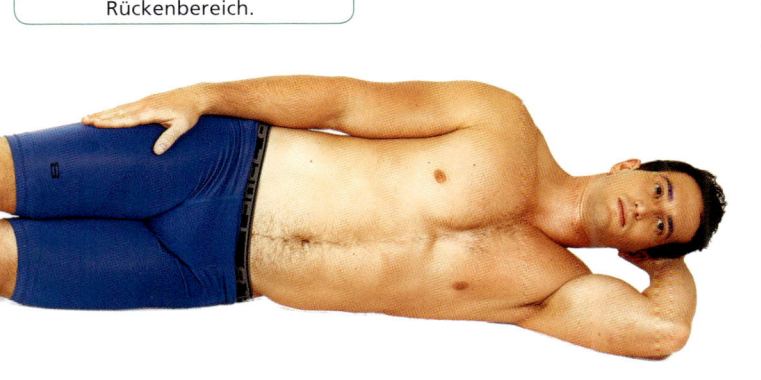

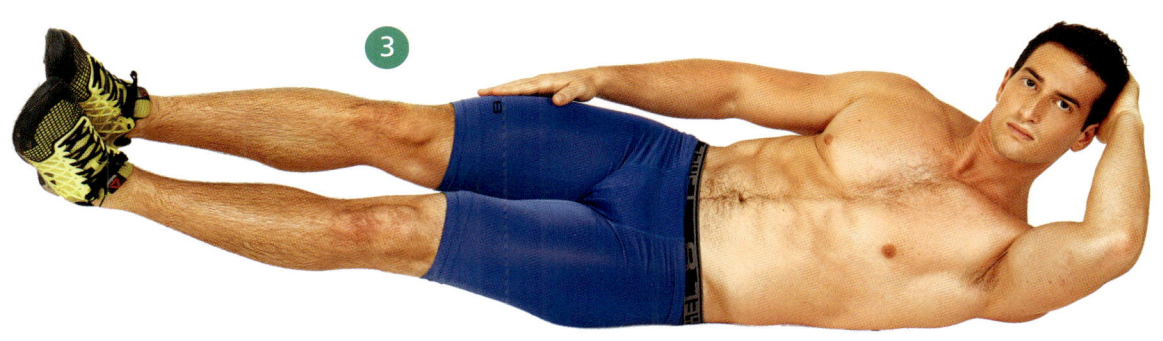

RICHTIG
Pressen Sie vor dem Anheben Ihre Gesäßmuskeln zusammen, um das Becken besser zu stabilisieren.

VERMEIDEN
Den Nacken zu belasten

VORTEILE
Hilft, Ihre seitlichen Bauchmuskeln und die Quadrizeps zu stärken.

ZIELMUSKELN
DER PRIMÄRE SCHWERPUNKT LIEGT AUF DEN SEITLICHEN BAUCHMUSKELN UND DEN QUADRIZEPS

rectus femoris

obliquus externus

obliquus internus

LEGENDE
Fett ausgezeichneter Text kennzeichnet die Zielmuskeln
Grauer Text kennzeichnet andere beteiligte Muskeln
* kennzeichnet Tiefenmuskulatur

vastus medialis

transversus abdominis

rectus abdominis

QUADRUPED

Der Quadruped ist eine Übung für die Kernstabilität, für deren Bewegung viele Muskeln zusammenarbeiten müssen. Sie kann erschwert werden, indem vom oberen Teil einer Push-up-Position aus begonnen wird. Der Quadruped ist eine wirksame Übung für die Stärkung von Kern und unterem Rücken. Das Strecken der Schultern und Hüften bedeutet, dass die oberen und unteren Körperteile ein hervorragendes Workout erhalten, während ganz allgemein die Koordination und das Gleichgewicht verbessert werden.

1. Beginnen Sie auf allen vieren, wobei Hände, Knie und Füße schulterbreit auseinander stehen.

2. Strecken Sie ein Bein vollständig, während Sie den gegenüberliegenden Arm nach vorn strecken. Halten Sie die Position für 10 Sekunden, spannen Sie Ihre Bauchmuskeln an und spannen Sie Ihre Oberschenkelmuskeln. Versuchen Sie, so unbewegt wie möglich zu bleiben.

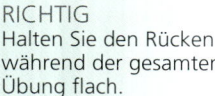

RICHTIG
Halten Sie den Rücken während der gesamten Übung flach.

VERMEIDEN
Ruckartige Bewegungen

VORTEILE
Bringt Arme, Beine und Bauchmuskeln in Form.

3. Kehren Sie in die Ausgangsposition zurück.

4. Führen Sie Wiederholungen durch und machen Sie dann mit der anderen Seite weiter.

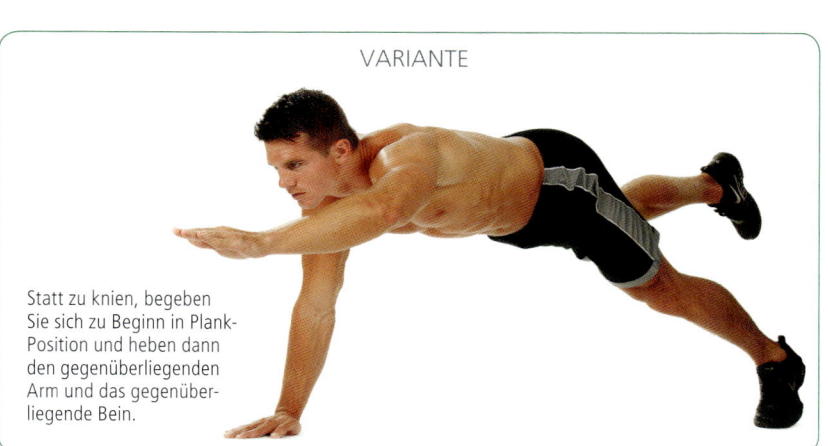

VARIANTE

Statt zu knien, begeben Sie sich zu Beginn in Plank-Position und heben dann den gegenüberliegenden Arm und das gegenüberliegende Bein.

ÜBUNGEN MIT DEM EIGENEN KÖRPERGEWICHT

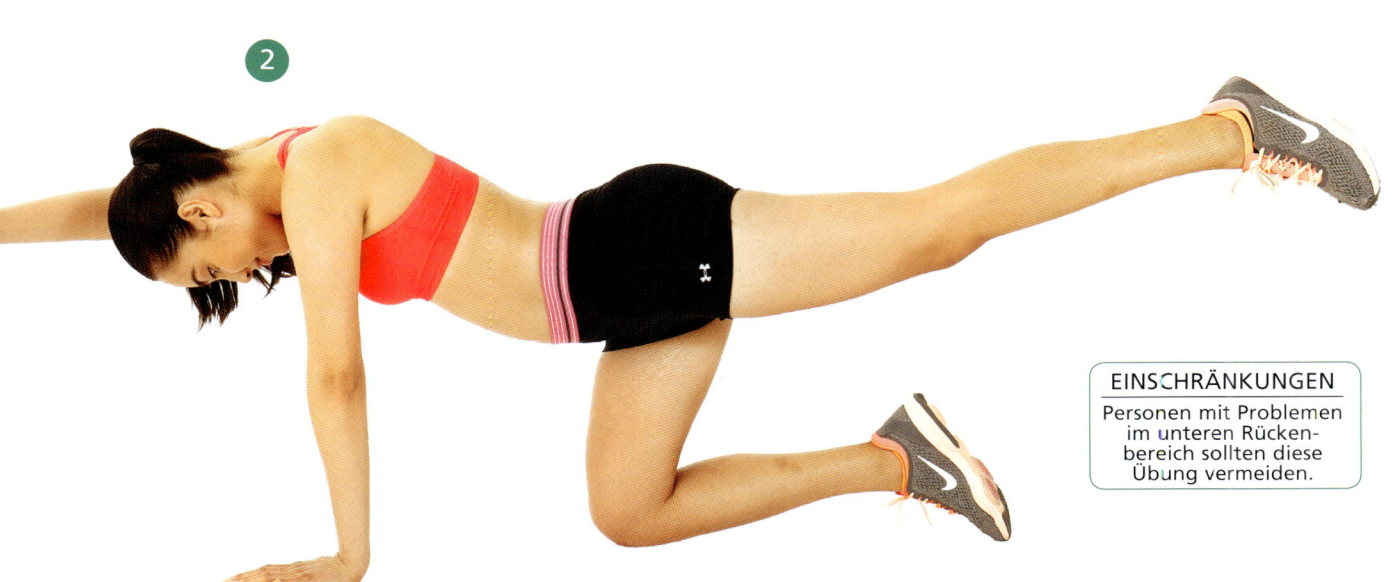

2

EINSCHRÄNKUNGEN
Personen mit Problemen im unteren Rücken-bereich sollten diese Übung vermeiden.

LEGENDE
Fett ausgezeichneter Text kennzeichnet die Zielmuskeln

Grauer Text kennzeichnet andere beteiligte Muskeln

* kennzeichnet Tiefenmuskulatur

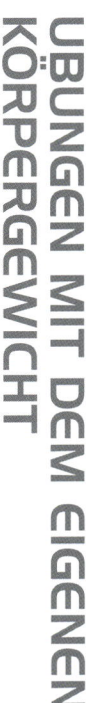

ZIELMUSKELN
DER PRIMÄRE SCHWERPUNKT LIEGT AUF SCHULTERN, OBEREM RÜCKEN UND KERN

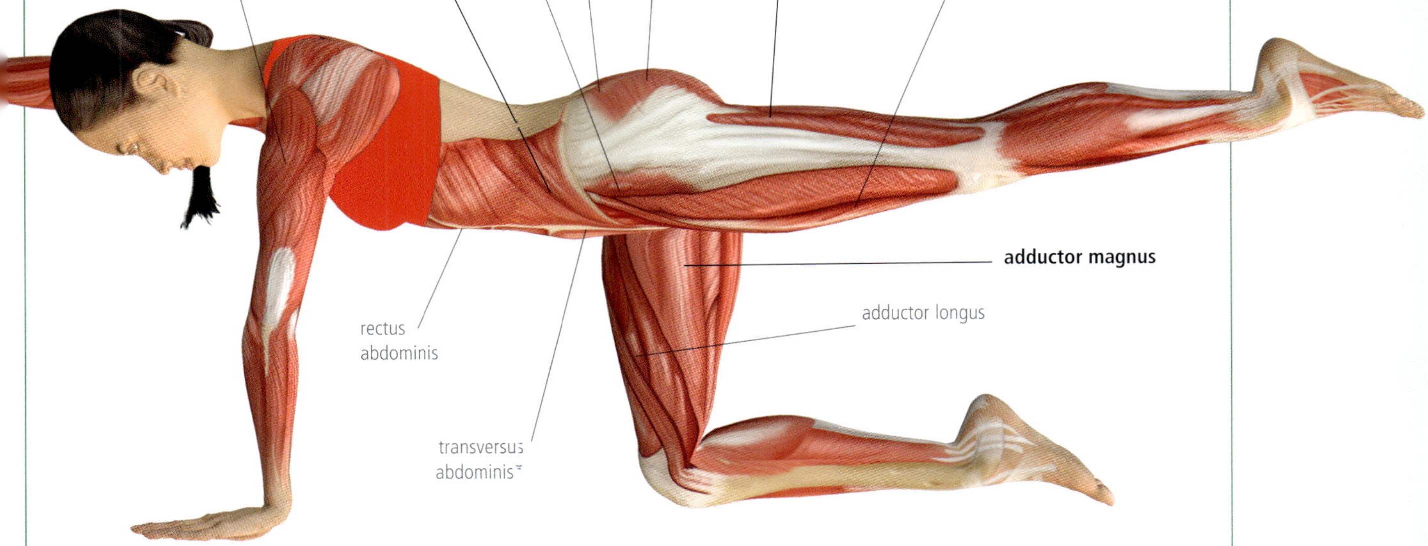

gluteus medius*

tensor fasciae latae

gluteus maximus

deltoideus

obliquus internus*

biceps femoris

rectus femoris

rectus abdominis

adductor magnus

adductor longus

transversus abdominis*

CLAMSHELL SERIE

Die Clamshell Serie ist eine einfache und effektive Übung für die Stabilisierung des Bauchs und für das Training der Abduktoren und Adduktoren. Außerdem schafft sie eine erhöhte Beckenstabilität. Diese Übung zielt auf die Muskeln Ihrer Gesäßmuskeln und hinteren Oberschenkelmuskeln und erzeugt mehr Aktivität für gluteus medius und gluteus maximus, insbesondere dann, wenn Sie die Übung gut ausführen. Die Übung kann erschwert werden, indem Sie ein Dehnband um Ihre Knie legen.

1. Legen Sie sich auf Ihre rechte Hüfte, legen Sie Ihren rechten Unterarm auf den Boden, um sich abzustützen. Legen Sie Ihre linke Hand auf Ihre linke Hüfte. Halten Sie Ihre Beine leicht gebogen und legen Sie sie aufeinander.

2. Halten Sie die Wirbelsäule gerade, das rechte Bein am Boden, Ihre Füße zusammen. Heben Sie Ihr linkes Knie 10 Mal.

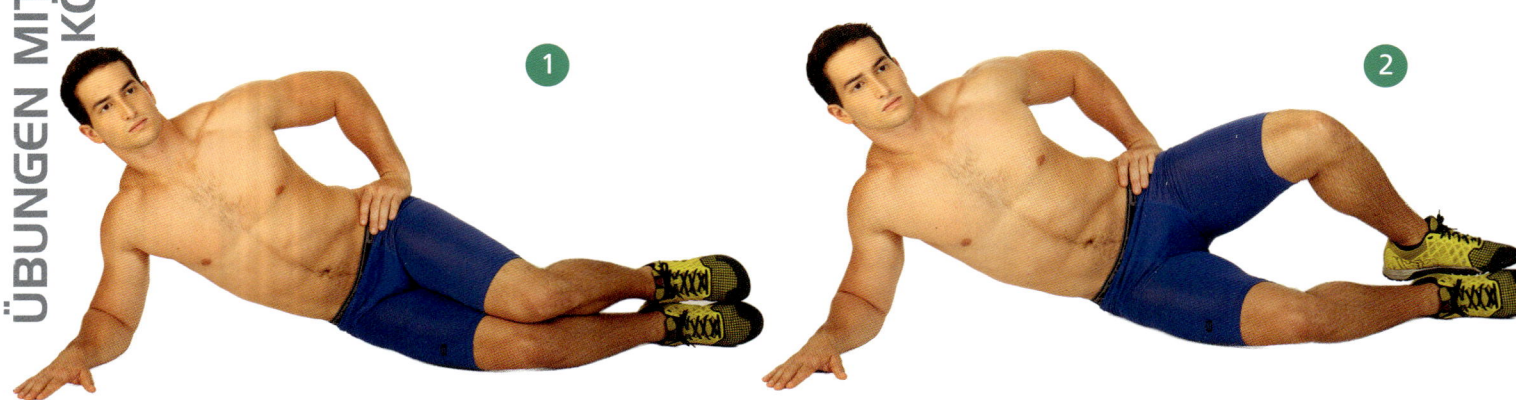

RICHTIG
Halten Sie während der gesamten Bewegung Ihre Wirbelsäule gerade.

VERMEIDEN
Die Hüften zu heben, wenn Sie Ihre Knie heben

VORTEILE
Steigert die Beckenstabilität und stärkt die Abduktorenmuskeln.

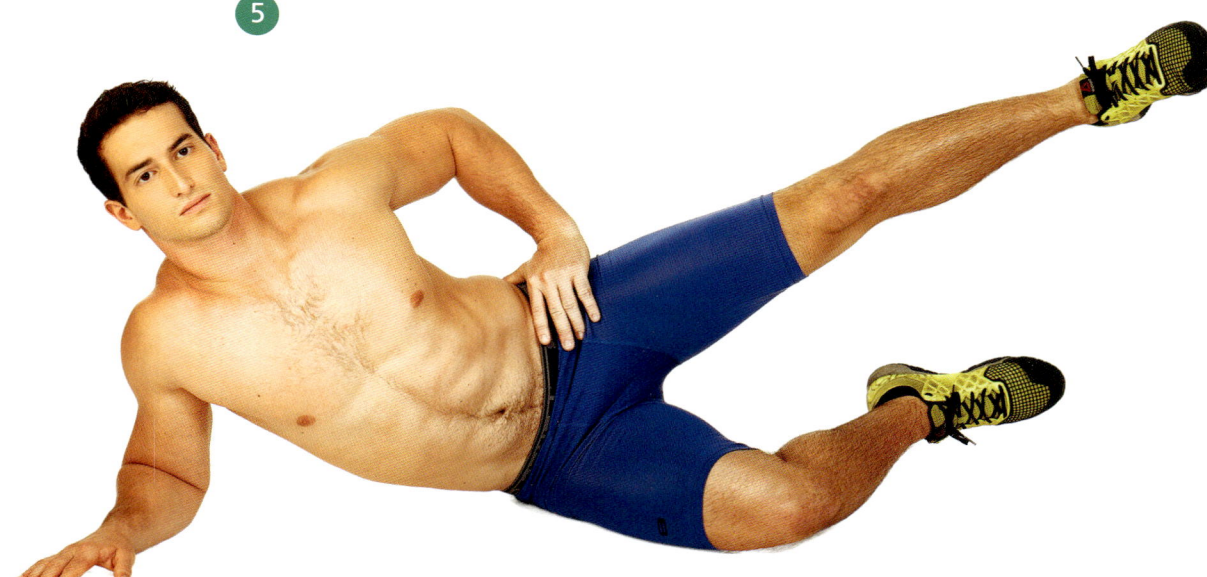

3. Anschließend halten Sie Ihre Knie und Füße zusammen und heben Ihren linken Fuß vom Boden.

4. Während Ihre Füße angehoben sind, öffnen und schließen Sie Ihre Knie 10 Mal, wobei Sie ebenfalls nur Ihr linkes Bein bewegen.

5. Schließen Sie Schritt 4 mit geöffneten Knien ab, dann heben Sie Ihr linkes Bein und strecken es gerade, ohne den Oberschenkel zu bewegen. Strecken Sie das Bein wieder. Machen Sie dies 10 Mal und wechseln Sie dann die Seite und wiederholen die ganze Serie.

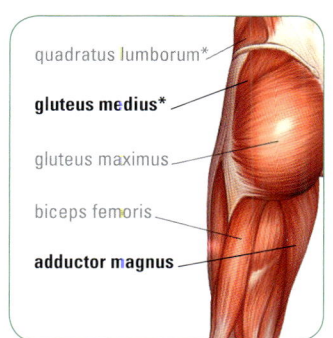

quadratus lumborum*

gluteus medius*

gluteus maximus

biceps femoris

adductor magnus

EINSCHRÄNKUNGEN
Personen mit Problemen im unteren Rücken-bereich sollten diese Übung vermeiden.

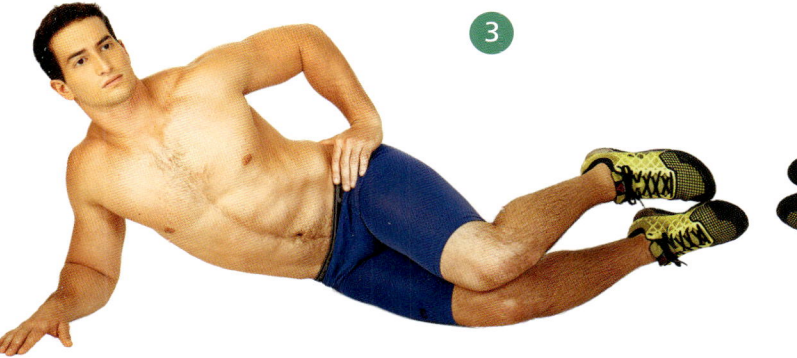

3

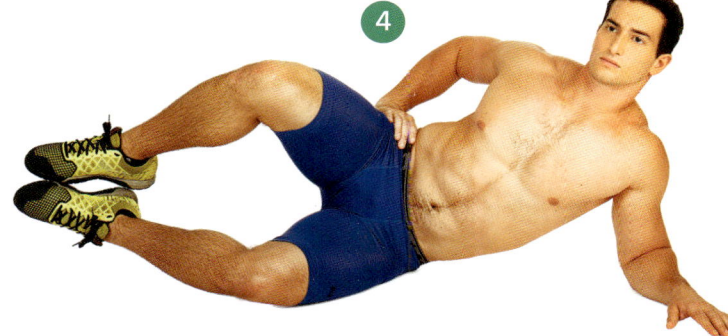

4

LEGENDE

Fett ausgezeichneter Text kennzeichnet die Zielmuskeln

Grauer Text kennzeichnet andere beteiligte Muskeln

* kennzeichnet Tiefenmuskulatur

ZIELMUSKELN
DER PRIMÄRE SCHWERPUNKT LIEGT AUF DEN BAUCHMUSKELN, DEN ABDUKTOREN UND ADDUKTOREN

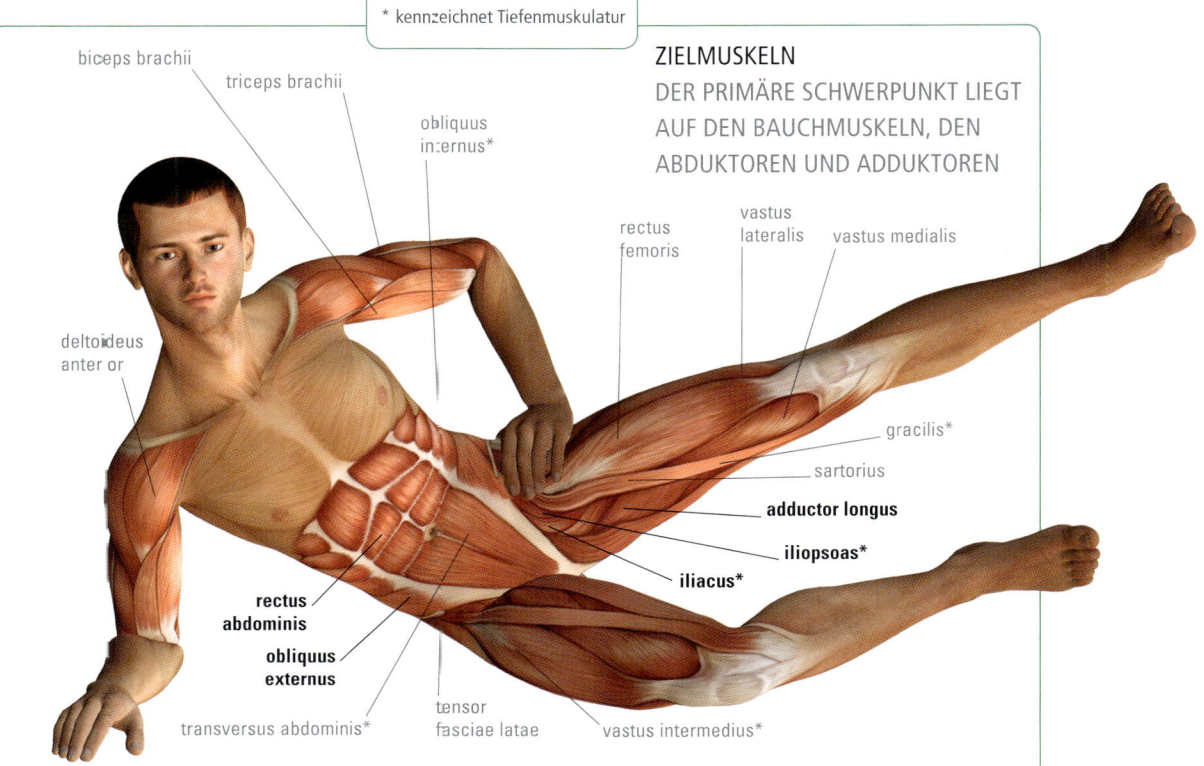

biceps brachii

triceps brachii

obliquus internus*

deltoideus anterior

rectus femoris

vastus lateralis

vastus medialis

gracilis*

sartorius

adductor longus

iliopsoas*

iliacus*

rectus abdominis

obliquus externus

transversus abdominis*

tensor fasciae latae

vastus intermedius*

KNIENDER SIDE LIFT

Mit dieser Pilates-Übung bringen Sie den äußeren Oberschenkel und den Kern in Form. Achten Sie darauf, dass der ausgestreckte Fuß den Boden erst wieder berührt, nachdem die Übung abgeschlossen ist. Der kniende Side Lift kann vereinfacht werden, indem Sie Ihren Rumpf auf einem Arm abstützen.

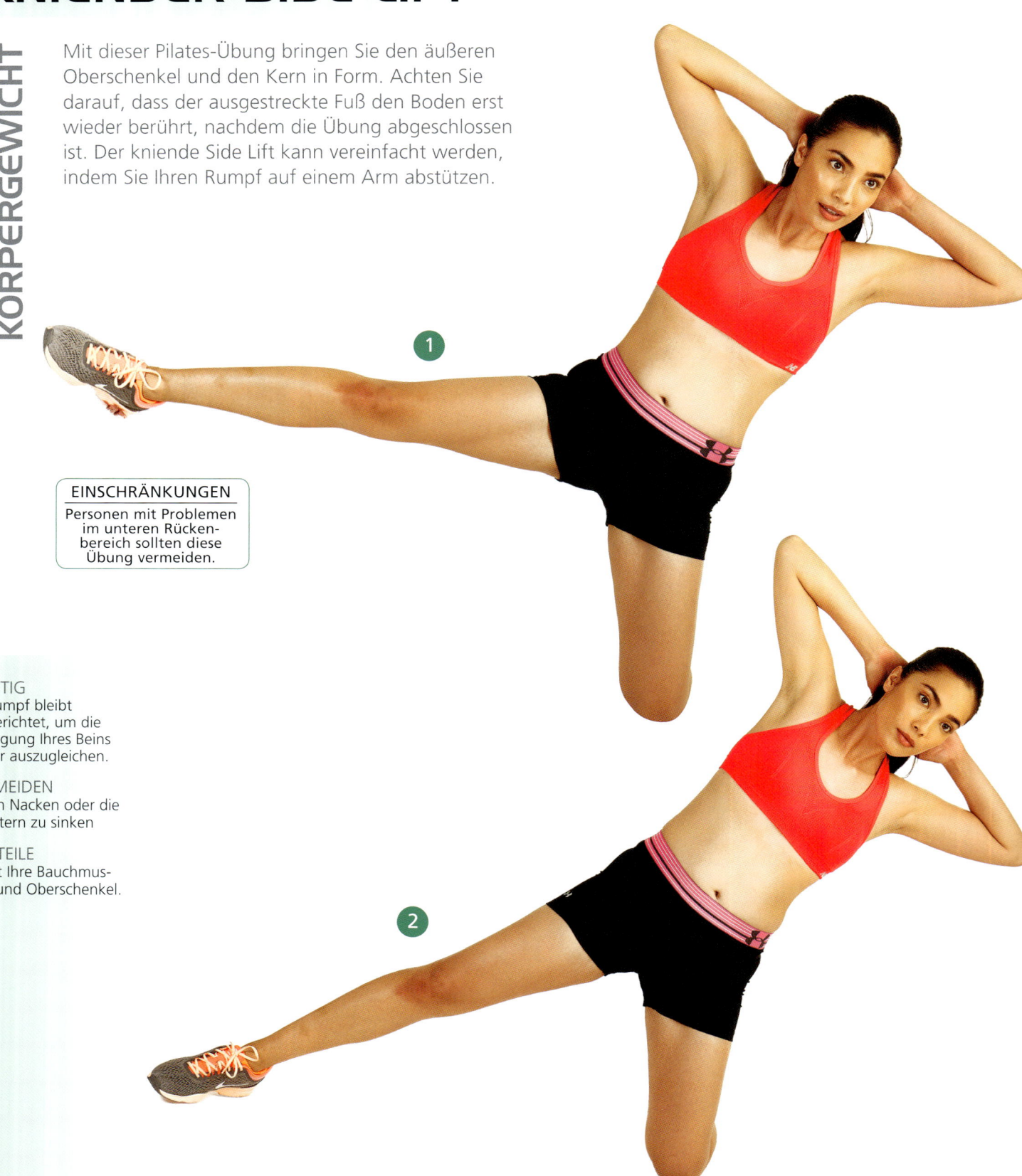

EINSCHRÄNKUNGEN

Personen mit Problemen im unteren Rücken-bereich sollten diese Übung vermeiden.

RICHTIG
Ihr Rumpf bleibt ausgerichtet, um die Bewegung Ihres Beins besser auszugleichen.

VERMEIDEN
In den Nacken oder die Schultern zu sinken

VORTEILE
Stärkt Ihre Bauchmuskeln und Oberschenkel.

1. Knien Sie sich auf den Boden, mit dem rechten Bein seitlich ausgestreckt und dem linken Bein unter der Hüfte ausgerichtet. Legen Sie beide Hände hinter Ihren Kopf, wobei die Ellbogen zur Seite gestreckt werden.

2. Heben Sie Ihr rechtes Bein vom Boden ab und bringen Sie es in Hüfthöhe. Wiederholen Sie diese Abfolge fünf- bis sechsmal. Wechseln Sie die Seiten und wiederholen Sie die Abfolge mit Ihrem linken Bein.

quadratus lumborum*
gluteus medius*
gluteus minimus*
piriformis*
gluteus maximus
gemellus superior*
obturator externus*
semitendinosus
biceps femoris
semimembranosus

LEGENDE

Fett ausgezeichneter Text kennzeichnet die Zielmuskeln

Grauer Text kennzeichnet andere beteiligte Muskeln

* kennzeichnet Tiefenmuskulatur

obliquus internus*

ZIELMUSKELN

DER PRIMÄRE SCHWERPUNKT LIEGT AUF DEN BAUCHMUSKELN

obliquus externus

rectus abdominis

tensor fasciae latae

rectus femoris

vastus lateralis

transversus abdominis*

iliopsoas*

adductor longus

gracilis*

sartorius

FORWARD LUNGE

Bei dieser Übung versetzen Sie Ihren Körper in einen großen Ausfallschritt, wobei die Muskeln Ihres Unterkörpers sowie der untere Teil Ihres Bauchs beansprucht werden. High Lunge hilft, die Oberschenkel zu dehnen und zu stärken, insbesondere die Hüftbeuger. Sie öffnet die Leistengegend, bringt die Waden in Form und stärkt Ihren unteren Rücken.

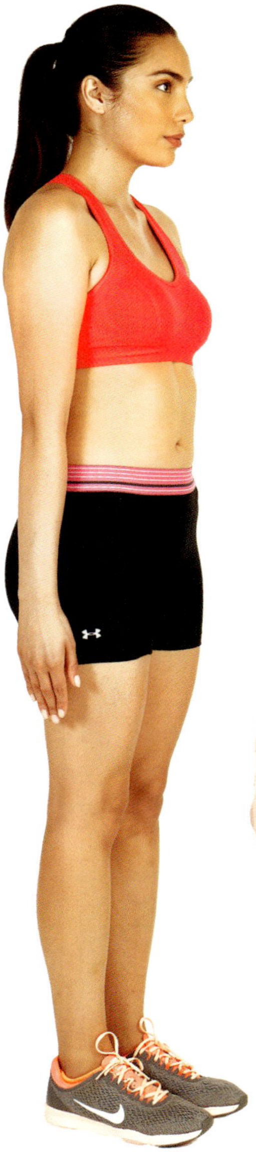

1. Stellen Sie sich aufrecht hin, schieben Sie Ihren rechten Fuß nach vorn und beugen Sie sich in den Hüften, wobei Sie Ihre Hände links und rechts von Ihrem Fuß ablegen.

2. Stellen Sie Ihren linken Fuß nach hinten, wobei Ihre Beine in einer Linie mit Ihren Hüften bleiben, und legen Sie Ihre Hände auf den Boden, die Ellbogen gestreckt. Der Ballen Ihres rechten Fußes soll in Kontakt mit dem Boden bleiben.

EINSCHRÄNKUNGEN
Nicht empfehlenswert, wenn Sie Schmerzen im Handgelenk, Schulterprobleme oder Schmerzen im unteren Rücken haben.

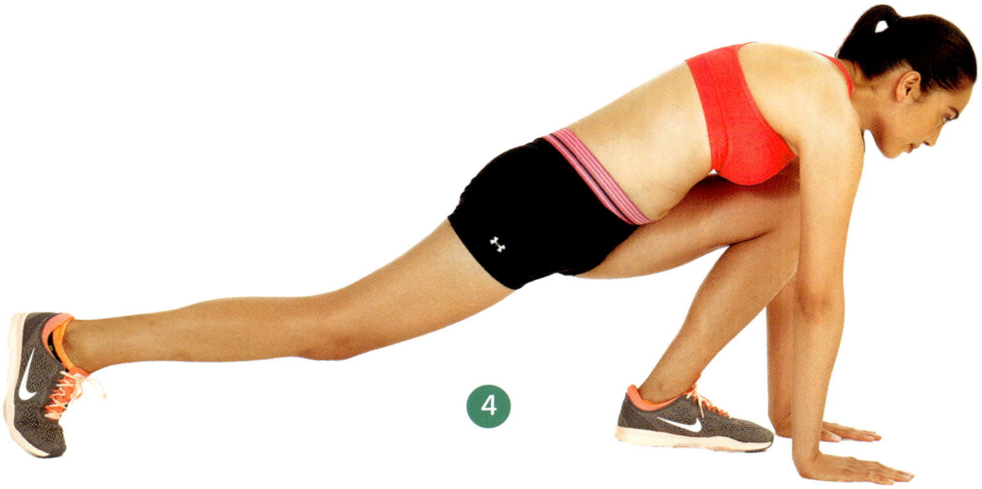

1

RICHTIG
Ihre Wirbelsäule wird gedehnt, indem die richtige Position Ihrer Schultern und Ihres Oberkörpers beibehalten wird.

VERMEIDEN
Das nach hinten gestreckte Knie auf den Boden absinken zu lassen

VORTEILE
Hilft, die Oberschenkel zu dehnen und zu stärken.

4

3. Drücken Sie den Ballen Ihres rechten Fußes auf den Boden, spannen Sie Ihren Oberschenkelmuskel an und drücken Sie, um Ihr linkes Bein in einer geraden Position zu halten. Halten Sie diese Stellung für fünf bis sechs Sekunden.

4. Kehren Sie langsam in die stehende Position zurück und wiederholen Sie die Übung auf der rechten Seite. Wiederholen Sie die Übung 10 Mal für jede Seite.

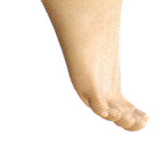

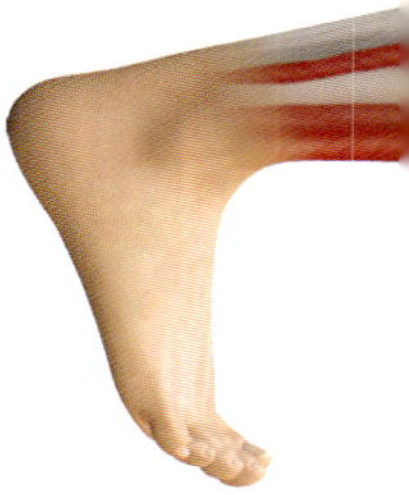

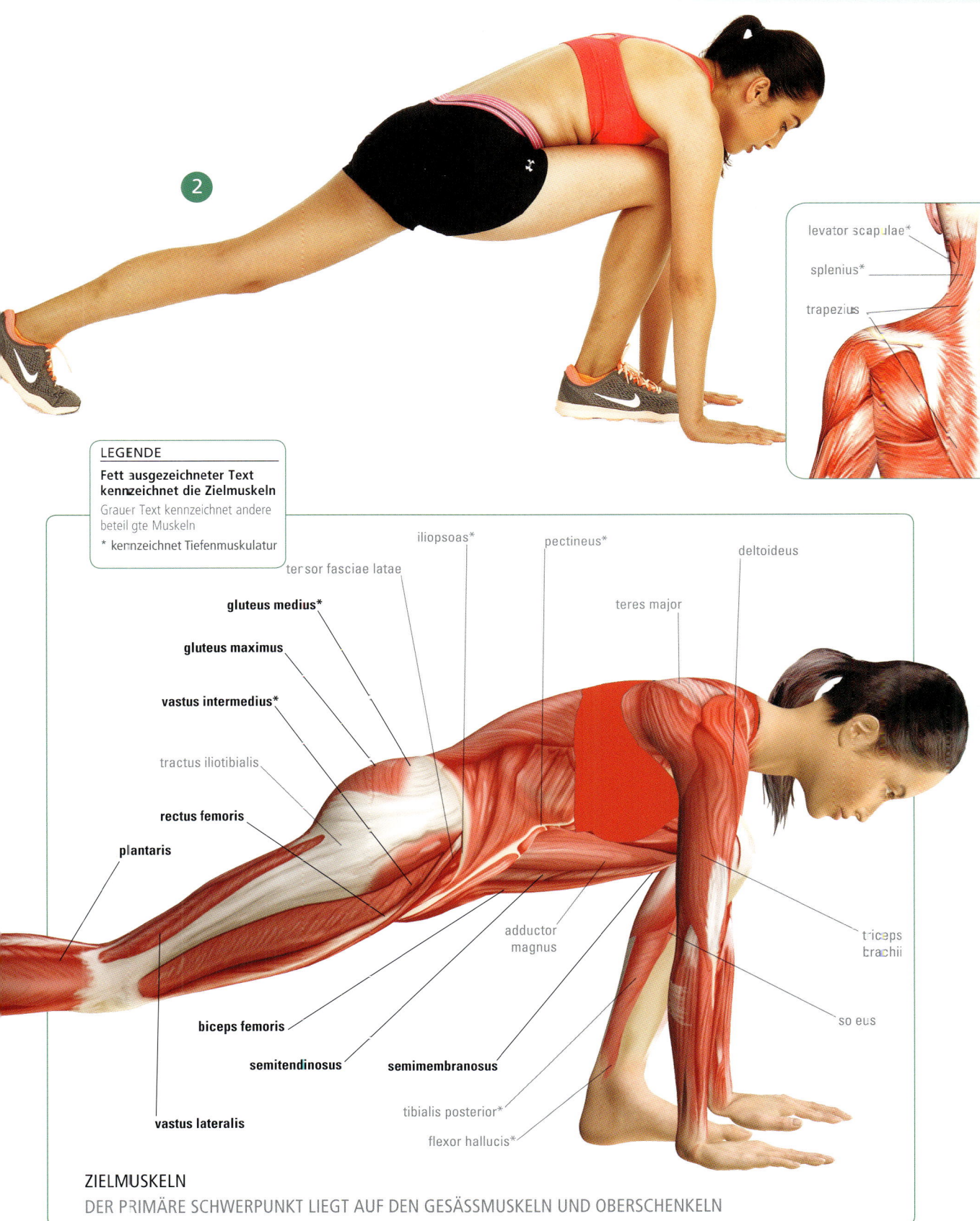

2

levator scapulae*

splenius*

trapezius

LEGENDE

**Fett ausgezeichneter Text
kennzeichnet die Zielmuskeln**

Grauer Text kennzeichnet andere
beteiligte Muskeln

* kennzeichnet Tiefenmuskulatur

iliopsoas*

pectineus*

deltoideus

tensor fasciae latae

teres major

gluteus medius*

gluteus maximus

vastus intermedius*

tractus iliotibialis

rectus femoris

plantaris

triceps
brachii

adductor
magnus

soleus

biceps femoris

semitendinosus

semimembranosus

tibialis posterior*

vastus lateralis

flexor hallucis*

ZIELMUSKELN

DER PRIMÄRE SCHWERPUNKT LIEGT AUF DEN GESÄSSMUSKELN UND OBERSCHENKELN

LATERAL-EXTENSION REVERSE LUNGE

Im Vergleich zu einem grundlegenden Ausfallschritt belastet diese Übung die Knie weniger, während Ihr gesamtes Bein in Form gebracht wird.

1. Stellen Sie Ihr rechtes Bein nach hinten und lassen Sie den oberen Teil des Fußes auf dem Boden.

2. Beugen Sie beide Knie, wenn Sie sich in eine Ausfallschrittposition bewegen. Senken Sie Ihren Körper ab, beugen Sie Ihr linkes Knie und die Hüfte, bis Ihr rechtes Bein fast Kontakt mit dem Boden hat. Heben Sie Ihre Arme bis auf Schulterhöhe zur Seite an.

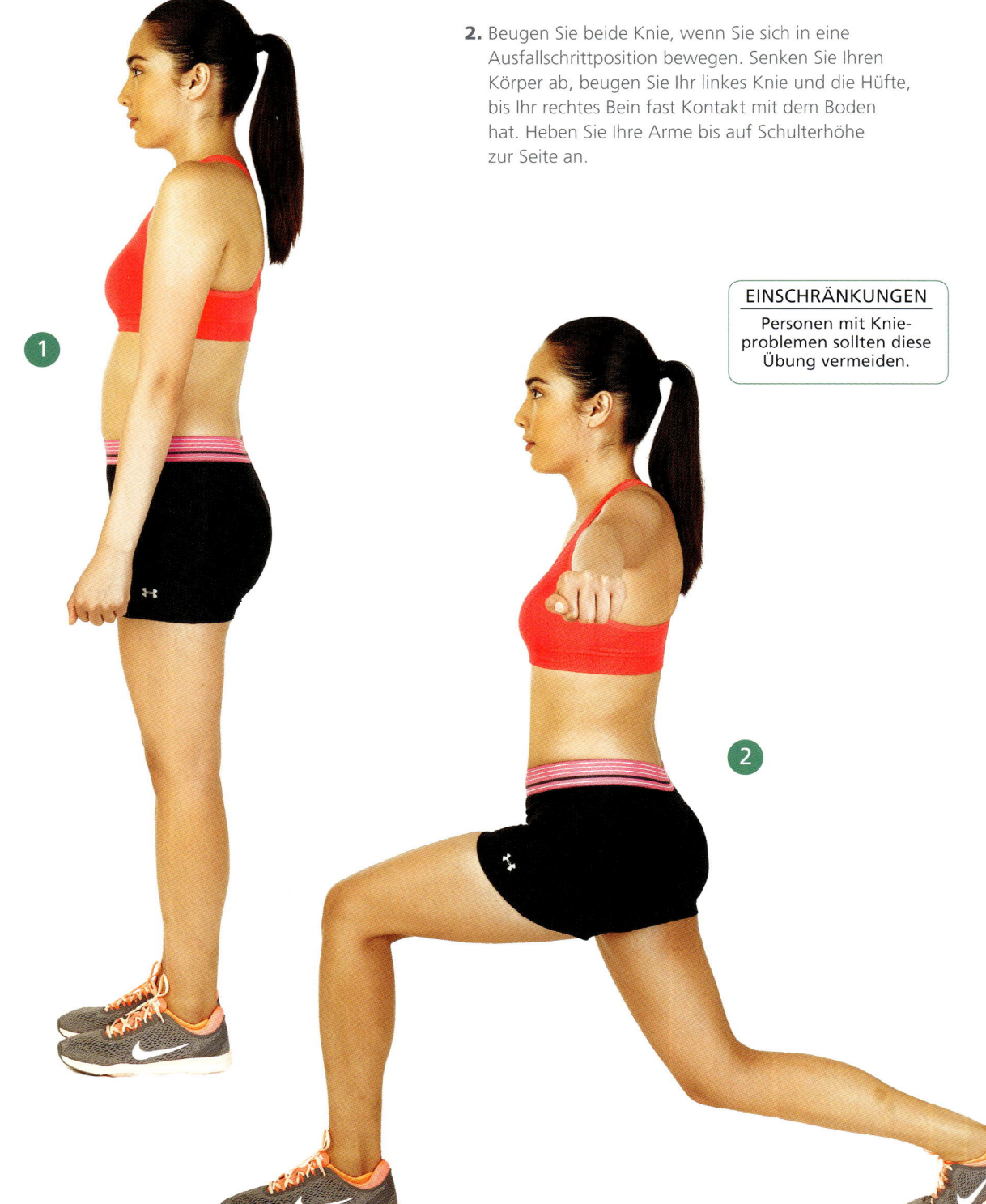

EINSCHRÄNKUNGEN
Personen mit Knieproblemen sollten diese Übung vermeiden.

RICHTIG
Halten Sie Ihre Schultern nach unten gedrückt. Halten Sie Ihren Nacken entspannt. Behalten Sie einen aufrechten Oberkörper, wenn Sie Ihren Körper absenken und dann anheben.

VERMEIDEN
Die Hüfte zu verdrehen

Die Schultern zu krümmen

Den Rücken nach hinten oder vorn zu krümmen

VORTEILE
Stärkt Gesäß- und Beinmuskeln.

LATERAL-EXTENSION REVERSE LUNGE

3. Kehren Sie in die Ausgangsposition zurück,
indem Sie die Hüfte und das Knie Ihres linken
Beins strecken und Ihr rechtes Bein nach vorn
schieben damit es zum linken gelangt.

4. Wiederholen Sie dies für die gegenüberliegende
Seite. Führen Sie abwechselnd 10 Übungen für
jede Seite durch.

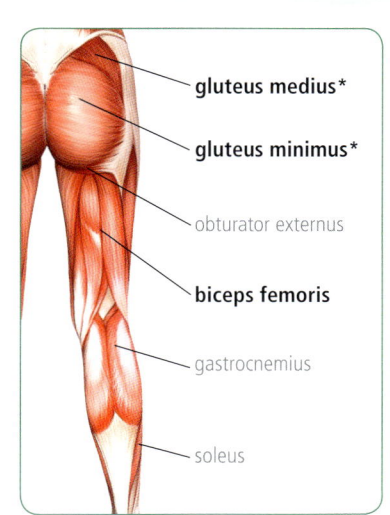

gluteus medius*

gluteus minimus*

obturator externus

biceps femoris

gastrocnemius

soleus

ZIELMUSKELN
DER PRIMÄRE SCHWERPUNKT LIEGT AUF DEN
GESÄSSMUSKELN UND DEN BEINMUSKELN.

LEGENDE

**Fett ausgezeichneter Text
kennzeichnet die Zielmuskeln**

Grauer Text kennzeichnet andere
beteiligte Muskeln

* kennzeichnet Tiefenmuskulatur

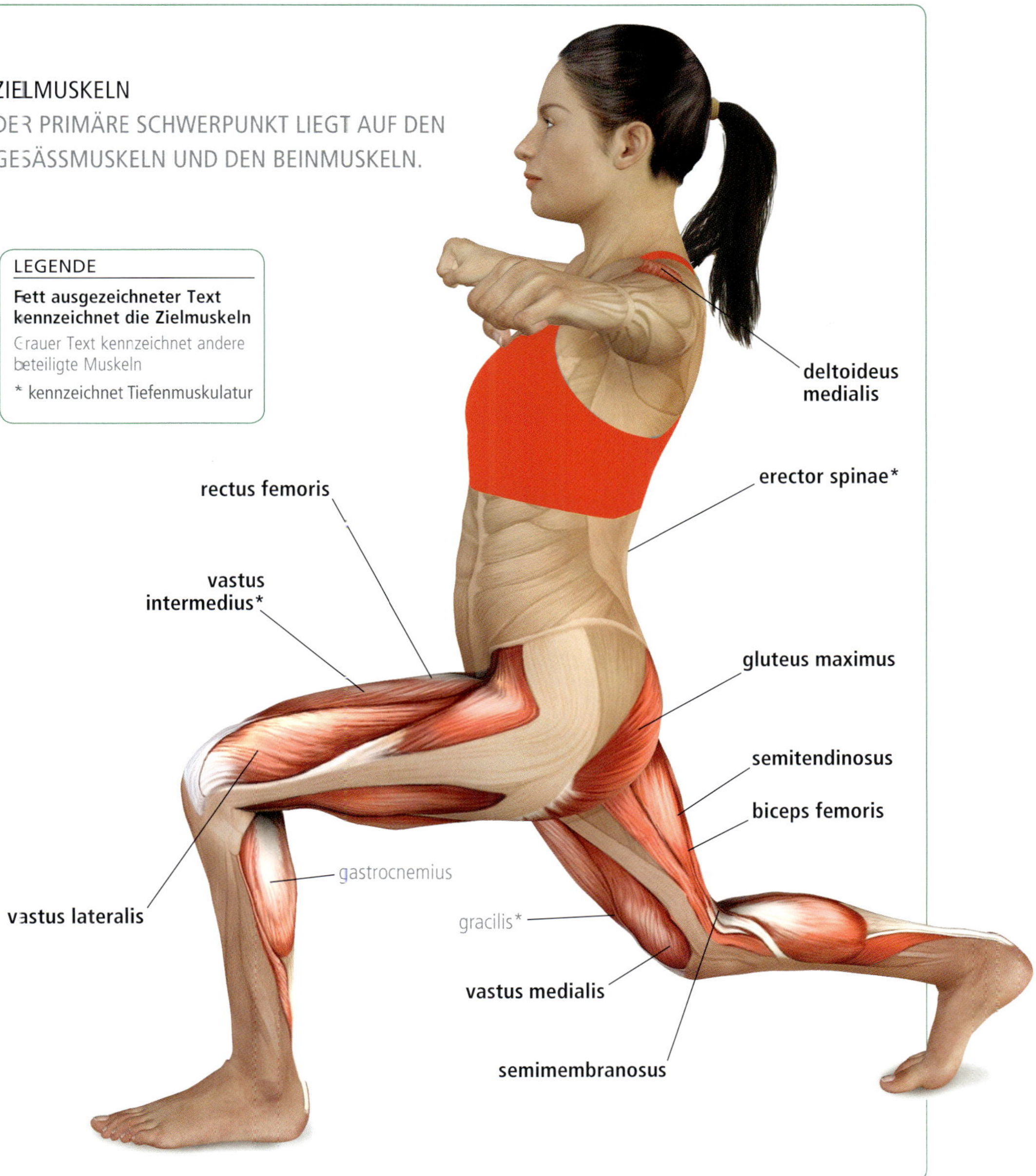

deltoideus
medialis

erector spinae*

rectus femoris

gluteus maximus

vastus
intermedius*

semitendinosus

biceps femoris

gastrocnemius

vastus lateralis

gracilis*

vastus medialis

semimembranosus

RUSSIAN TWIST

ÜBUNGEN MIT DEM EIGENEN KÖRPERGEWICHT

Der Russian Twist ist eine Übung, mit der die Bauchmuskeln trainiert werden, indem eine Drehbewegung für den Bauch durchgeführt wird. Die Übung wird verwendet, um Spannkraft im oberen Rumpf zu erzeugen, was praktisch bei Sportarten wie Baseball und Golf sein kann.

1. Setzen Sie sich mit gebeugten Knien und flachen Füßen auf den Boden. Richten Sie sich über Ihren Rumpf auf. Heben Sie die Arme nach vorn ausgestreckt an, sodass Ihre Hände über Ihre Knie gestreckt sind.

2. Drehen Sie Ihren Oberkörper nach rechts, bis Ihre Hände Richtung Boden zeigen.

3. Drehen Sie sich über die Mitte nach links. Wiederholen Sie die Übung 10 Mal für jede Seite.

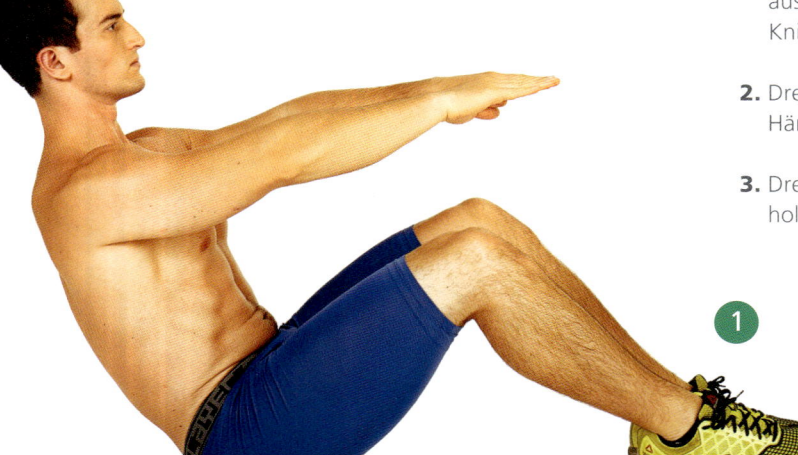

EINSCHRÄNKUNGEN
Personen mit Problemen im unteren Rücken-bereich sollten diese Übung vermeiden.

RICHTIG
Drehen Sie sich über die Mitte nach links. Wiederholen Sie die Übung 10 Mal für jede Seite.

VERMEIDEN
Die Füße oder Knie zur Seite zu schieben, während Sie sich drehen

VORTEILE
Stärkt die Ausdauer des Bauchs.

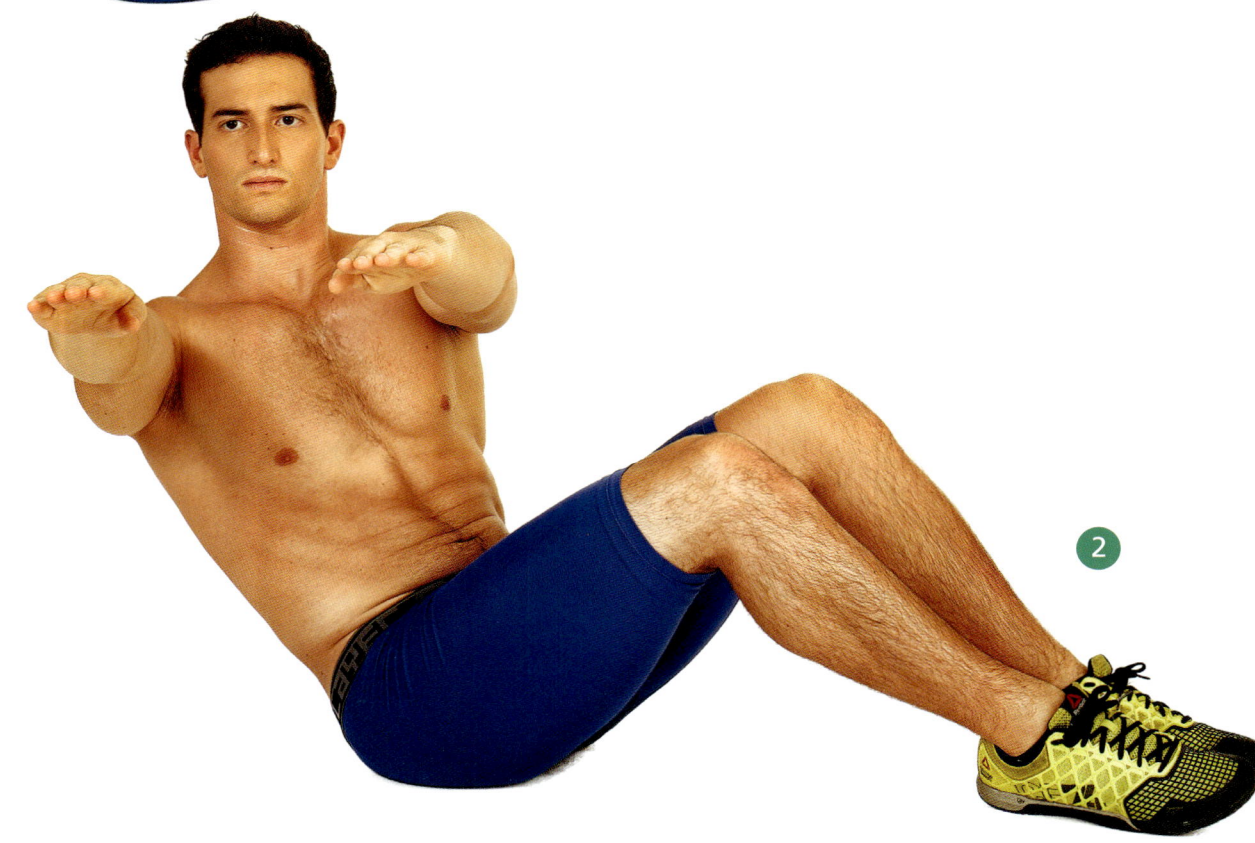

VARIANTE

Schwieriger: Heben Sie Ihre Füße vom Boden ab und drehen Sie Ihren Rumpf auf beide Seiten, wobei Sie Ihre Knie beim Drehen ausstrecken und anziehen.

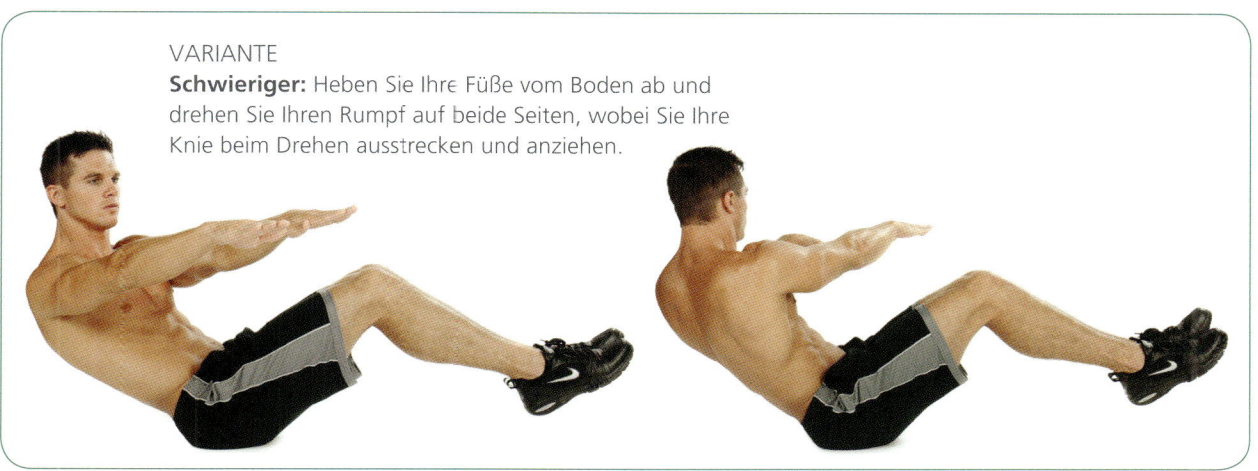

LEGENDE

Fett ausgezeichneter Text kennzeichnet die Zielmuskeln

Grauer Text kennzeichnet andere beteiligte Muskeln

* kennzeichnet Tiefenmuskulatur

ZIELMUSKELN

DER PRIMÄRE SCHWERPUNKT LIEGT AUF DEN BAUCHMUSKELN

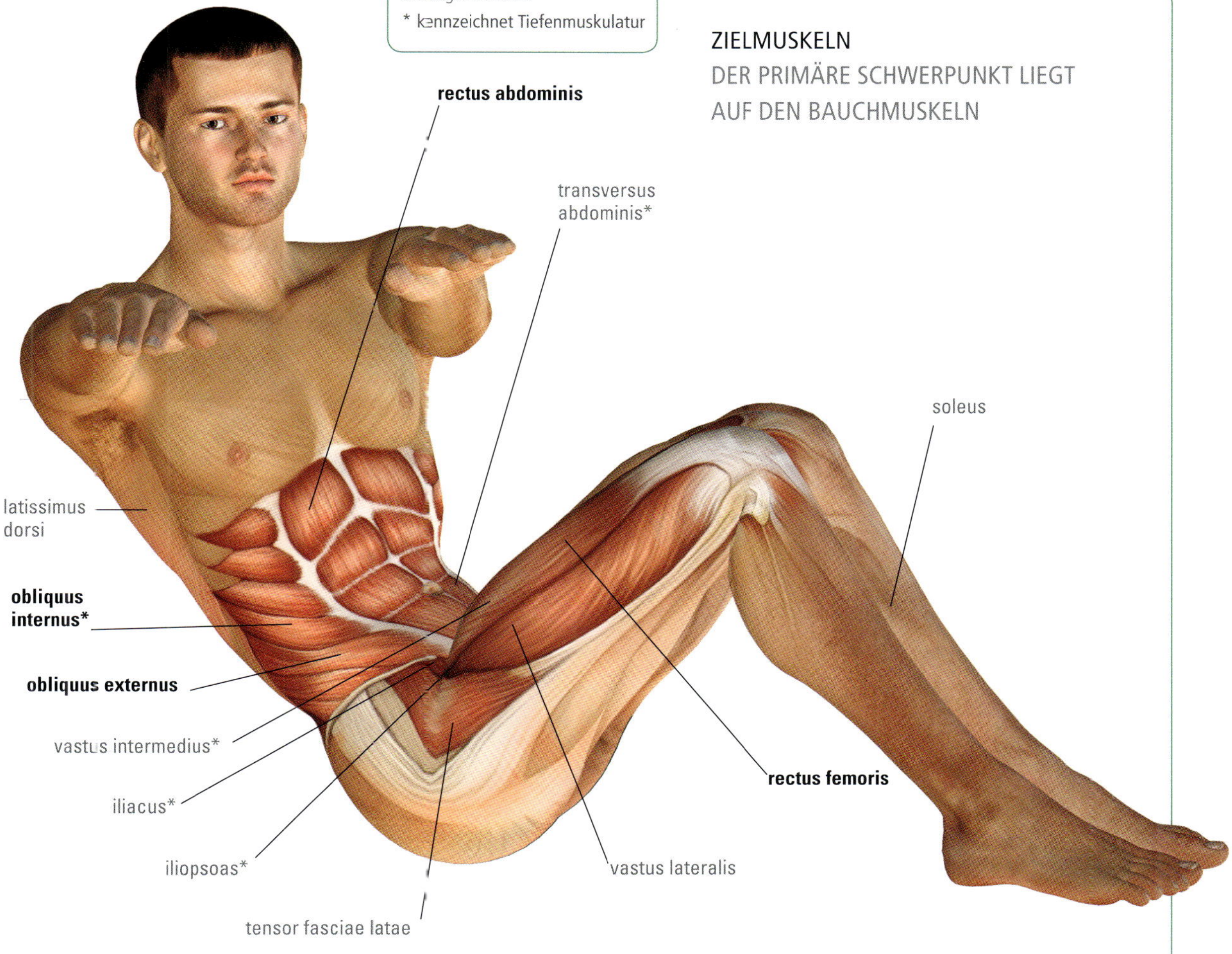

rectus abdominis

transversus abdominis*

soleus

latissimus dorsi

obliquus internus*

obliquus externus

vastus intermedius*

iliacus*

iliopsoas*

rectus femoris

vastus lateralis

tensor fasciae latae

CHAIR SQUAT

Chair Squats können überall ausgeführt werden, im Hotelzimmer, in Ihrer Küche oder auf dem Schreibtisch! Chair Squats sind vorteilhaft für Anfänger, diejenigen, die eine ordnungsgemäße Squatting-Technik erlernen, ebenso wie für diejenigen, die einen Zustand aufweisen, der sich negativ auf Gleichgewicht oder Koordination auswirkt.

1. Stehen Sie aufrecht vor dem Stuhl. Verschränken Sie Ihre Hände und heben Sie sie vor Ihre Brust.

2. Senken Sie sich langsam in eine Squat-Position ab.

3. Senken Sie sich weiter ab, bis Sie auf dem Stuhl aufsitzen.

4. Heben Sie kontrolliert den Rücken zur Ausgangsposition hoch und wiederholen Sie das Ganze möglichst in 10 Wiederholungen.

RICHTIG
Blicken Sie nach vorn und halten Sie Ihren Rücken gerade.

VERMEIDEN
Den Rücken nach hinten oder vorn zu krümmen

VORTEILE
Stellt die Beweglichkeit nach einer Verletzung wieder her.

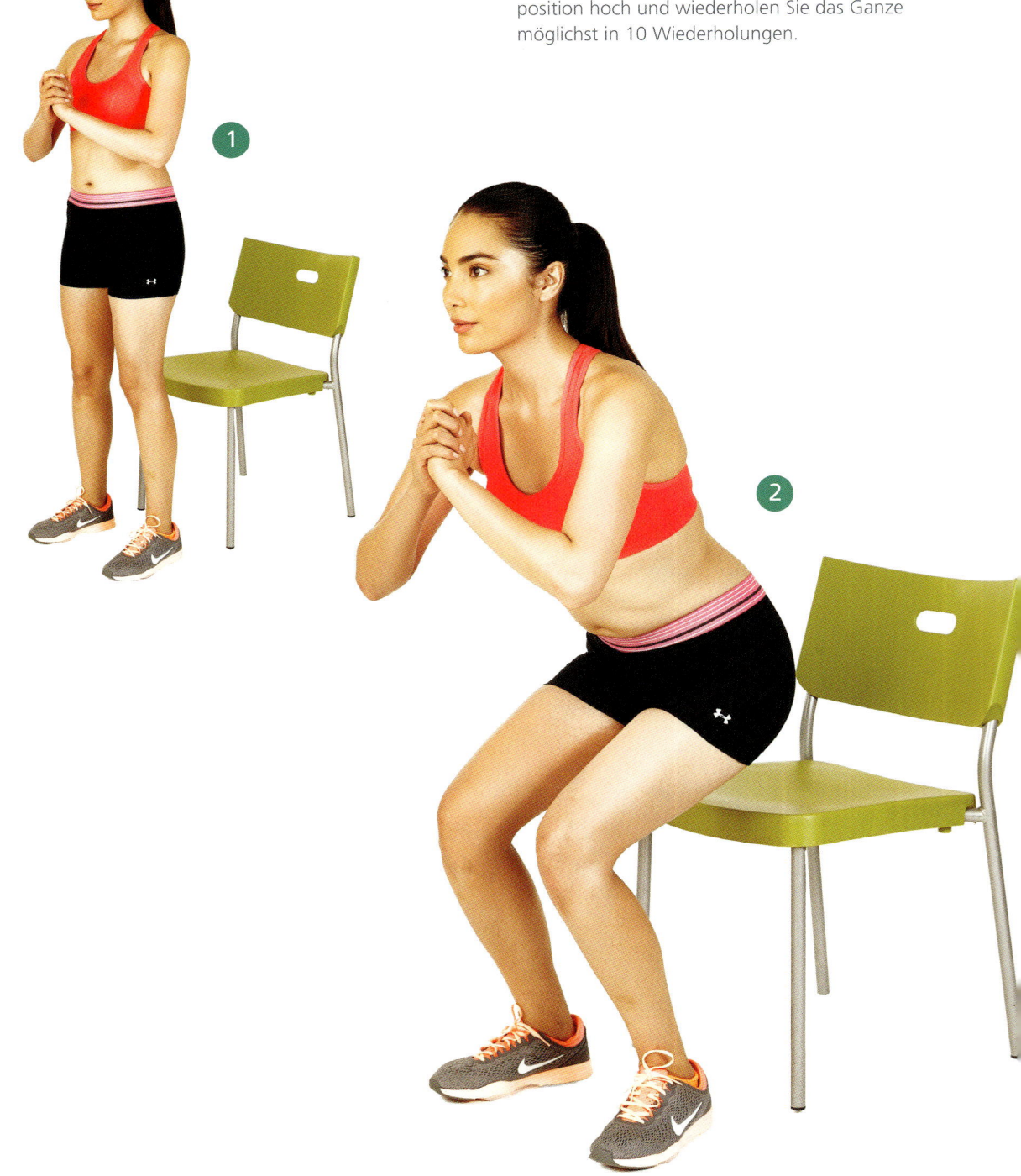

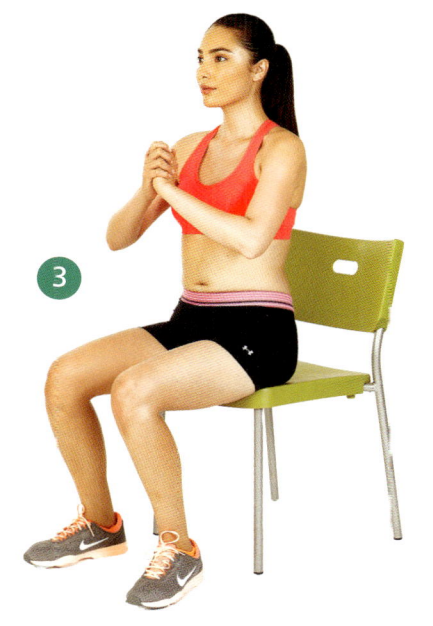

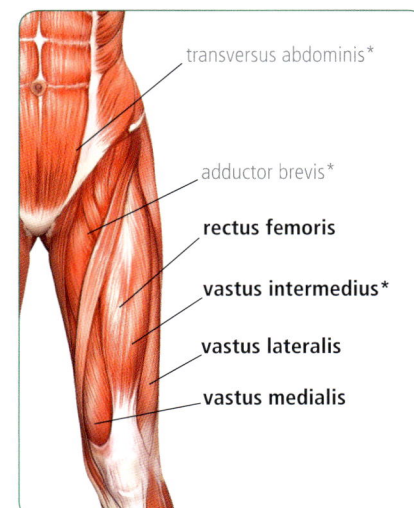

transversus abdominis*

adductor brevis*

rectus femoris

vastus intermedius*

vastus lateralis

vastus medialis

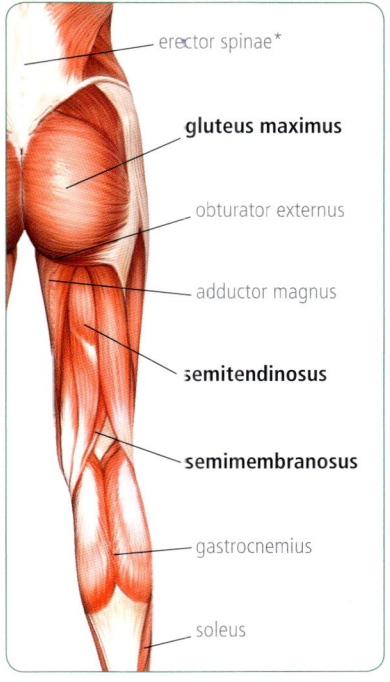

erector spinae*

gluteus maximus

obturator externus

adductor magnus

semitendinosus

semimembranosus

gastrocnemius

soleus

ZIELMUSKELN
DER PRIMÄRE SCHWERPUNKT LIEGT AUF DEN OBERSCHENKELN

LEGENDE

Fett ausgezeichneter Text kennzeichnet die Zielmuskeln

Grauer Text kennzeichnet andere beteiligte Muskeln

* kennzeichnet Tiefenmuskulatur

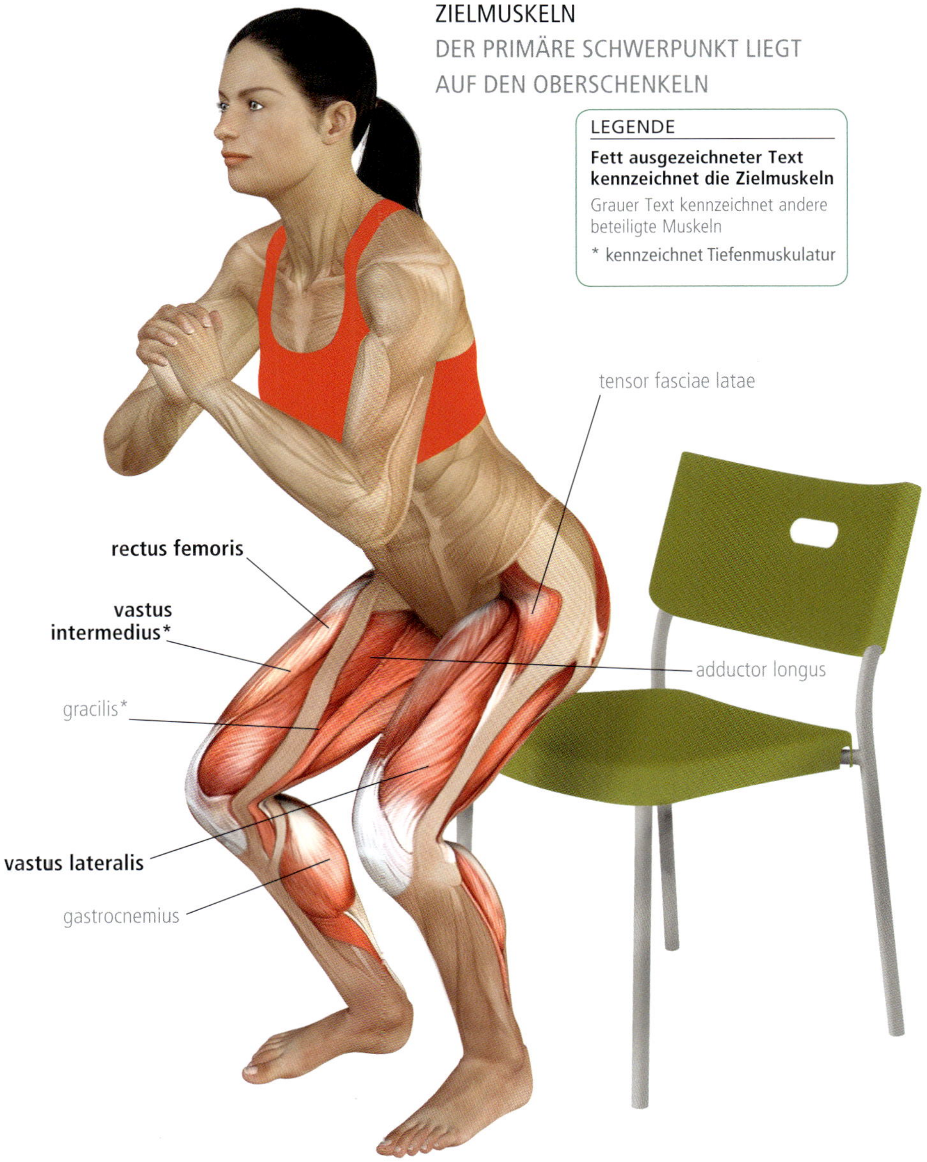

tensor fasciae latae

rectus femoris

vastus intermedius*

gracilis*

adductor longus

vastus lateralis

gastrocnemius

CHAIR DIP

Die Trizeps-Übung Chair Dip ist eine ausgezeichnete Übung mit dem eigenen Körpergewicht, die Kraft in den Armen und den Schultern aufbaut. Diese einfache Übung kann fast überall ausgeführt werden, und Sie brauchen nur einen stabilen Stuhl.

1. Setzen Sie sich aufrecht ganz vorn auf einen stabilen Stuhl. Legen Sie Ihre Hände neben Ihre Hüften und erfassen Sie mit den Fingern die Vorderkante des Stuhls.

2. Strecken Sie Ihre Beine leicht nach vorn und stellen Sie Ihre Füße flach auf den Boden.

3. Rutschen Sie von der Stuhlkante, bis Ihre Knie direkt über Ihren Füßen ausgerichtet sind, und Ihr Rumpf Abstand vom Stuhl hat, wenn Sie nach unten sinken.

4. Beugen Sie Ihre Ellbogen direkt hinter Ihnen, ohne sie zur Seite zu strecken. Senken Sie Ihren Rumpf ab, bis Ihre Ellbogen einen 90°-Winkel bilden.

5. Drücken Sie in den Stuhl und heben Sie Ihren Körper zurück in die Ausgangsposition. Wiederholen Sie die Übung.

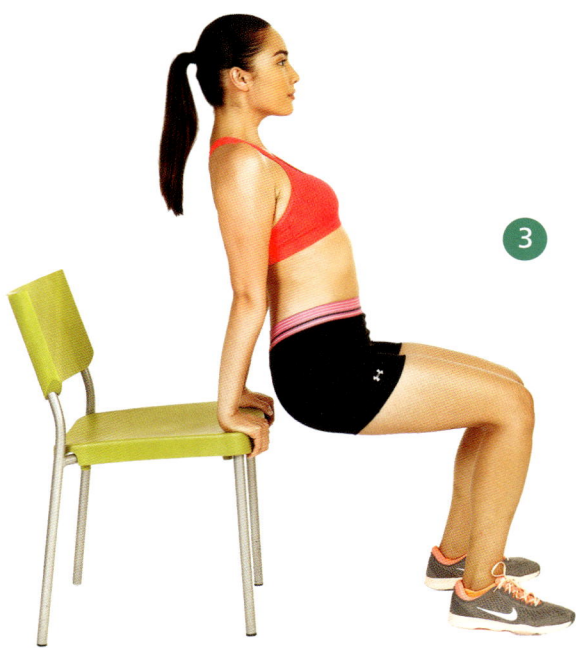

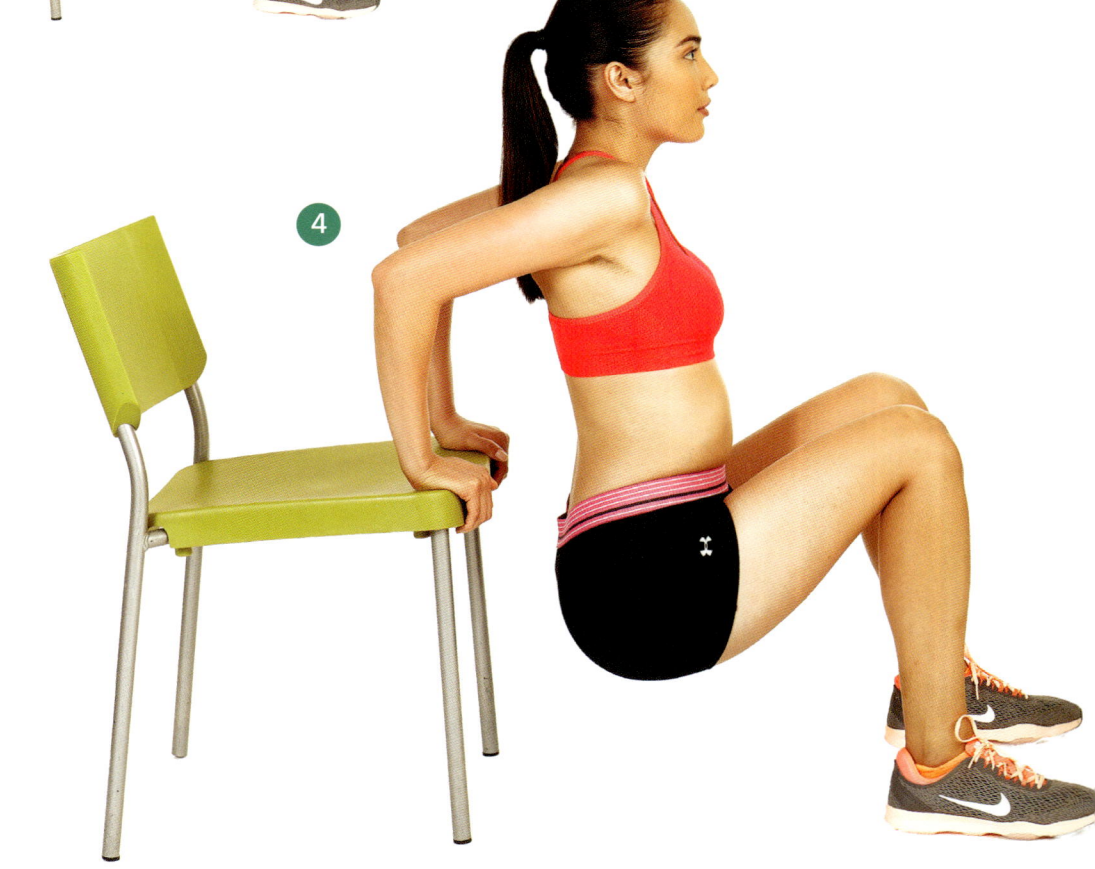

RICHTIG
Halten Sie Ihren Körper nah am Stuhl. Halten Sie Ihre Wirbelsäule während der gesamten Bewegung in neutraler Position.

VERMEIDEN
Die Schultern in Richtung Ihrer Ohren zu ziehen

VORTEILE
Stärkt den Schultergürtel.

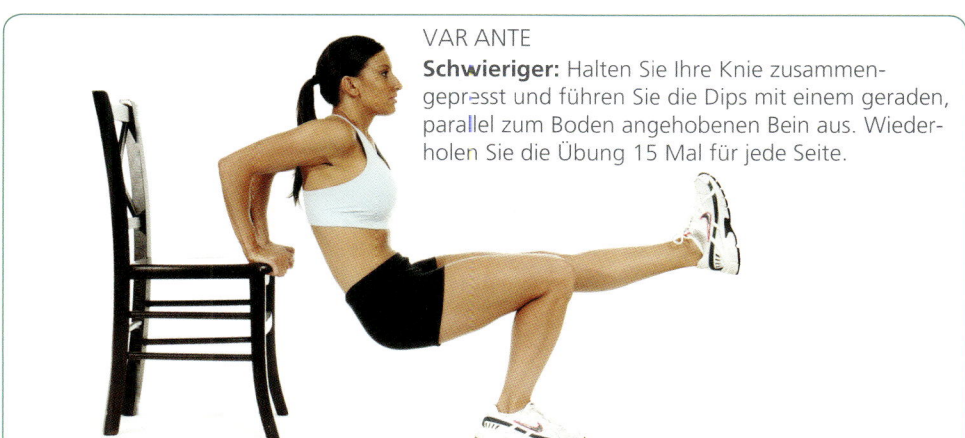

VARIANTE

Schwieriger: Halten Sie Ihre Knie zusammen-gepresst und führen Sie die Dips mit einem geraden, parallel zum Boden angehobenen Bein aus. Wiederholen Sie die Übung 15 Mal für jede Seite.

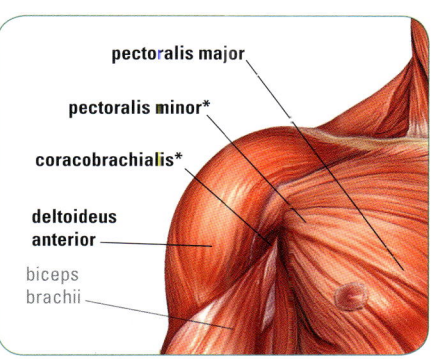

pectoralis major

pectoralis minor*

coracobrachialis*

deltoideus anterior

biceps brachii

EINSCHRÄNKUNGEN

Personen mit Schulter- oder Handgelenks-problemen sollten diese Übung vermeiden.

LEGENDE

Fett ausgezeichneter Text kennzeichnet die Zielmuskeln

Grauer Text kennzeichnet andere beteiligte Muskeln

* kennzeichnet Tiefenmuskulatur

ZIELMUSKELN

DER PRIMÄRE SCHWERPUNKT LIEGT AUF DEM TRIZEPS

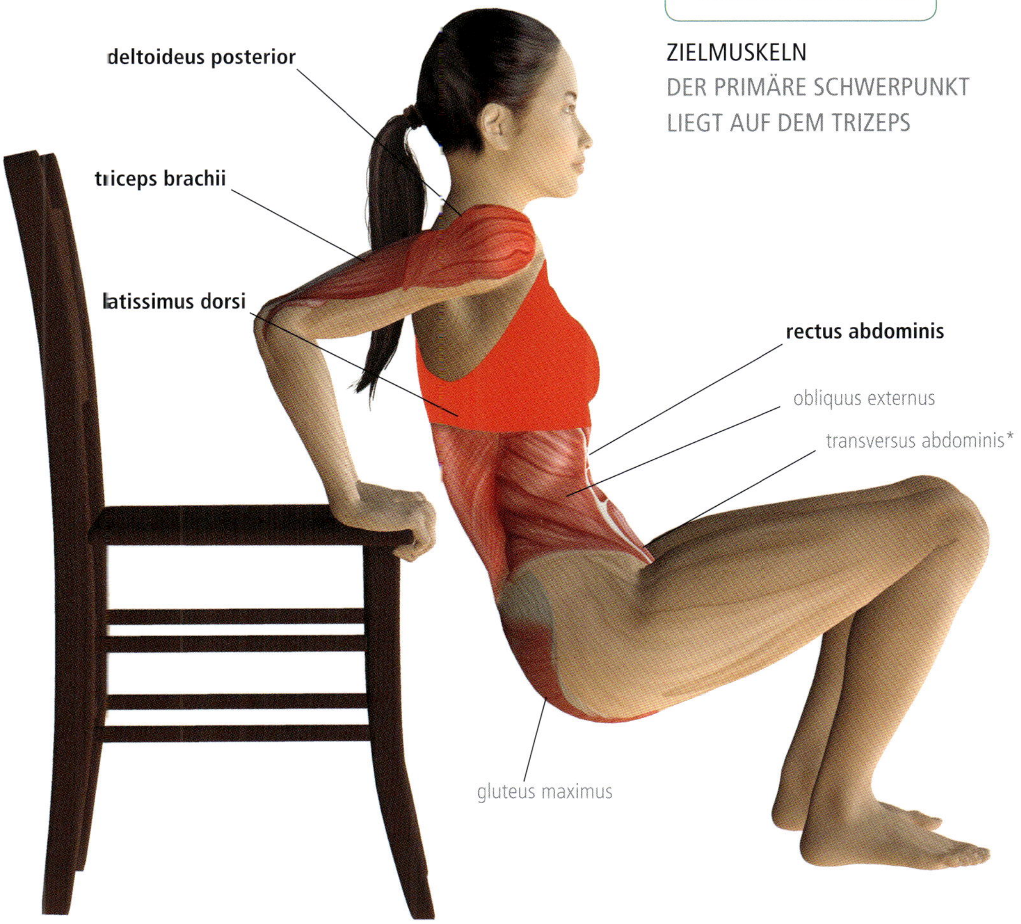

deltoideus posterior

triceps brachii

latissimus dorsi

rectus abdominis

obliquus externus

transversus abdominis*

gluteus maximus

PUSH-UP

Ein grundlegender Push-Up ist eine der effektivsten Methoden, Ihre Brust- und Armmuskeln zu stärken. Es gibt Dutzende Varianten des Push-Ups, aber für einfache Push-Ups benötigen Sie keine andere Ausrüstung als Ihr eigenes Gewicht. Sie können überall dort ausgeführt werden, wo eine ebene Oberfläche vorhanden ist, die groß genug ist, dass Sie sich darauf ausstrecken können.

1. Beginnen Sie mit dem Gesicht nach unten, mit Ihren Händen auf dem Boden, schulterbreit auseinander und vollständig gestreckten Armen. Strecken Sie Ihre Beine und halten Sie das Gleichgewicht auf Ihren Zehen.

2. Beugen Sie Ihre Arme, bis Ihre Brust den Boden fast berührt, und strecken Sie sie dann wieder vollständig. Machen Sie drei Sätze mit je 10 Wiederholungen.

EINSCHRÄNKUNGEN
Personen mit Problemen im unteren Rücken-bereich sollten diese Übung vermeiden.

RICHTIG
Halten Sie Ihre Brust direkt über Ihren Händen.

VERMEIDEN
Den Rücken durch-zubeugen

VORTEILE
Hilft, den Oberkörper stark und stabilisiert zu halten.

ZIELMUSKELN
DER PRIMÄRE SCHWERPUNKT LIEGT AUF DER BRUST UND DEN ARMEN

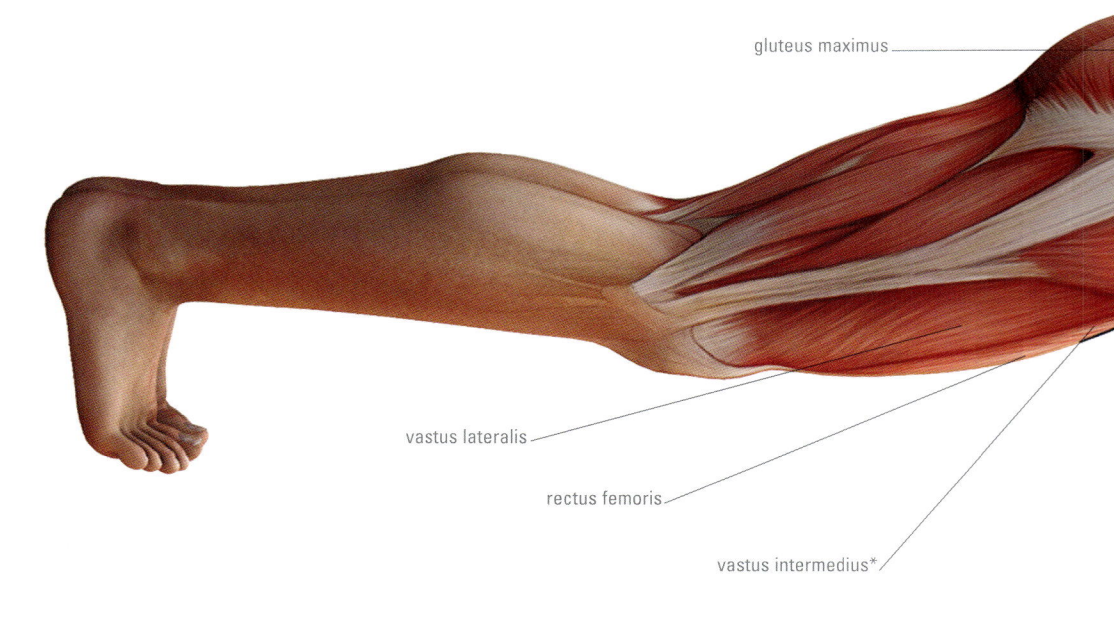

gluteus maximus

vastus lateralis

rectus femoris

vastus intermedius*

ÜBUNGEN MIT DEM EIGENEN KÖRPERGEWICHT

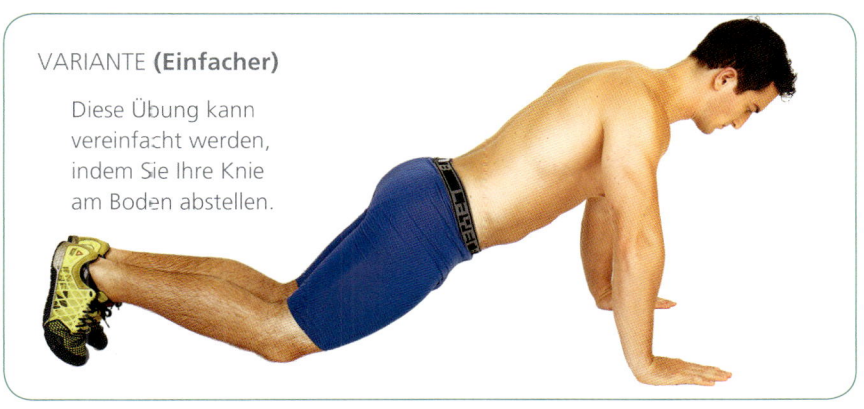

VARIANTE (Einfacher)

Diese Übung kann vereinfacht werden, indem Sie Ihre Knie am Boden abstellen.

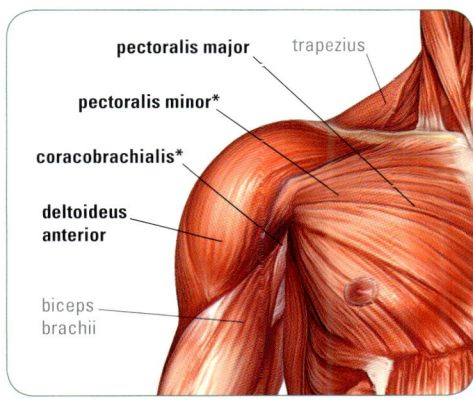

pectoralis major
trapezius
pectoralis minor*
coracobrachialis*
deltoideus anterior
biceps brachii

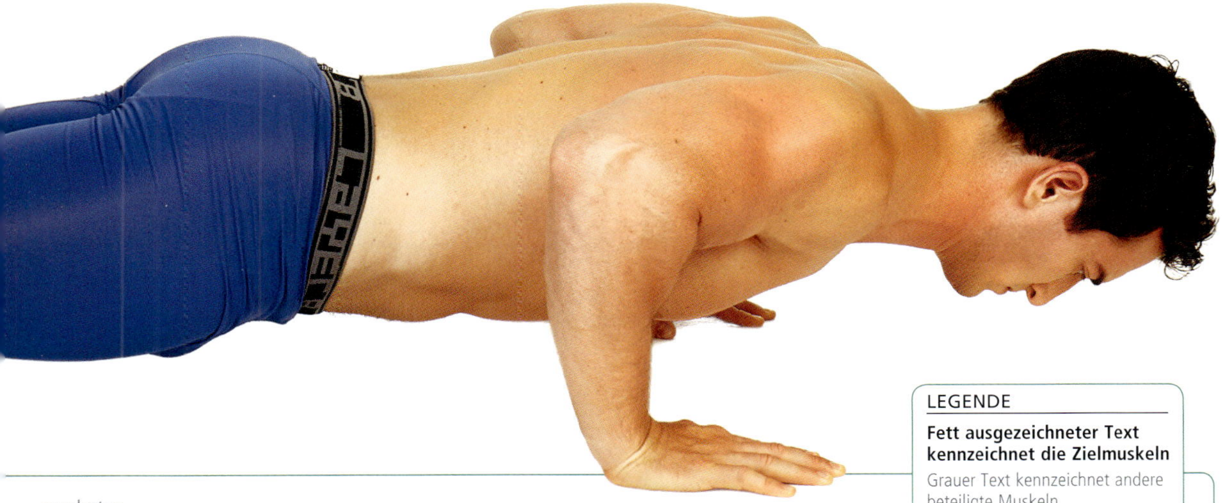

LEGENDE

Fett ausgezeichneter Text kennzeichnet die Zielmuskeln

Grauer Text kennzeichnet andere beteiligte Muskeln

* kennzeichnet Tiefenmuskulatur

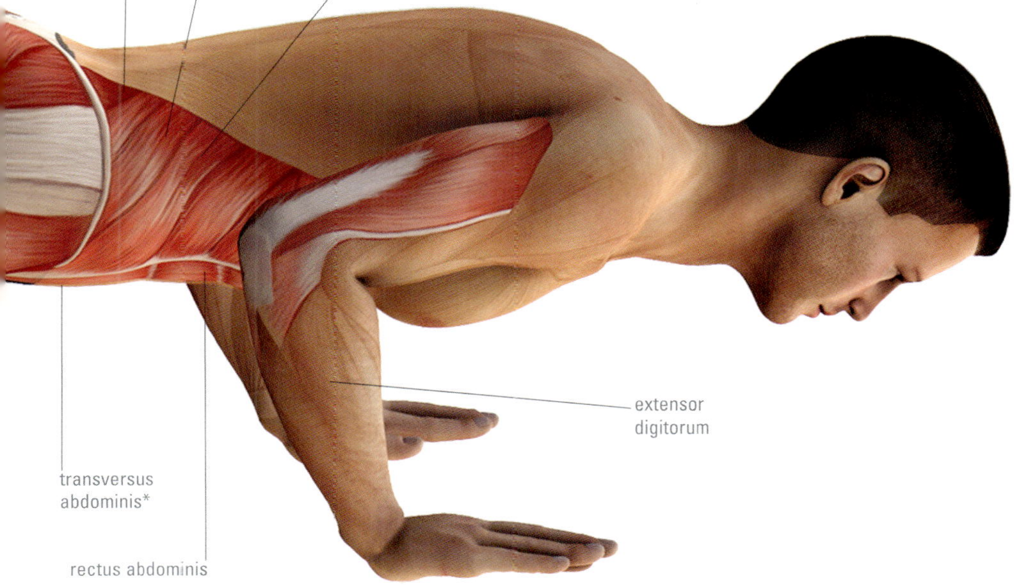

quadratus lumborum*
obliquus internus*
obliquus externus

extensor digitorum

transversus abdominis*

rectus abdominis

PRONE TRUNK RAISE

ÜBUNGEN MIT DEM EIGENEN KÖRPERGEWICHT

Der Prone Trunk Raise ist eine relativ einfache Übung, die nicht nur Ihren Trizeps und die Schultern stärkt, sondern auch Ihren Rücken und die Brust dehnt, während die Muskeln in Ihrem Bauch und den Adduktoren gefestigt werden.

1. Legen Sie sich flach auf den Boden. Beugen Sie Ihre Ellbogen und legen Sie Ihre Hände links und rechts von Ihrer Brust flach auf den Boden. Halten Sie Ihre Ellbogen zum Körper gezogen. Öffnen Sie Ihre Beine hüftbreit und strecken Sie sie durch die Zehen. Die Oberseiten Ihrer Füße sollten den Boden berühren.

2. Atmen Sie ein und drücken Sie mit Ihren Händen und den Oberseiten Ihrer Füße gegen den Boden, sodass Sie Ihren Rumpf und die Hüften vom Boden abheben können. Spannen Sie Ihre Oberschenkel an und beugen Sie Ihr Steißbein in Richtung Ihres Schambeins.

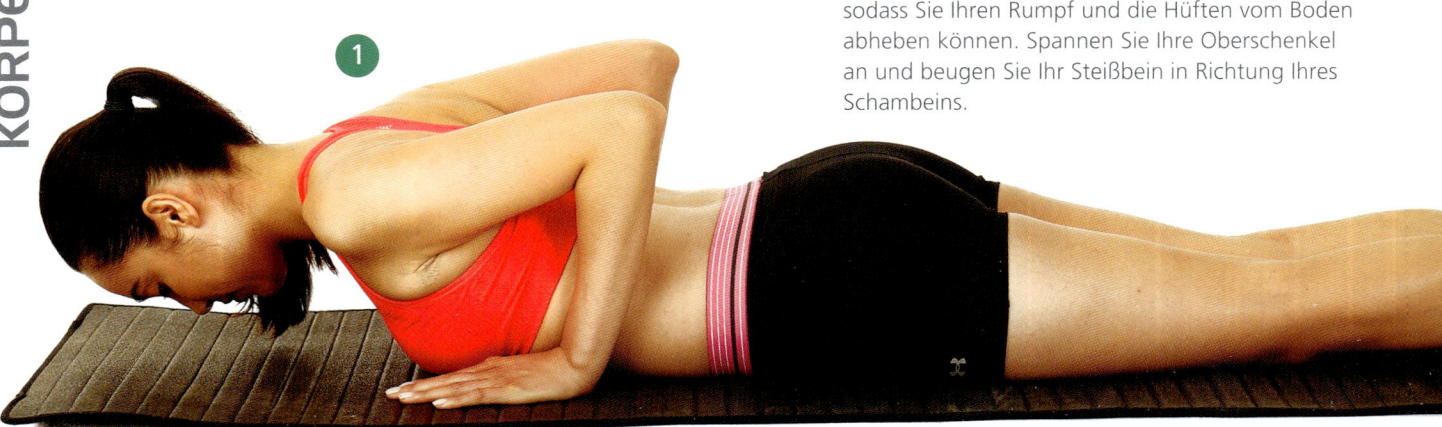

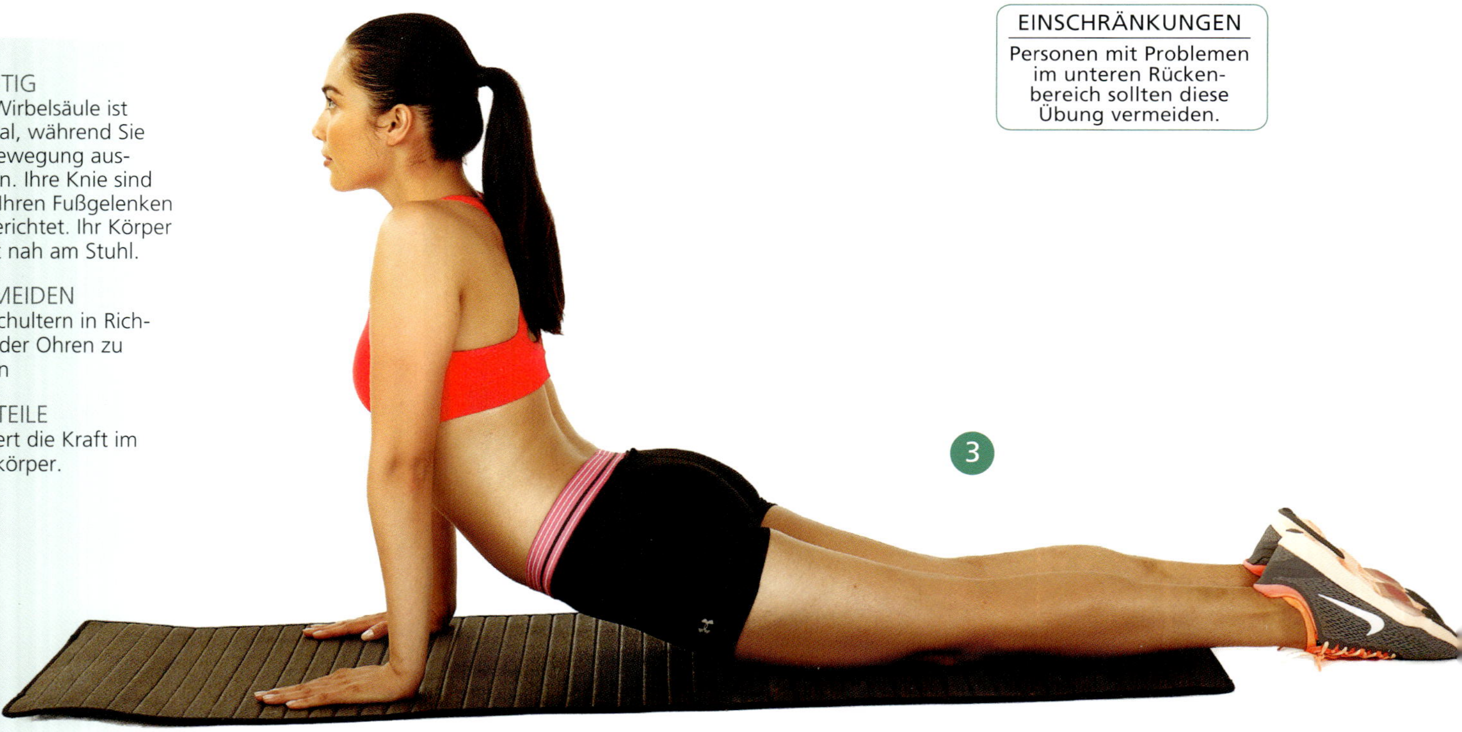

RICHTIG
Ihre Wirbelsäule ist neutral, während Sie die Bewegung ausführen. Ihre Knie sind über Ihren Fußgelenken ausgerichtet. Ihr Körper bleibt nah am Stuhl.

VERMEIDEN
Die Schultern in Richtung der Ohren zu ziehen

VORTEILE
Steigert die Kraft im Oberkörper.

> **EINSCHRÄNKUNGEN**
> Personen mit Problemen im unteren Rückenbereich sollten diese Übung vermeiden.

3. Drücken Sie die Oberseite Ihrer Brust durch, indem Sie Ihre Arme vollständig strecken, und bilden Sie mit dem Rücken einen Bogen von Ihrem oberen Rumpf aus. Drücken Sie Ihre Schultern nach unten und nach hinten, und strecken Sie Ihren Nacken, indem Sie leicht nach oben blicken.

4. Halten Sie diese Position für fünfzehn bis dreißig Sekunden und atmen Sie aus, wenn Sie sich wieder auf den Boden absenken

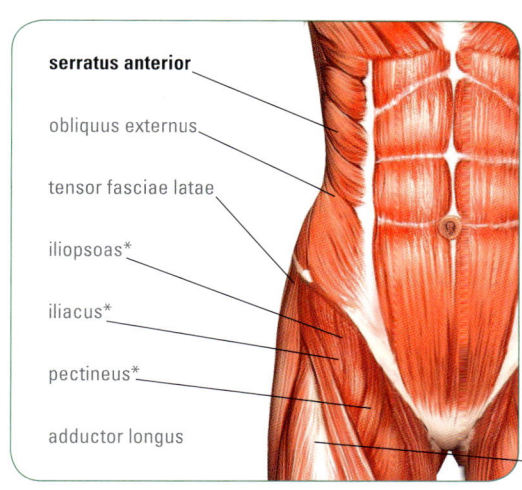

serratus anterior

obliquus externus

tensor fasciae latae

iliopsoas*

iliacus*

pectineus*

adductor longus

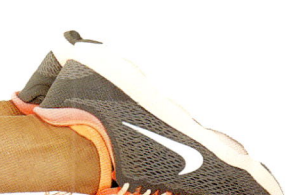

LEGENDE

Fett ausgezeichneter Text kennzeichnet die Zielmuskeln

Grauer Text kennzeichnet andere beteiligte Muskeln

* kennzeichnet Tiefenmuskulatur

ZIELMUSKELN

DER PRIMÄRE SCHWERPUNKT LIEGT AUF DEN BAUCHMUSKELN UND DEM RÜCKEN

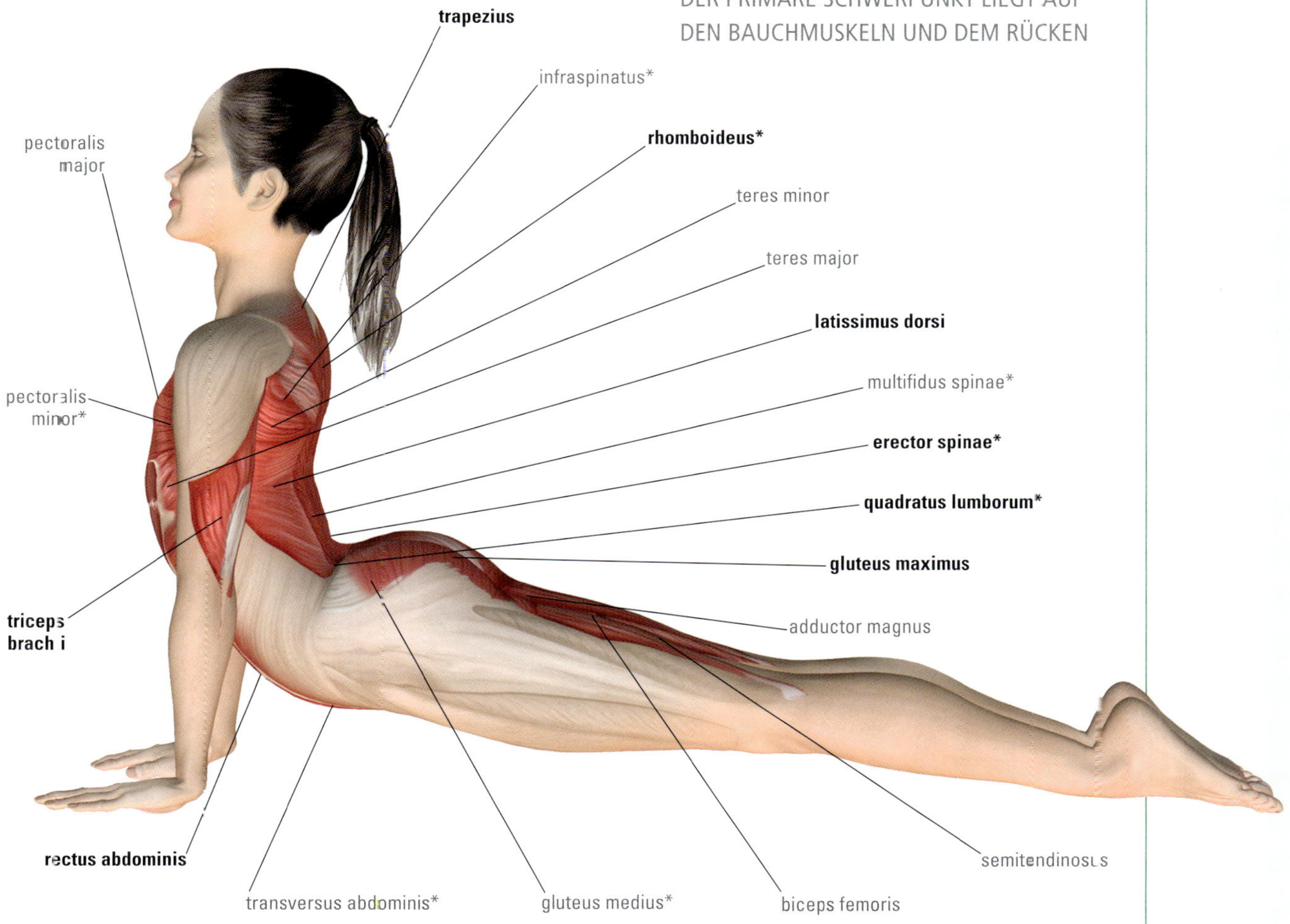

trapezius

infraspinatus*

pectoralis major

rhomboideus*

teres minor

teres major

latissimus dorsi

multifidus spinae*

pectoralis minor*

erector spinae*

quadratus lumborum*

gluteus maximus

adductor magnus

triceps brachii

semitendinosus

rectus abdominis

transversus abdominis*

gluteus medius*

biceps femoris

SPINE TWIST

Der Spine Twist ist eine Übung, die den Rücken dehnt und stärkt. Sie steigert den Bewegungsumfang des Rumpfs und der Wirbelsäule, was hilft, Verletzungen zu vermeiden.

1. Setzen Sie sich mit ausgestreckten Beinen auf den Boden, die Füße etwas weiter als hüftbreit geöffnet. Halten Sie Ihren Rücken gerade und heben Sie Ihre Arme seitlich hoch, vollständig gestreckt und im 90°-Winkel zu Ihrem Körper.

2. Halten Sie Ihre Bauchmuskeln eingezogen, drehen Sie Ihren Bauch nach links, nehmen Sie dabei den gesamten Oberkörper mit und kehren Sie dann wieder in die mittlere Position zurück.

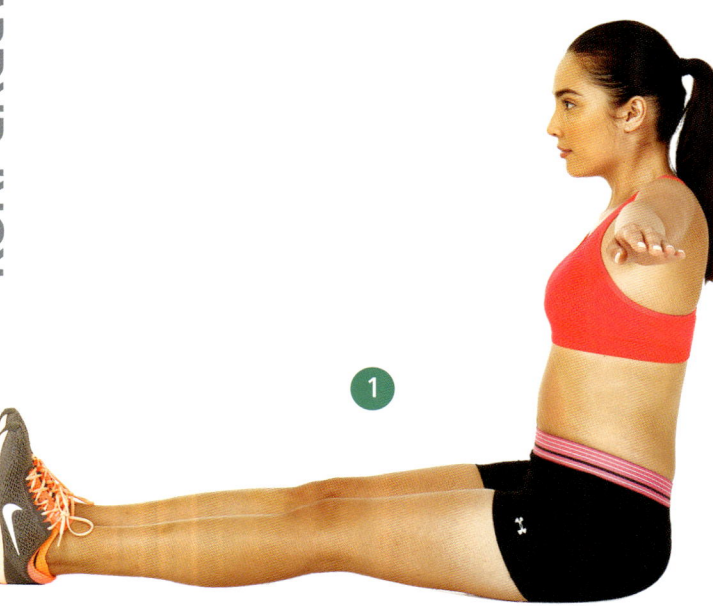

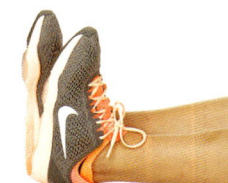

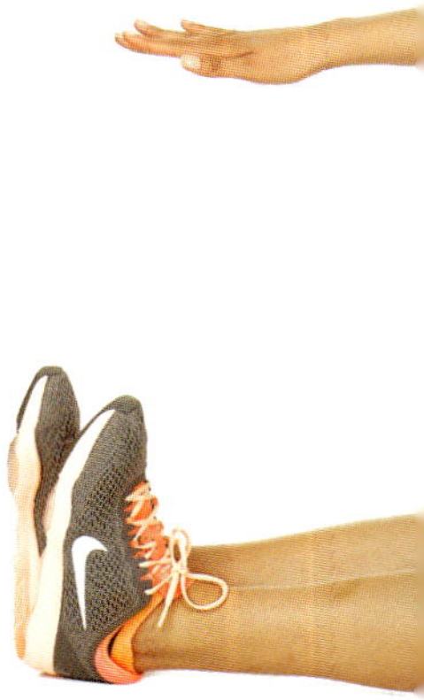

RICHTIG
Halten Sie Ihre Hüften während der gesamten Übung stabil.

VERMEIDEN
Die Hüfte vom Boden abzuheben

VORTEILE
Verbessert die Flexibilität des Rückens und stärkt und streckt den Rumpf.

EINSCHRÄNKUNGEN
Personen mit Problemen im unteren Rückenbereich sollten diese Übung vermeiden.

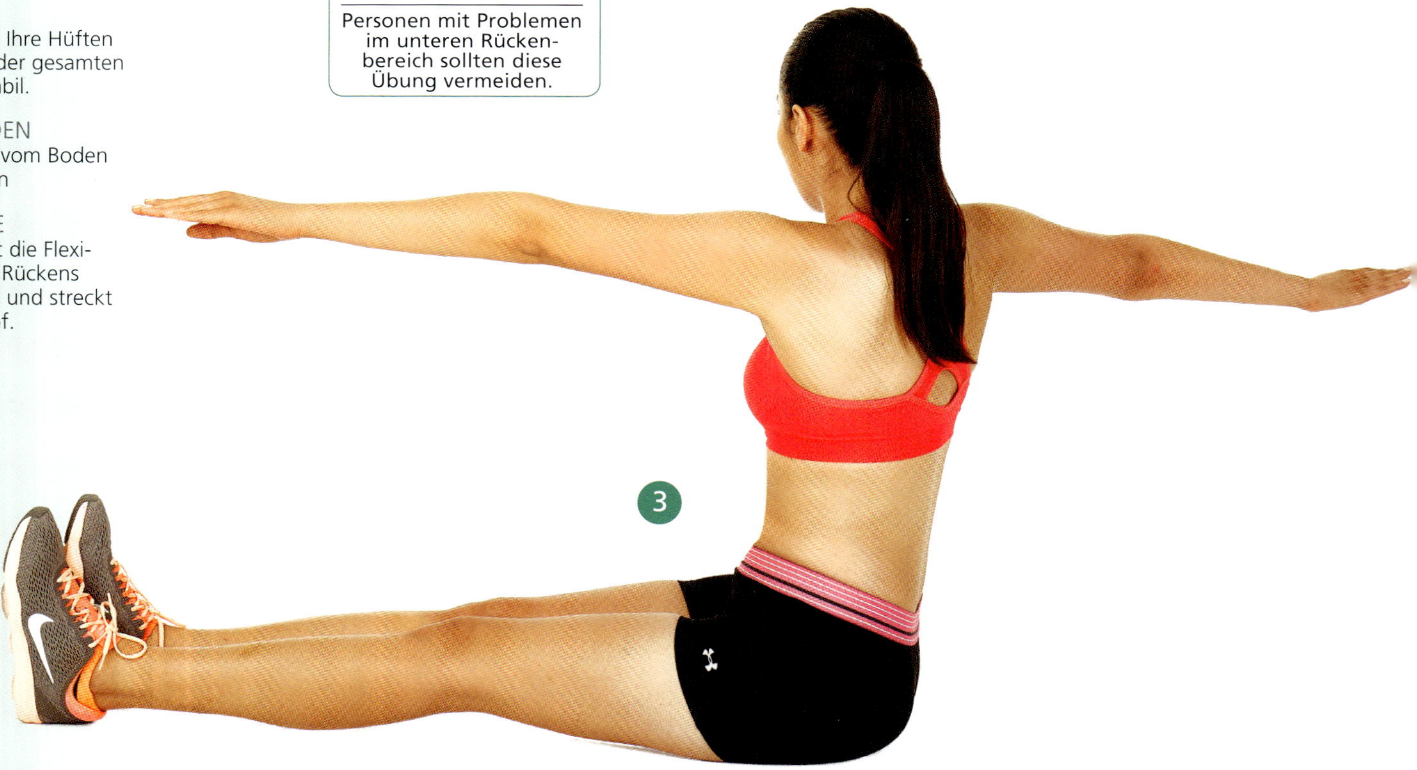

3. Wiederholen Sie die Bewegung, drehen Sie sich
aber jetzt nach rechts. Machen Sie drei Drehungen
in jede Richtung.

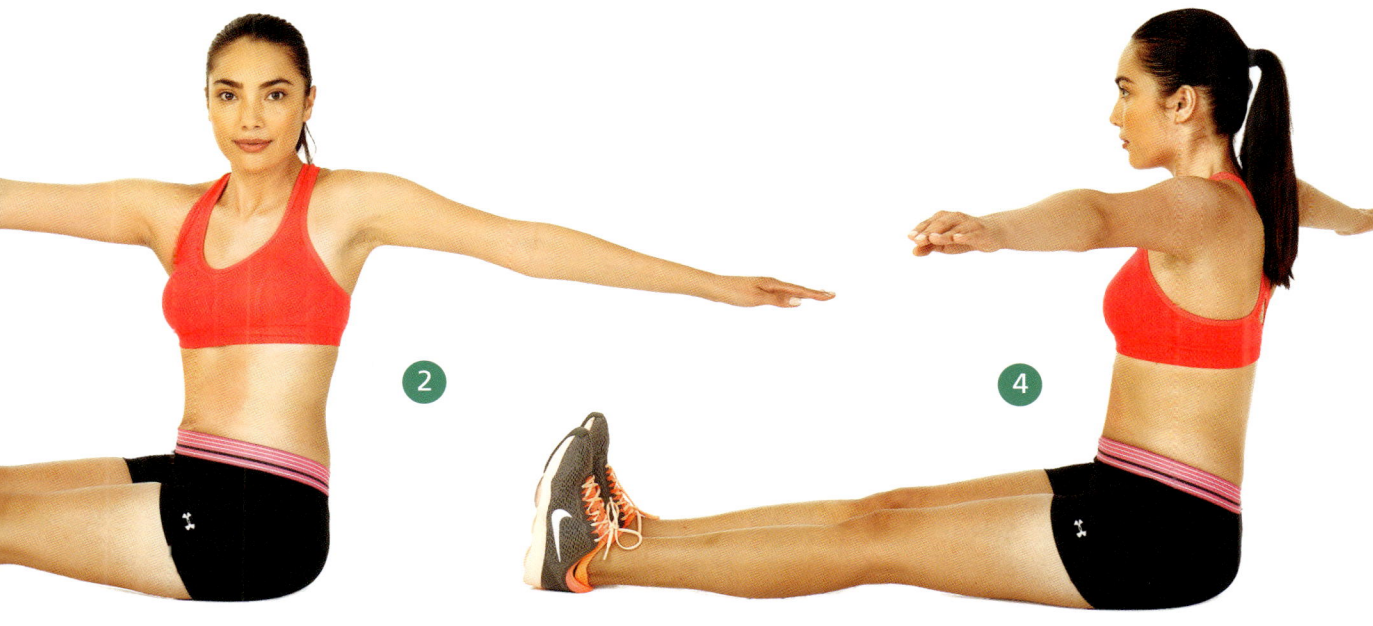

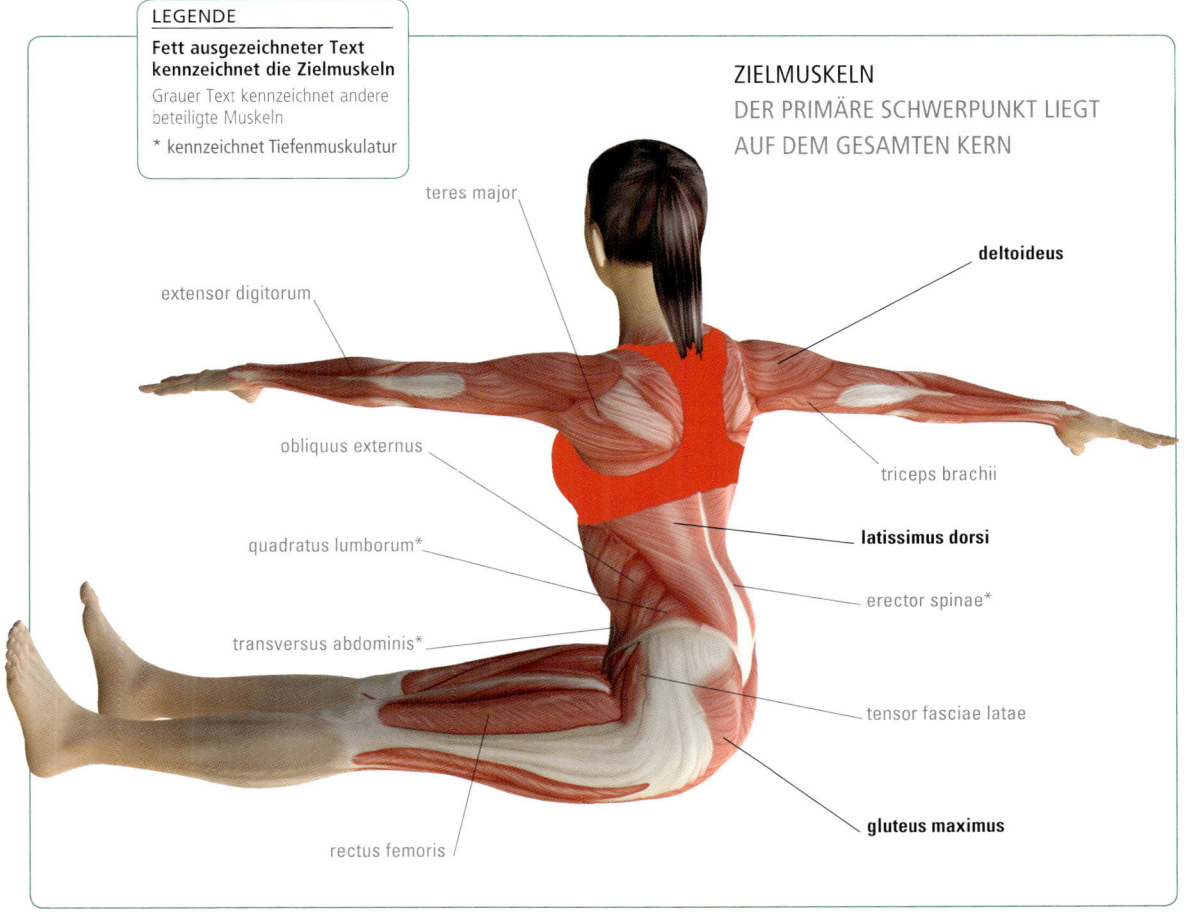

LEGENDE

**Fett ausgezeichneter Text
kennzeichnet die Zielmuskeln**

Grauer Text kennzeichnet andere
beteiligte Muskeln

* kennzeichnet Tiefenmuskulatur

ZIELMUSKELN
DER PRIMÄRE SCHWERPUNKT LIEGT
AUF DEM GESAMTEN KERN

teres major

deltoideus

extensor digitorum

triceps brachii

obliquus externus

latissimus dorsi

quadratus lumborum*

erector spinae*

transversus abdominis*

tensor fasciae latae

gluteus maximus

rectus femoris

BICYCLE CRUNCH

Der Bicycle Crunch ist relativ einfach auszuführen, wird aber ganz allgemein als eine der wirksamsten Übungen betrachtet, mit der Sie perfekte Bauchmuskeln und seitliche Bauchmuskeln erzielen können.

1. Legen Sie sich mit gebeugten Knien auf dem Rücken auf den Boden. Legen Sie Ihre Hände hinter Ihren Kopf und heben Sie Ihre Beine vom Boden ab.

2. Rollen Sie sich mit Ihrem Rumpf hoch, sodass sich Ihr linker Ellbogen zum rechten Knie bewegt, während Sie das linke Bein vor sich strecken. Stellen Sie sich vor, Sie ziehen Ihre Schulterblätter vom Boden weg und drehen sich über Ihre Rippen und die seitlichen Bauchmuskeln.

3. Wechseln Sie die Seiten. Führen Sie die Bewegung sechs Mal für jede Seite aus.

RICHTIG
Halten Sie Ihr Kinn von der Brust weg und lassen Sie beide Hüften auf dem Boden.

VERMEIDEN
Mit den Händen zu ziehen oder den Rücken zu krümmen

VORTEILE
Stabilisiert den Kern und stärkt die Bauchmuskeln.

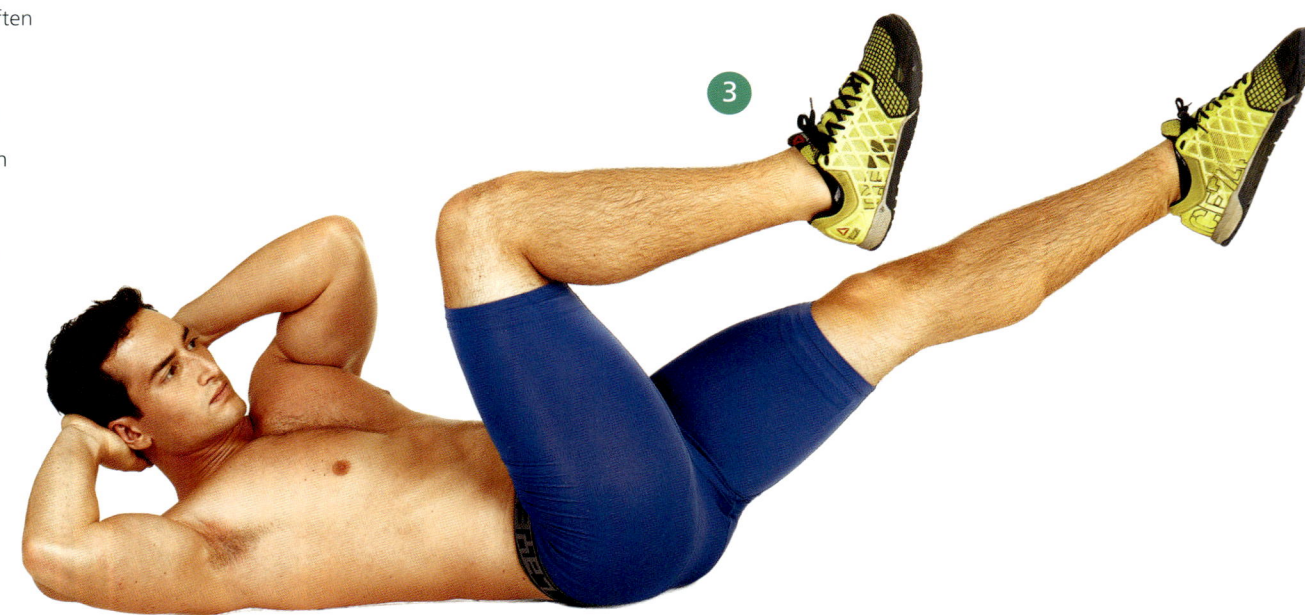

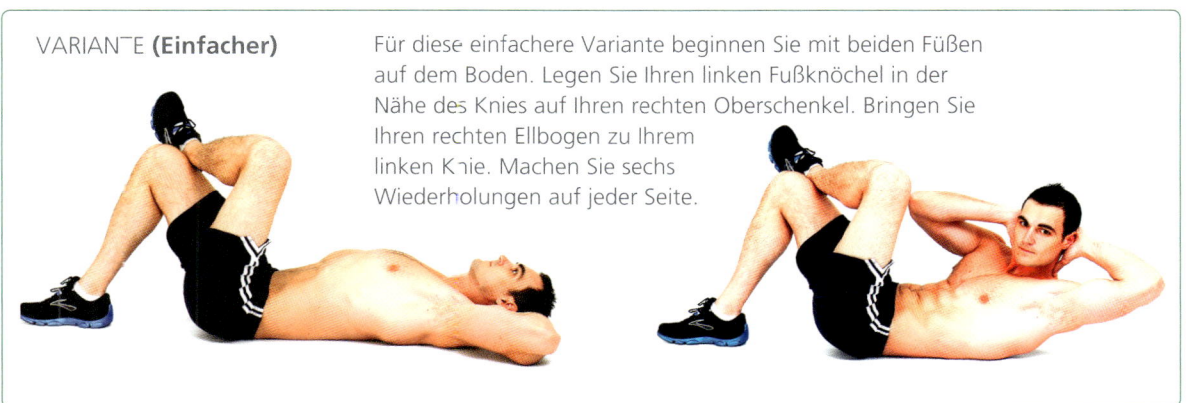

VARIANTE (Einfacher)

Für diese einfachere Variante beginnen Sie mit beiden Füßen auf dem Boden. Legen Sie Ihren linken Fußknöchel in der Nähe des Knies auf Ihren rechten Oberschenkel. Bringen Sie Ihren rechten Ellbogen zu Ihrem linken Knie. Machen Sie sechs Wiederholungen auf jeder Seite.

EINSCHRÄNKUNGEN

Personen mit Problemen im unteren Rückenbereich sollten diese Übung vermeiden.

LEGENDE

Fett ausgezeichneter Text kennzeichnet die Zielmuskeln

Grauer Text kennzeichnet andere beteiligte Muskeln

* kennzeichnet Tiefenmuskulatur

ZIELMUSKELN

DER PRIMÄRE SCHWERPUNKT LIEGT AUF DEN BAUCHMUSKELN

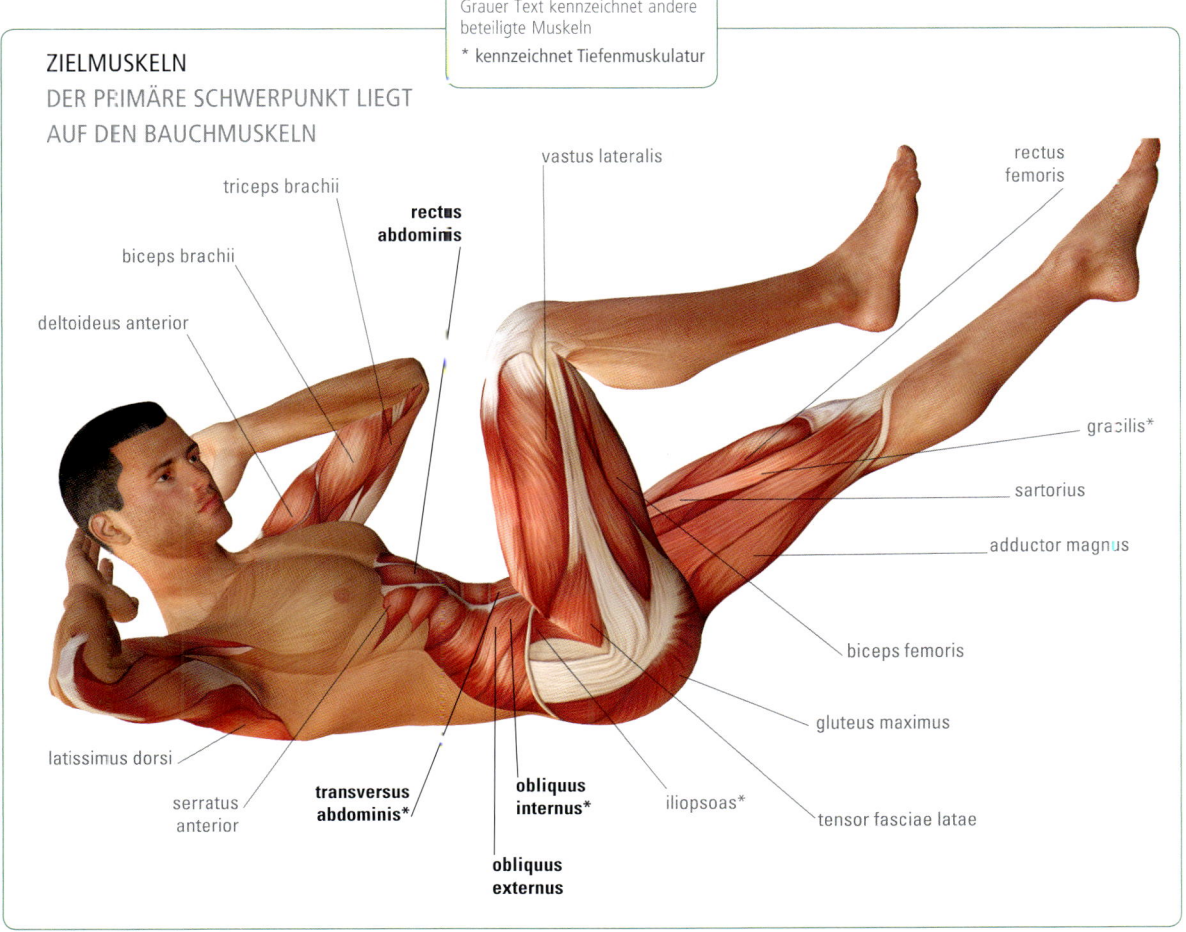

triceps brachii

biceps brachii

deltoideus anterior

rectus abdominis

vastus lateralis

rectus femoris

gracilis*

sartorius

adductor magnus

biceps femoris

gluteus maximus

tensor fasciae latae

iliopsoas*

obliquus internus*

obliquus externus

transversus abdominis*

serratus anterior

latissimus dorsi

PLANK

Die Plank ist eine der besten Übungen, die Sie für Ihren Kern ausführen können, weil sie isometrische Kraft aufbaut, die Ihnen hilft, Ihre Taille zu formen und Ihre Haltung zu verbessern. Dabei geht es nicht um das Gleichgewicht, sondern um die Formung einer soliden Körperstruktur, in der Sie den Kraftaufwand auf den Boden verteilen können.

1. Stellen Sie sich auf alle viere, legen Sie dann Ihre Unterarme parallel zueinander, mit einer 90°-Beugung an den Ellbogen.

2. Heben Sie Ihre Knie vom Boden ab und strecken Sie Ihre Beine, bis sie in einer Linie mit dem Körper ausgerichtet sind. Halten Sie diese Position für 30 Sekunden (bis hin zu 120 Sekunden).

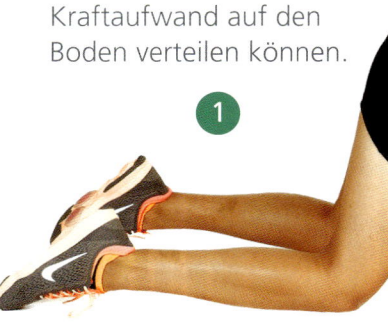
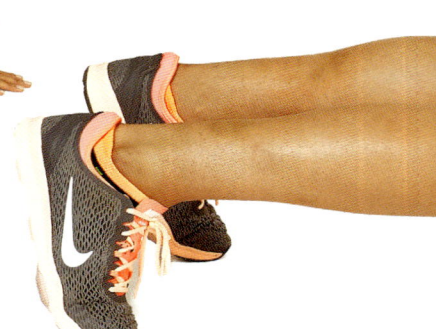

RICHTIG
Halten Sie Ihre Bauch-muskeln straff und Ihren Körper in einer geraden Linie.

VERMEIDEN
Eine zu hohe Brücke, weil dies die Belastung von den beteiligten Muskeln nimmt

VORTEILE
Steigert die Fähigkeit, Ihr eigenes Körper-gewicht zu stützen.

EINSCHRÄNKUNGEN
Personen mit Problemen im unteren Rücken-bereich sollten diese Übung vermeiden.

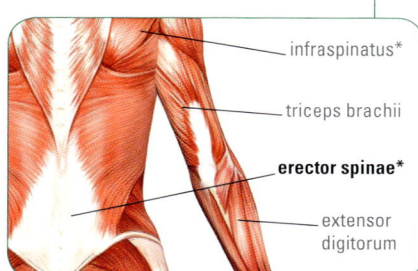

infraspinatus*

triceps brachii

erector spinae*

extensor digitorum

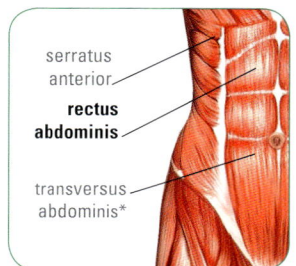

serratus anterior

rectus abdominis

transversus abdominis*

ZIELMUSKELN

DER PRIMÄRE SCHWERPUNKT LIEGT AUF DEM RECTUS ABDOMINIS UND DEM ERECTOR SPINAE

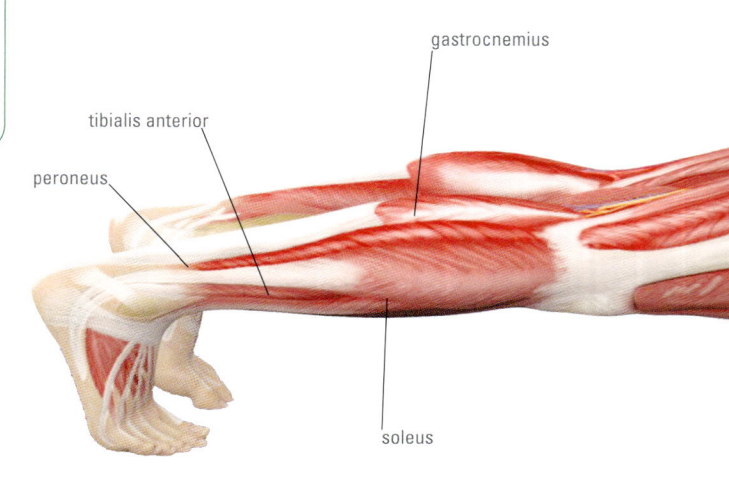

gastrocnemius

tibialis anterior

peroneus

soleus

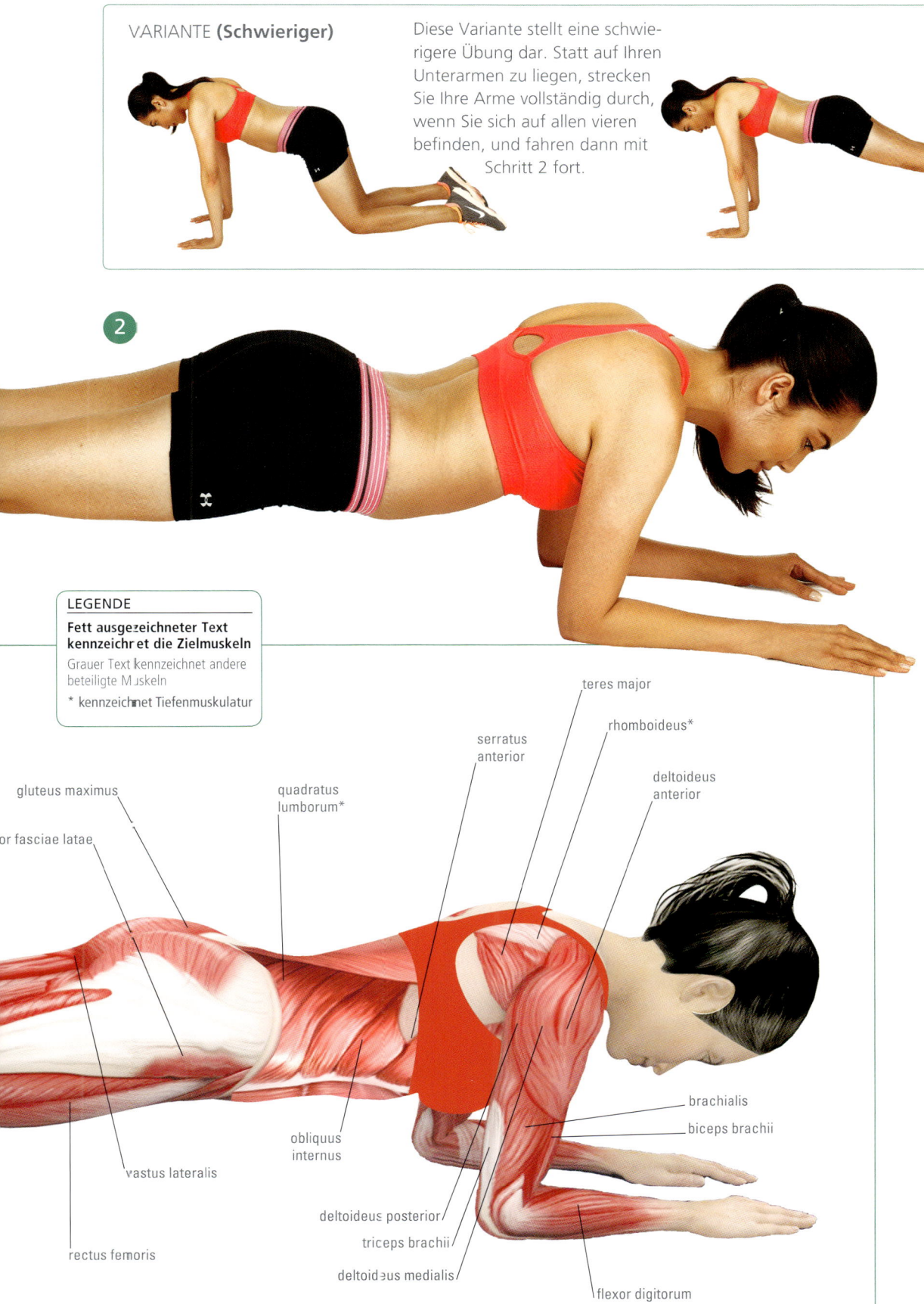

VARIANTE (Schwieriger)

Diese Variante stellt eine schwierigere Übung dar. Statt auf Ihren Unterarmen zu liegen, strecken Sie Ihre Arme vollständig durch, wenn Sie sich auf allen vieren befinden, und fahren dann mit Schritt 2 fort.

2

LEGENDE

Fett ausgezeichneter Text kennzeichnet die Zielmuskeln

Grauer Text kennzeichnet andere beteiligte Muskeln

* kennzeichnet Tiefenmuskulatur

teres major

rhomboideus*

serratus anterior

deltoideus anterior

gluteus maximus

quadratus lumborum*

or fasciae latae

brachialis

biceps brachii

vastus lateralis

obliquus internus

rectus femoris

deltoideus posterior

triceps brachii

deltoideus medialis

flexor digitorum

CHAIR PLIÉ

Der Chair Plié Squat ist eine Übung, die sich hauptsächlich auf die äußeren Oberschenkel auswirkt, etwas weniger auf Leiste, Quadrizeps, Gesäßmuskel, hintere Oberschenkelmuskeln und Hüftbeuger.

1. Stellen Sie sich breitbeinig mit den Zehen nach außen hinter den Stuhl.

2. Halten Sie Ihre Knie an Ihren Zehen ausgerichtet, beugen Sie Ihre Knie und senken Sie Ihren Körper in eine Hockposition.

3. Halten Sie Ihren Rücken gerade und erheben Sie sich zurück zur Ausgangsposition. Machen Sie 10 Wiederholungen.

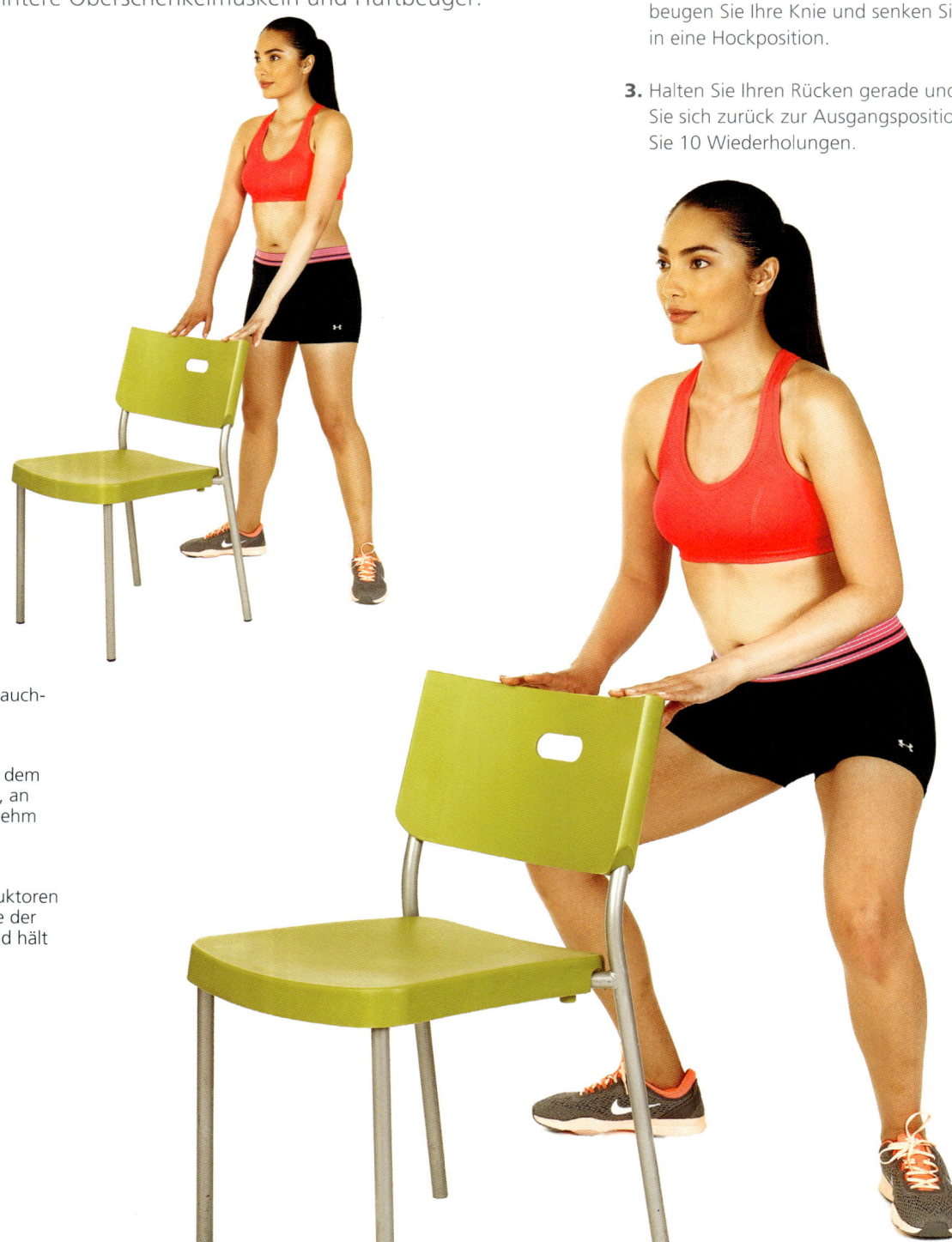

RICHTIG
Ziehen Sie Ihre Bauchmuskeln ein.

VERMEIDEN
Die Zehen bis zu dem Punkt zu drehen, an dem es unangenehm wird

VORTEILE
Kräftigt die Adduktoren an der Innenseite der Oberschenkel und hält sie fit.

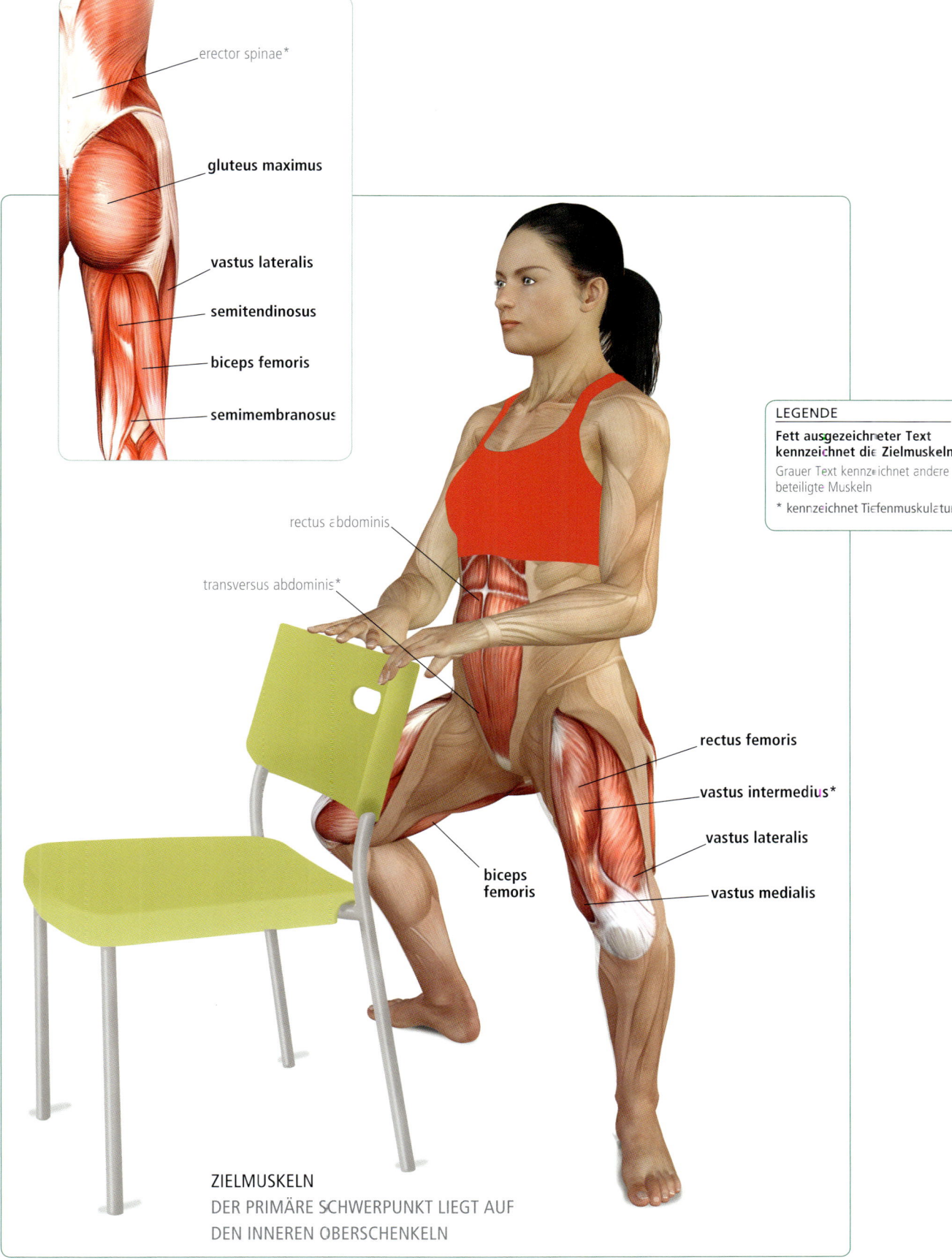

erector spinae*

gluteus maximus

vastus lateralis

semitendinosus

biceps femoris

semimembranosus

rectus abdominis

transversus abdominis*

LEGENDE

**Fett ausgezeichneter Text
kennzeichnet die Zielmuskeln**

Grauer Text kennzeichnet andere
beteiligte Muskeln

* kennzeichnet Tiefenmuskulatur

rectus femoris

vastus intermedius*

vastus lateralis

vastus medialis

biceps
femoris

ZIELMUSKELN

DER PRIMÄRE SCHWERPUNKT LIEGT AUF
DEN INNEREN OBERSCHENKELN

LATERAL LOW LUNGE

Der Lateral Low Lunge erhöht die Beweglichkeit Ihrer Hüften und hilft, Ihre Gesäßmuskeln und die Muskeln der Leiste zu lockern. Er fördert Gleichgewicht, Kraft und Koordination. Dehnen Sie unbedingt Ihre Oberschenkelmuskeln ordnungsgemäß, bevor Sie diese Übung ausführen.

1. Stehen Sie aufrecht mit nach vorn parallel zum Boden ausgestreckten Armen.

2. Richten Sie Ihre Knie an Ihren Zehen aus, beugen Sie Ihre Knie und senken Sie Ihren Körper in eine Hockposition ab.

3. Halten Sie Ihren Rücken gerade und erheben Sie sich zurück zur Ausgangsposition. Machen Sie 10 Wiederholungen.

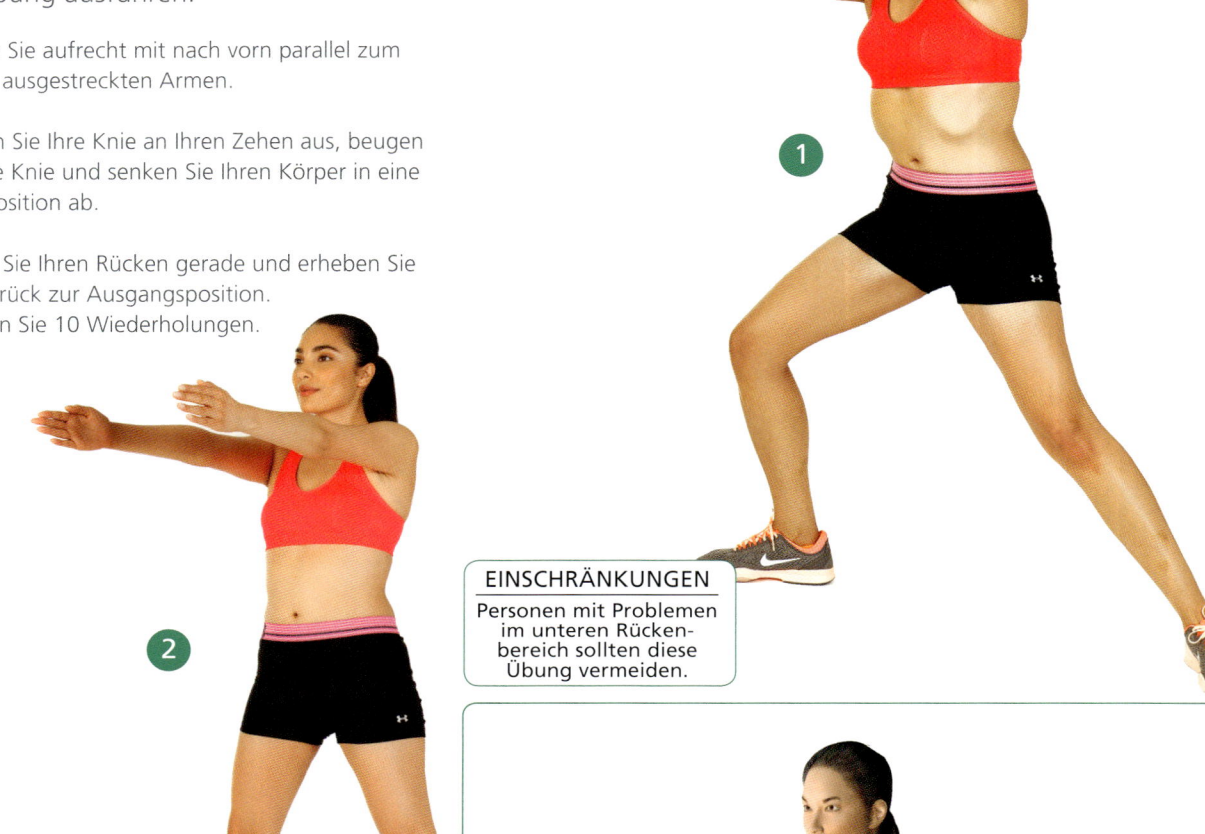

RICHTIG
Ihre Wirbelsäule bleibt neutral, wenn Sie Ihre Hüften beugen.

VERMEIDEN
Den Nacken vorzu-strecken, wenn Sie die Bewegung ausführen

VORTEILE
Kräftigt die Adduktoren an der Innenseite der Oberschenkel und hält sie fit.

EINSCHRÄNKUNGEN
Personen mit Problemen im unteren Rücken-bereich sollten diese Übung vermeiden.

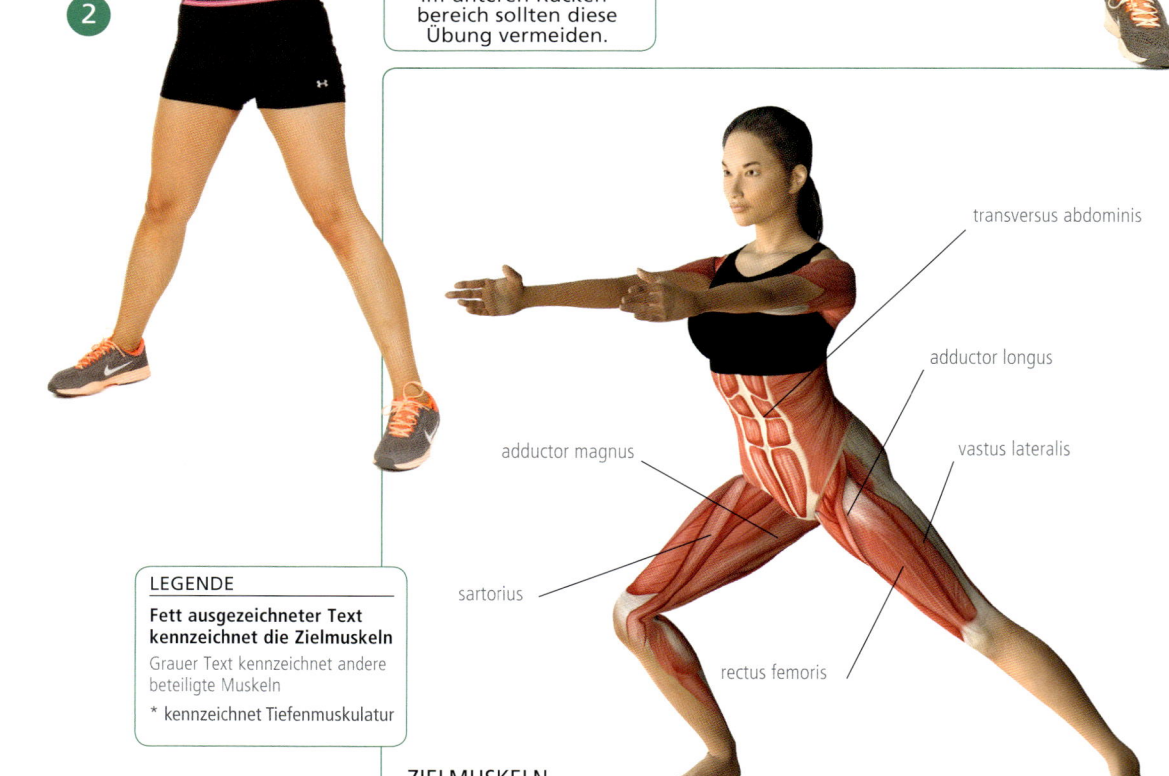

LEGENDE
Fett ausgezeichneter Text kennzeichnet die Zielmuskeln

Grauer Text kennzeichnet andere beteiligte Muskeln

* kennzeichnet Tiefenmuskulatur

transversus abdominis

adductor longus

vastus lateralis

adductor magnus

sartorius

rectus femoris

ZIELMUSKELN

DER PRIMÄRE SCHWERPUNKT LIEGT AUF DEN OBERSCHENKELN UND DEN HÜFTEN

HAND-TO-TOE LIFT

1. Stellen Sie sich hin, mit der rechten Hand auf Ihrer Hüfte und das Gewicht auf den rechten Fuß verlagert.

2. Heben Sie Ihr linkes Knie zur Brust und halten Sie Ihren linken Fuß mit Ihrer linken Hand fest.

3. Strecken Sie Ihr linkes Bein nach vorn und halten Sie die Zehen mit den Fingern fest. Halten Sie die Position 10 Sekunden lang und senken Sie das Bein dann wieder ab. Machen Sie fünf Wiederholungen pro Bein.

Der Hand-to-Toe Lift ist eine herausfordernde Übung, die die Stabilität des Bauchs und der Beine steigert. Sie kann erschwert werden, indem vor dem Absenken des Beins der folgende Schritt eingebaut wird: Schwingen Sie Ihr linkes Bein zur Seite und halten Sie Ihre Zehen weiterhin fest. Atmen Sie gleichmäßig und halten Sie die Position für ca. 5 Sekunden.

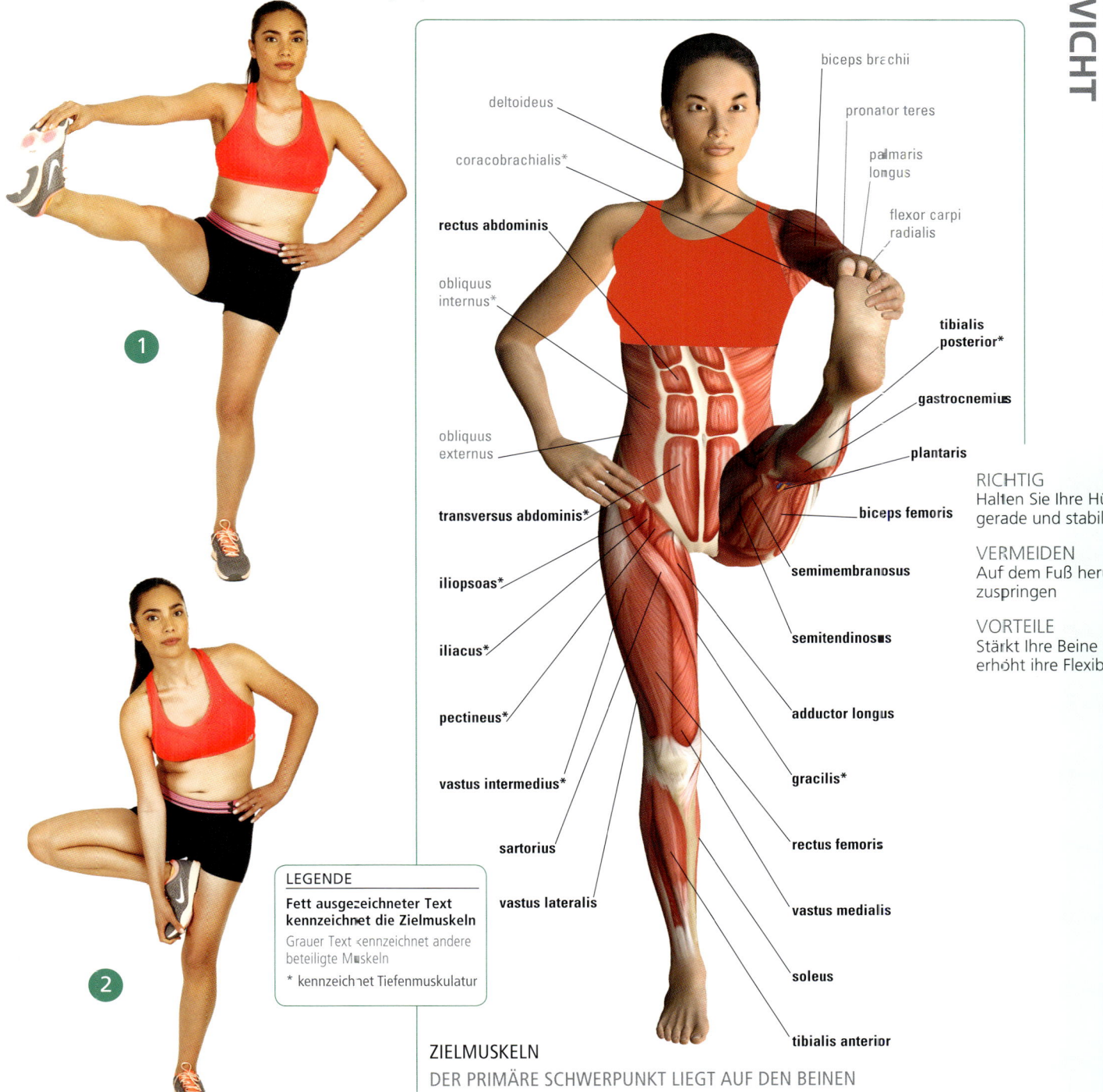

biceps brachii

deltoideus

pronator teres

coracobrachialis*

palmaris longus

flexor carpi radialis

rectus abdominis

obliquus internus*

tibialis posterior*

gastrocnemius

obliquus externus

plantaris

transversus abdominis*

biceps femoris

iliopsoas*

semimembranosus

iliacus*

semitendinosus

pectineus*

adductor longus

vastus intermedius*

gracilis*

sartorius

rectus femoris

vastus lateralis

vastus medialis

soleus

tibialis anterior

RICHTIG
Halten Sie Ihre Hüften gerade und stabil.

VERMEIDEN
Auf dem Fuß herumzuspringen

VORTEILE
Stärkt Ihre Beine und erhöht ihre Flexibilität.

LEGENDE

Fett ausgezeichneter Text kennzeichnet die Zielmuskeln

Grauer Text kennzeichnet andere beteiligte Muskeln

* kennzeichnet Tiefenmuskulatur

ZIELMUSKELN
DER PRIMÄRE SCHWERPUNKT LIEGT AUF DEN BEINEN

SINGLE-LEG BALANCE

Mit einfachen Gleichgewichtsübungen können Sie Ihr Gleichgewicht verbessern. Der Single-Leg Balance ist eine effektive Übung für die Verbesserung des Gleichgewichts. Sie können ihn einfach innerhalb Ihres Übungsprogramms zuhause ausführen, und er kann abgewandelt werden, um die Schwierigkeit zu steigern, wenn Ihr Gleichgewicht sich verbessert.

1. Stellen Sie sich mit den Händen auf Ihren Hüften hin und heben Sie Ihr rechtes Bein, am Knie direkt vor Ihnen im 90°-Winkel gebeugt. Halten Sie diese Position 15 Sekunden lang.

2. Drücken Sie Ihr rechtes Bein nach unten und vorn, berühren Sie aber nicht den Boden, und halten Sie diese Stellung 15 Sekunden lang.

3. Drücken Sie schließlich Ihr rechtes Bein zur Seite und halten Sie diese Stellung 15 Sekunden lang, ebenfalls ohne den Boden zu berühren. Führen Sie die gesamte Abfolge dreimal aus und wechseln Sie dann das Bein.

> ### VARIANTE (Schwieriger)
> Diese Übung kann schwieriger gemacht werden, indem Sie zwischen den Schritten leicht mit der Ferse auf den Boden tippen.

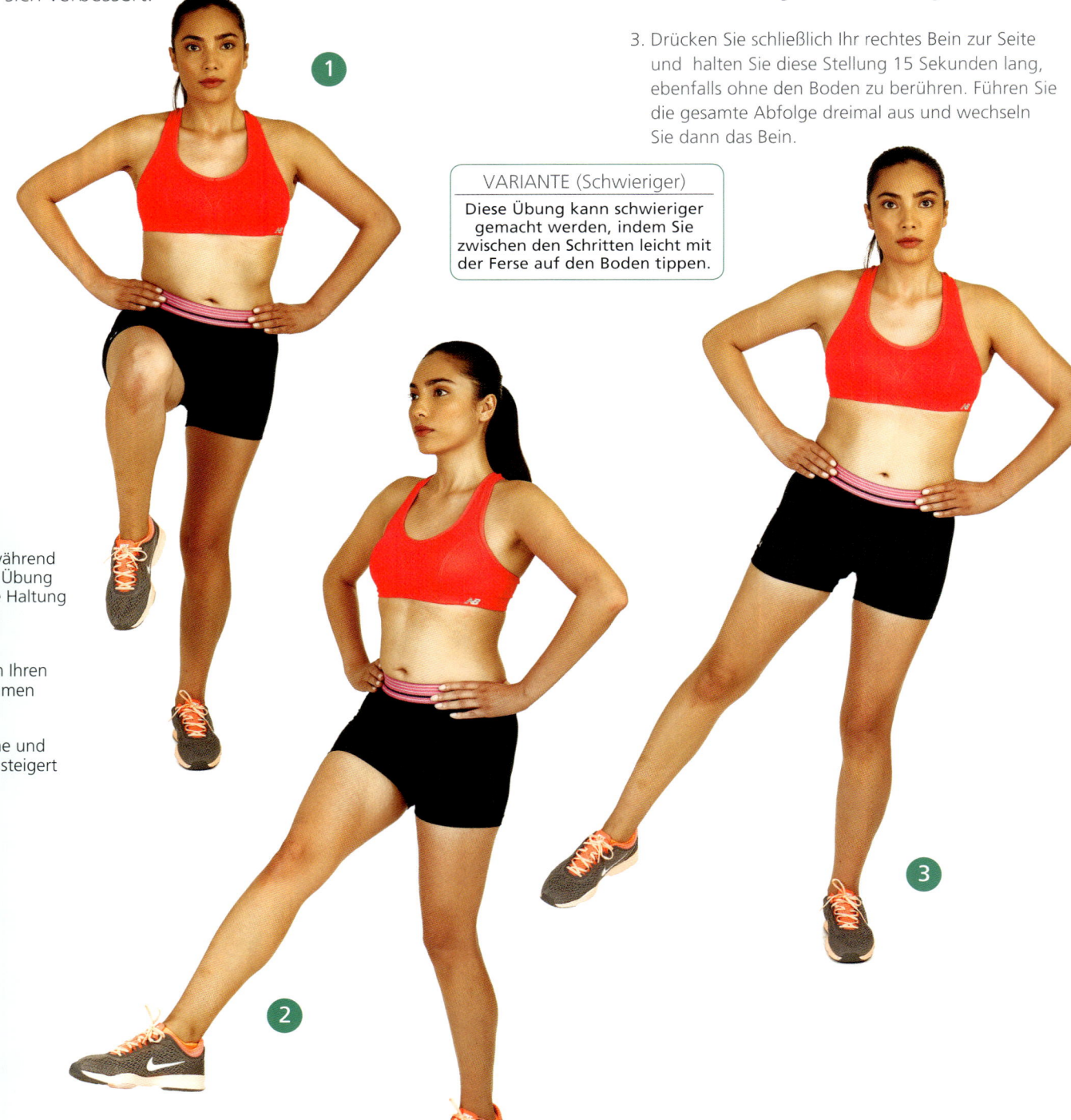

RICHTIG
Nehmen Sie während der gesamten Übung eine aufrechte Haltung ein.

VERMEIDEN
Die Hände von Ihren Hüften zu nehmen

VORTEILE
Stärkt die Beine und den Kern und steigert Ihre Stabilität.

SINGLE-LEG BALANCE

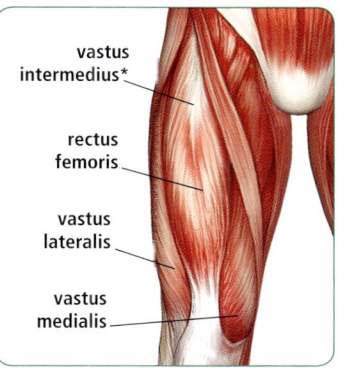

vastus intermedius*
rectus femoris
vastus lateralis
vastus medialis

EINSCHRÄNKUNGEN

Personen mit Knieproblemen sollten diese Übung vermeiden.

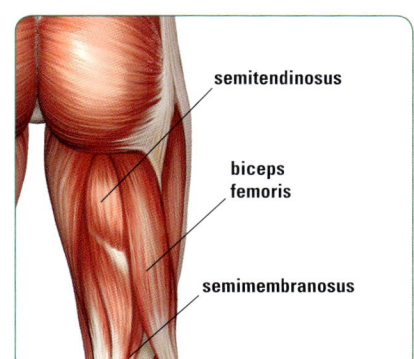

semitendinosus
biceps femoris
semimembranosus

LEGENDE

Fett ausgezeichneter Text kennzeichnet die Zielmuskeln

Grauer Text kennzeichnet andere beteiligte Muskeln

* kennzeichnet Tiefenmuskulatur

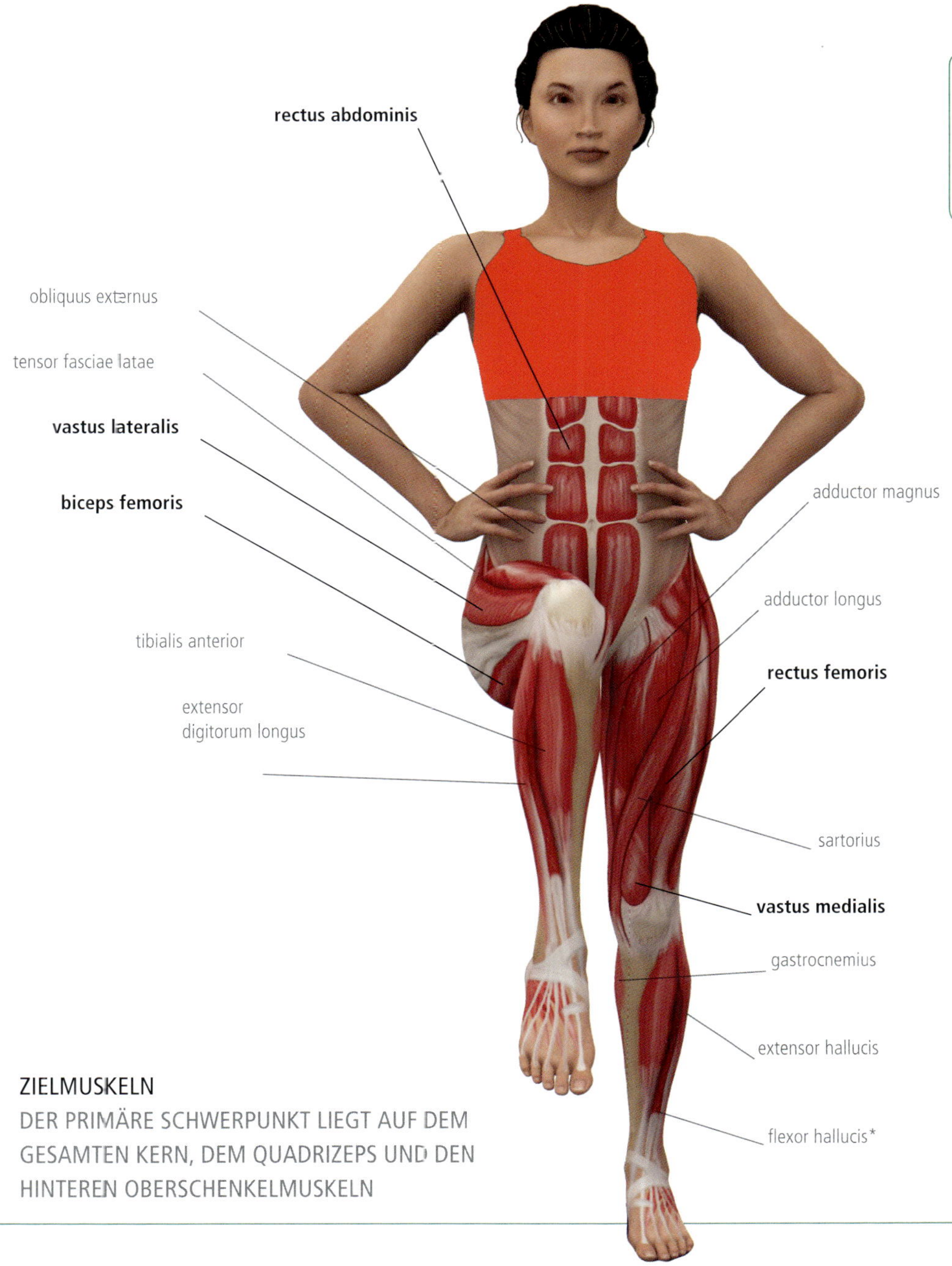

rectus abdominis
obliquus externus
tensor fasciae latae
vastus lateralis
biceps femoris
tibialis anterior
extensor digitorum longus
adductor magnus
adductor longus
rectus femoris
sartorius
vastus medialis
gastrocnemius
extensor hallucis
flexor hallucis*

ZIELMUSKELN

DER PRIMÄRE SCHWERPUNKT LIEGT AUF DEM GESAMTEN KERN, DEM QUADRIZEPS UND DEN HINTEREN OBERSCHENKELMUSKELN

INVERTED HAMSTRING

Der Inverted Hamstring ist eine Dehnübung, die hauptsächlich auf die hinteren Oberschenkelmuskeln abzielt, in geringerem Maße auch auf die Gesäßmuskeln.

1. Beginnen Sie stehend, die Füße schulterbreit auseinander gestellt, mit leicht gebeugten Beinen und Ihren Armen über Ihrem Kopf.

2. Beugen Sie sich an der Taille nach vorn, während Sie gleichzeitig, um das Gleichgewicht zu halten, die Arme zur Seite strecken und Ihr linkes Bein hinter sich anheben.

3. Beugen Sie sich weiter nach vorn, bis Ihr Rumpf und Ihr Bein etwa parallel zum Boden sind.

4. Kehren Sie zur stehenden Position zurück, wechseln Sie das Bein und wiederholen Sie die Übung.

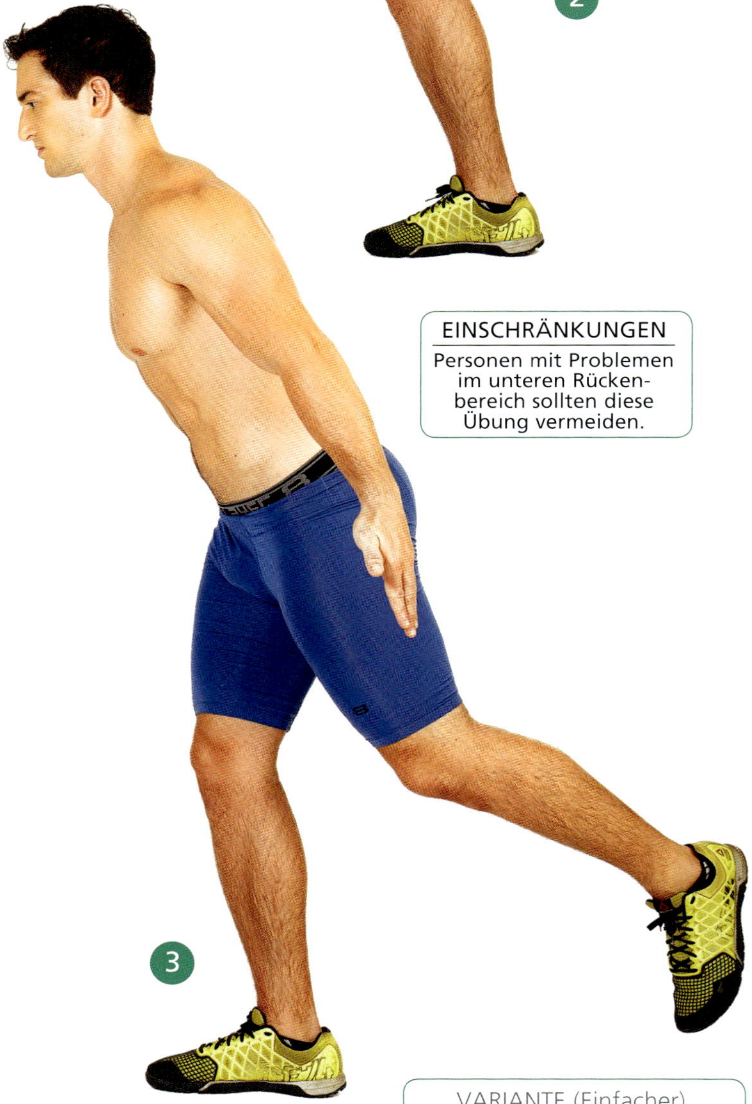

RICHTIG
Ihre Wirbelsäule ist neutral, während Sie die Bewegung ausführen. Ihre Knie sind über Ihren Fußgelenken ausgerichtet. Ihr Körper bleibt nah am Stuhl.

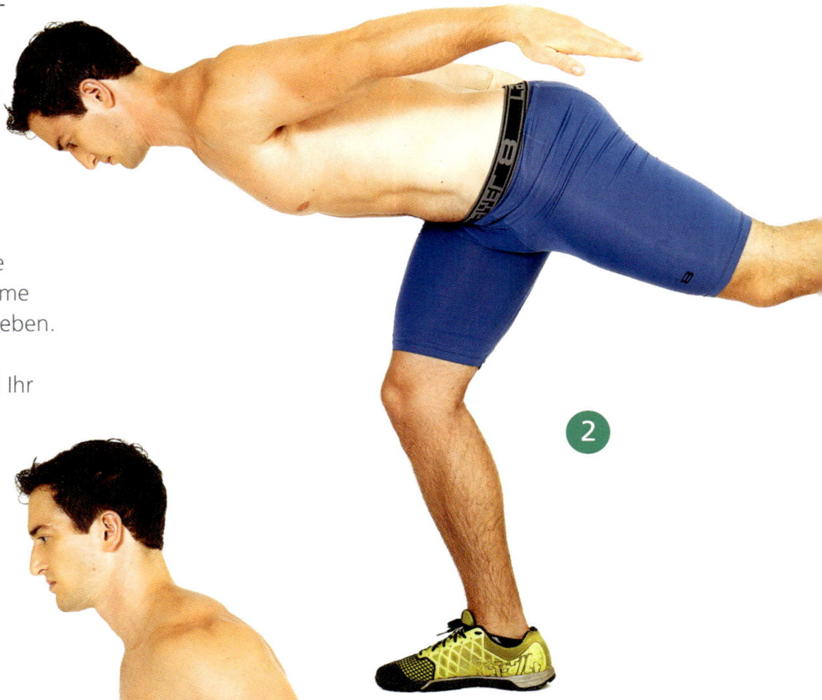

VERMEIDEN
Die Schultern in Richtung Ihrer Ohren zu ziehen

VORTEILE
Hilft, den Körper als Ganzes zu stabilisieren.

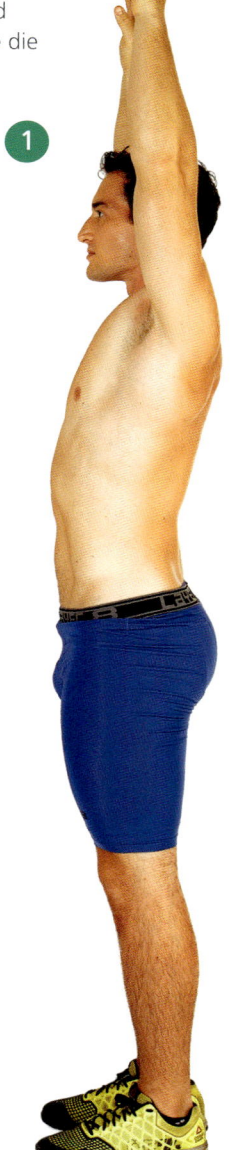

EINSCHRÄNKUNGEN
Personen mit Problemen im unteren Rückenbereich sollten diese Übung vermeiden.

VARIANTE (Einfacher)
Diese Übung kann vereinfacht werden, indem Sie einen Balancestab vor sich halten.

INVERTED HAMSTRING

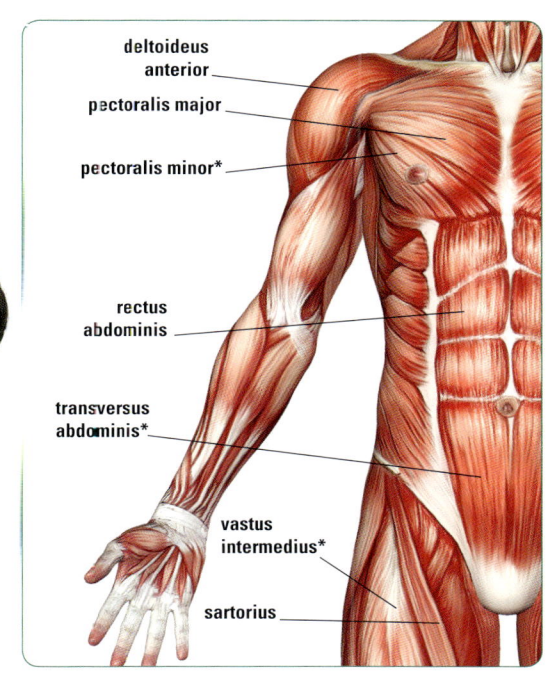

deltoideus anterior
pectoralis major
pectoralis minor*
rectus abdominis
transversus abdominis*
vastus intermedius*
sartorius

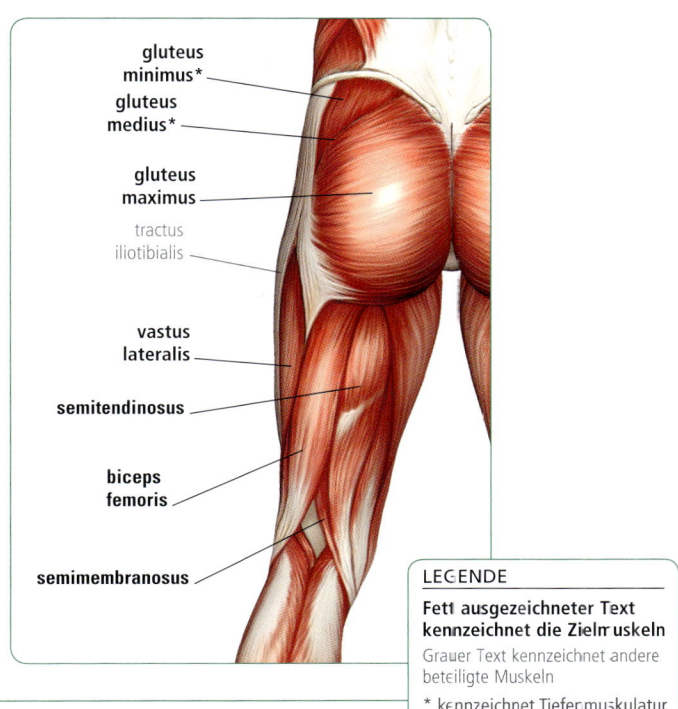

gluteus minimus*
gluteus medius*
gluteus maximus
tractus iliotibialis
vastus lateralis
semitendinosus
biceps femoris
semimembranosus

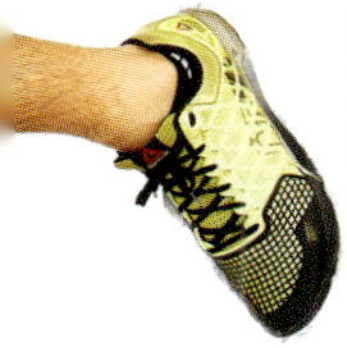

LEGENDE

Fett ausgezeichneter Text kennzeichnet die Zielmuskeln

Grauer Text kennzeichnet andere beteiligte Muskeln

* kennzeichnet Tiefenmuskulatur

ZIELMUSKELN

DER PRIMÄRE SCHWERPUNKT LIEGT AUF DEM GESAMTEN KERN, DEN GESÄSSMUSKELN UND DEN HINTEREN OBERSCHENKELMUSKELN

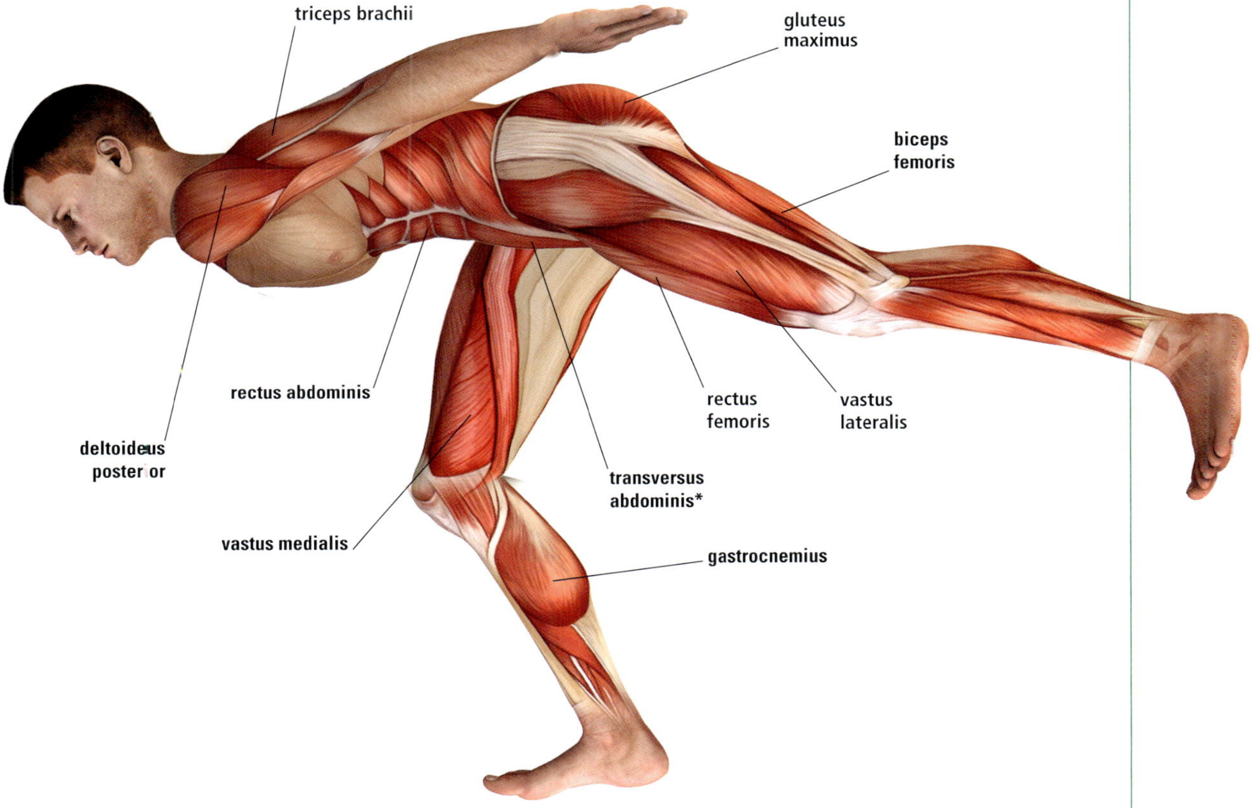

triceps brachii
gluteus maximus
biceps femoris
rectus abdominis
rectus femoris
vastus lateralis
deltoideus posterior
transversus abdominis*
vastus medialis
gastrocnemius

SIDE-LYING HIP ABDUCTION

Diese Übung soll die Muskeln seitlich Ihrer Hüfte stärken. Die Lying Hip Abduction ist eine Calisthenics- und Pilatesübung, die hauptsächlich auf die Gesäß- muskeln abzielt, und zu einem geringeren Maß auch auf die seitlichen Bauchmuskeln, die Bauchmuskeln und die äußeren Oberschenkel.

1. Legen Sie sich auf die linke Seite, mit gestreckten Beinen und Ihre Füße übereinandergelegt. Legen Sie Ihren rechten Arm auf Ihre rechte Hüfte und stützen Sie Ihren Kopf mit dem linken Arm.

EINSCHRÄNKUNGEN

Personen mit Problemen im unteren Rücken- bereich sollten diese Übung vermeiden.

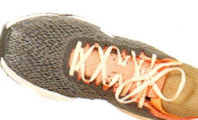

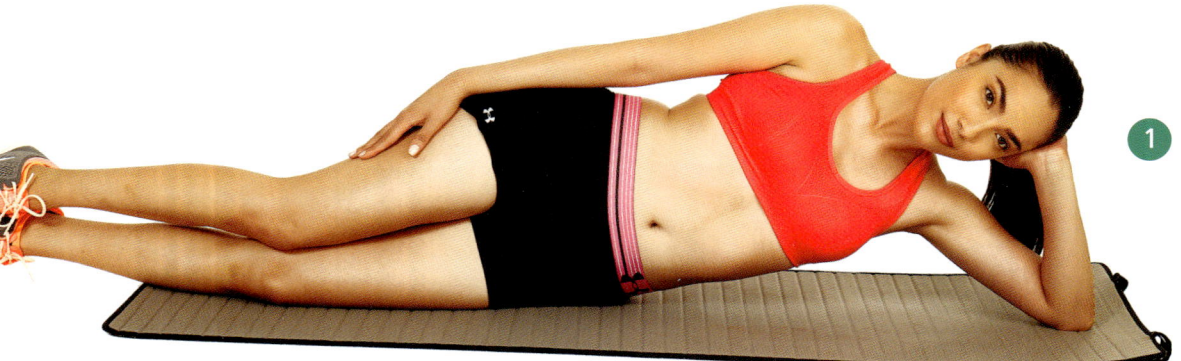

RICHTIG
Halten Sie Ihren Körper in einer geraden Linie.

VERMEIDEN
Das Bein zu hoch zu heben

VORTEILE
Verbessert die Stärke der Gesäßmuskeln und der Hüfte.

LEGENDE

Fett ausgezeichneter Text kennzeichnet die Zielmuskeln

Grauer Text kennzeichnet andere beteiligte Muskeln

* kennzeichnet Tiefenmuskulatur

gluteus medius*

gluteus maximus

adductor magnus

semitendinosus

biceps femoris

semimembranosus

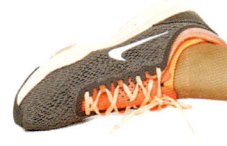

vastus lateralis

vastus intermedius*

vastus medialis

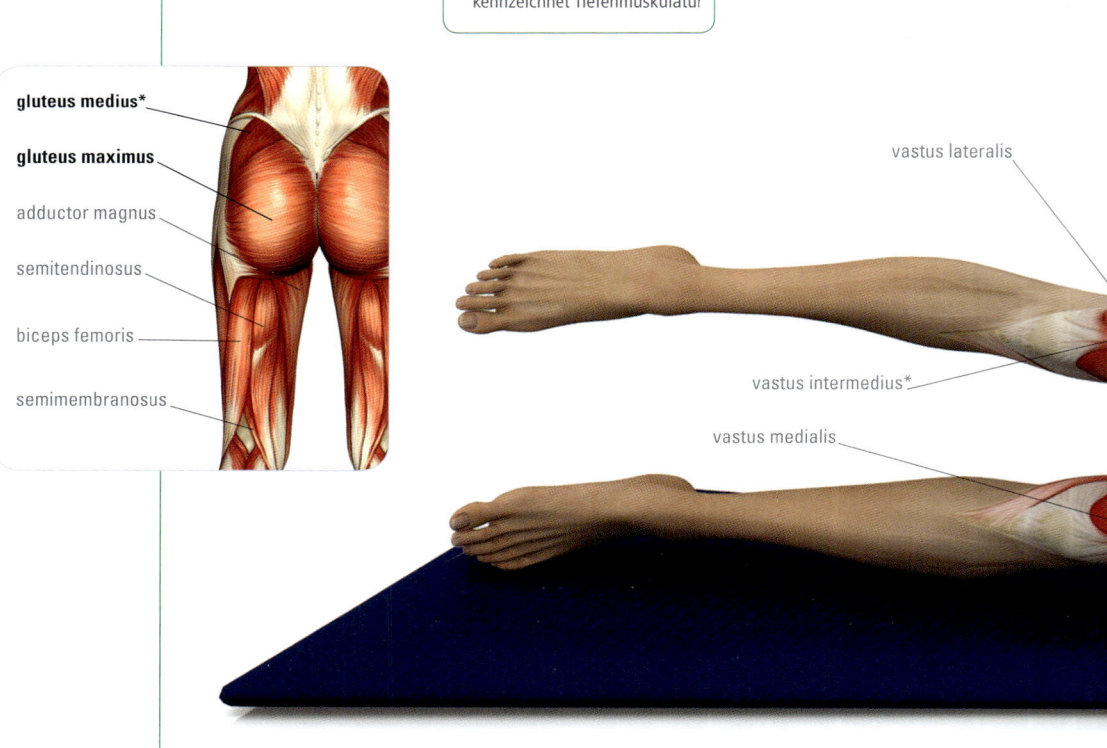

2. Heben Sie Ihr rechtes Bein, bis Sie Ihren Kern spüren. Halten Sie diese Position 30 Sekunden, wiederholen Sie die Übung und wechseln Sie dann die Seite.

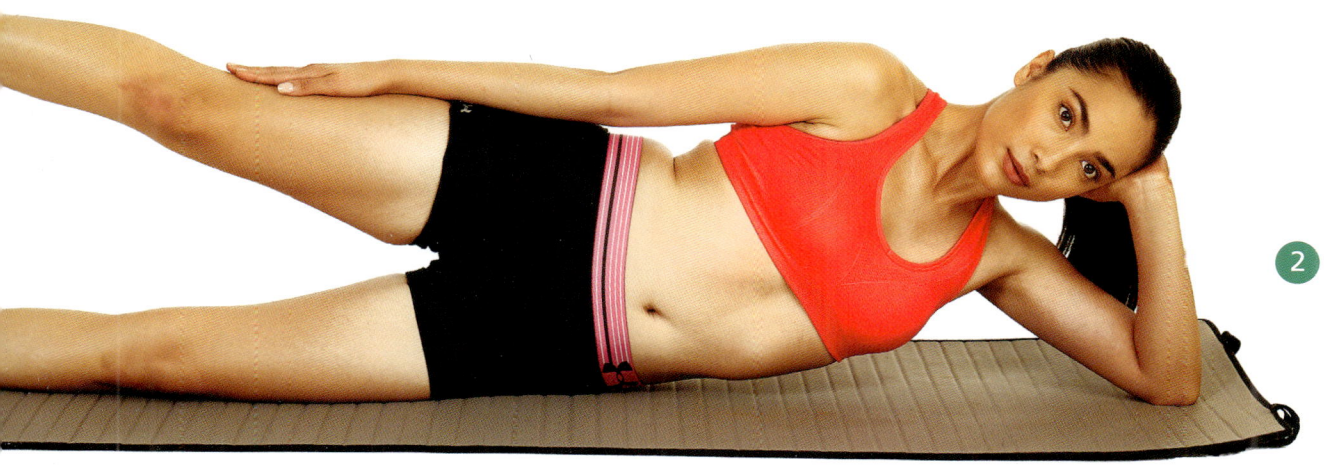

2

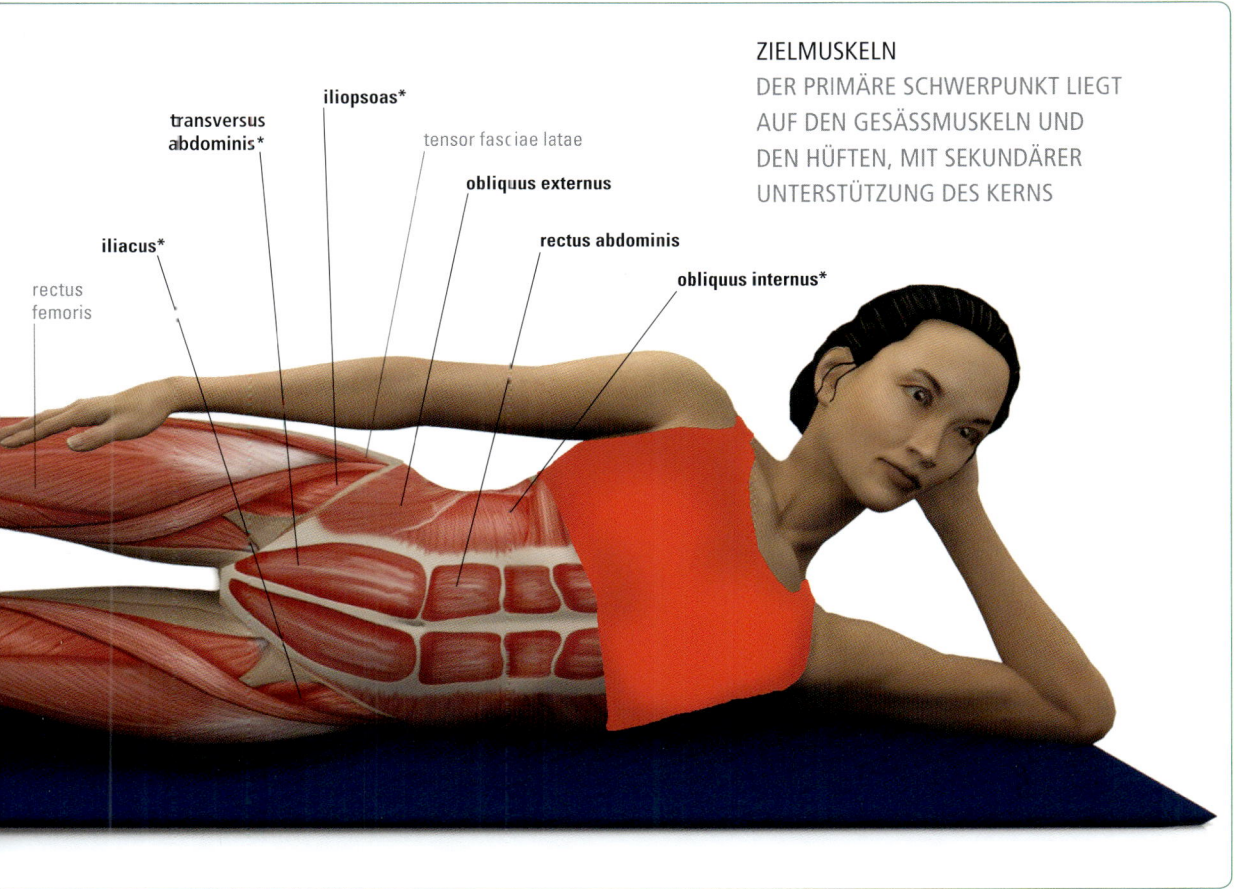

rectus femoris

iliacus*

transversus abdominis*

iliopsoas*

tensor fasciae latae

obliquus externus

rectus abdominis

obliquus internus*

ZIELMUSKELN

DER PRIMÄRE SCHWERPUNKT LIEGT AUF DEN GESÄSSMUSKELN UND DEN HÜFTEN, MIT SEKUNDÄRER UNTERSTÜTZUNG DES KERNS

TOWEL FLY

Der Towel Fly ist eine hervorragende Methode, Ihr Brust-Workout zu verstärken, indem Sie das meiste aus Ihrem Körpergewicht machen. Diese Übung bezieht auch mehrere andere Muskeln der Arme, des Rückens, der Hüften und des Bauchs ein, um Sie zu stabilisieren – beherrschen Sie den Towel Fly, und Sie werden eine echte Verbesserung der Stärke Ihrer Brust, Ihrer Arme und Ihres Kerns feststellen.

1. Legen Sie ein Handtuch vor sich auf den Boden. Nehmen Sie die Push-up-Position ein, mit den Ellbogen vollständig gestreckt und dem Handtuch unter Ihren Händen.

2. Nehmen Sie eine steife Plank-Position ein und verlagern Sie Ihr Gewicht auf Ihre Fersen. Legen Sie die Hände zusammen. Das Handtuch sollte unterhalb Ihres Brustbeins zusammengeschoben werden.

3. Glätten Sie das Handtuch, indem Sie mit Ihren Armen nach außen drücken und sich dann wieder in die Ausgangsposition begeben. Wiederholen Sie dies 10 Mal.

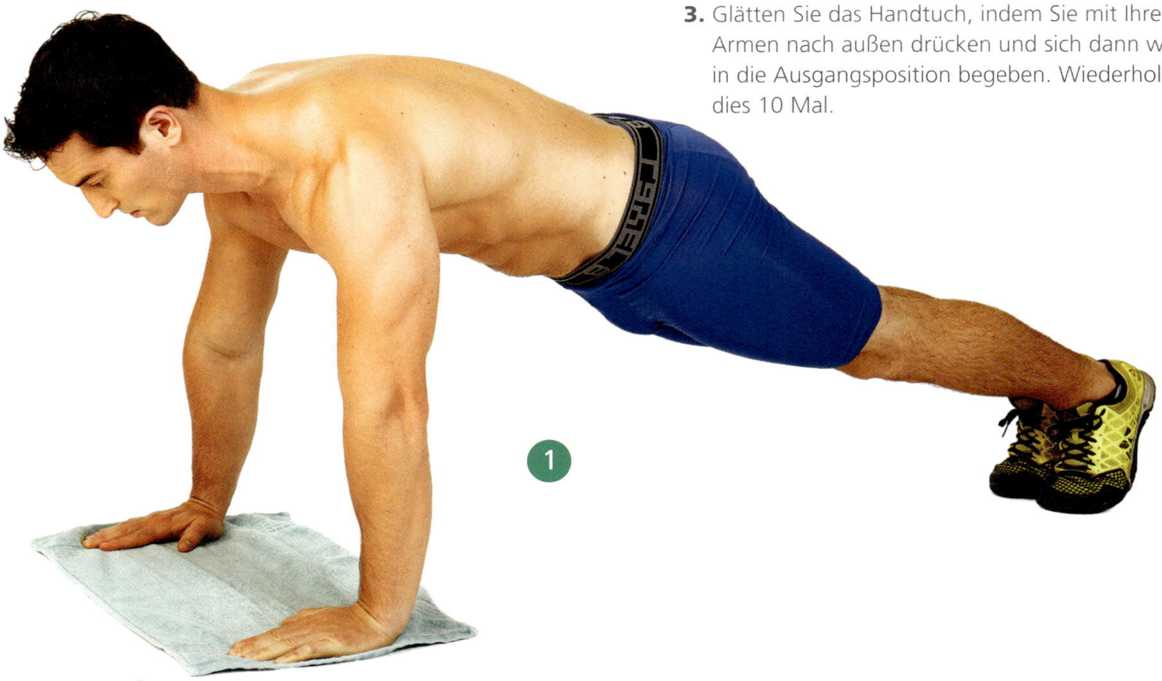

RICHTIG
Ihre Hände bleiben direkt unter Ihren Schultern ausgerichtet.

VERMEIDEN
Die Hüften durchsacken zu lassen

Den Kopf abzusenken, wenn Sie Ihre Hände öffnen und schließen

Die Ellbogen zu beugen

VORTEILE
Erhöht den Bewegungsumfang der Hüfte.

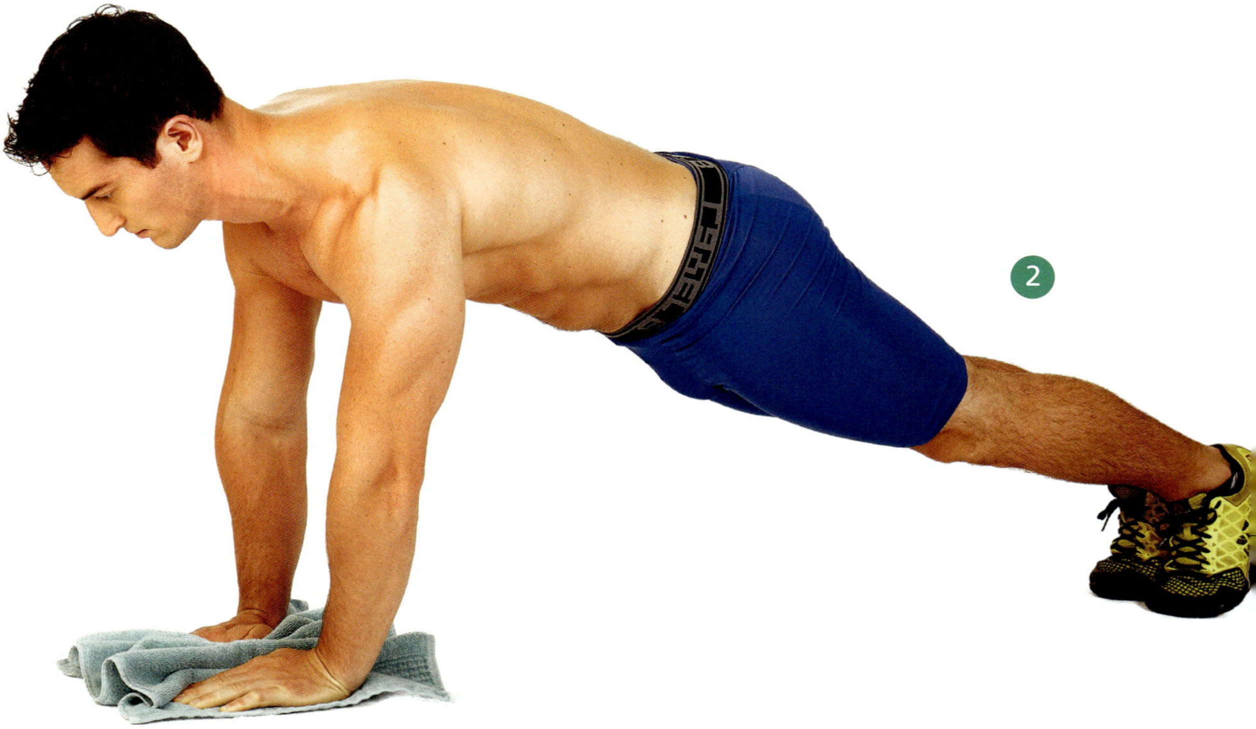

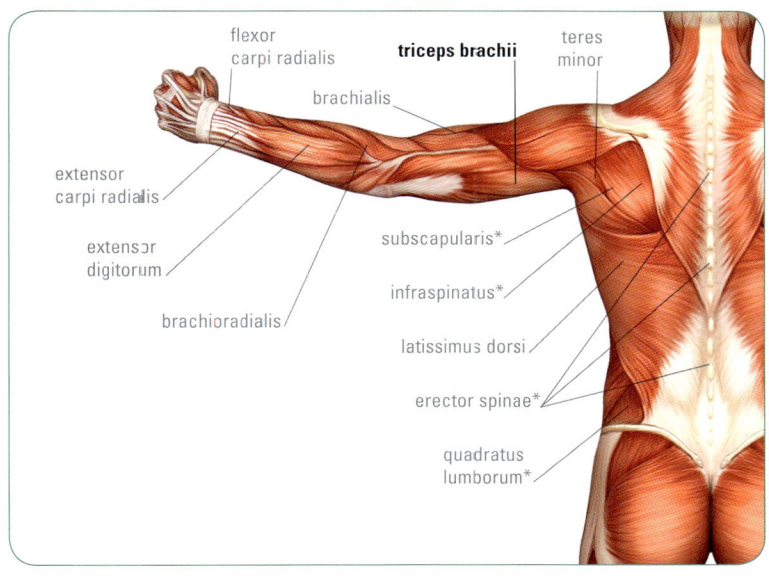

flexor
carpi radialis

triceps brachii

teres
minor

brachialis

extensor
carpi radialis

extensor
digitorum

subscapularis*

infraspinatus*

brachioradialis

latissimus dorsi

erector spinae*

quadratus
lumborum*

EINSCHRÄNKUNGEN

Personen mit Schulter-
problemen sollten diese
Übung vermeiden.

LEGENDE

**Fett ausgezeichneter Text
kennzeichnet die Zielmuskeln**

Grauer Text kennzeichnet andere
beteiligte Muskeln

* kennzeichnet Tiefenmuskulatur

ZIELMUSKELN

DER PRIMÄRE SCHWERPUNKT LIEGT AUF DER BRUST UND DEN ARMEN

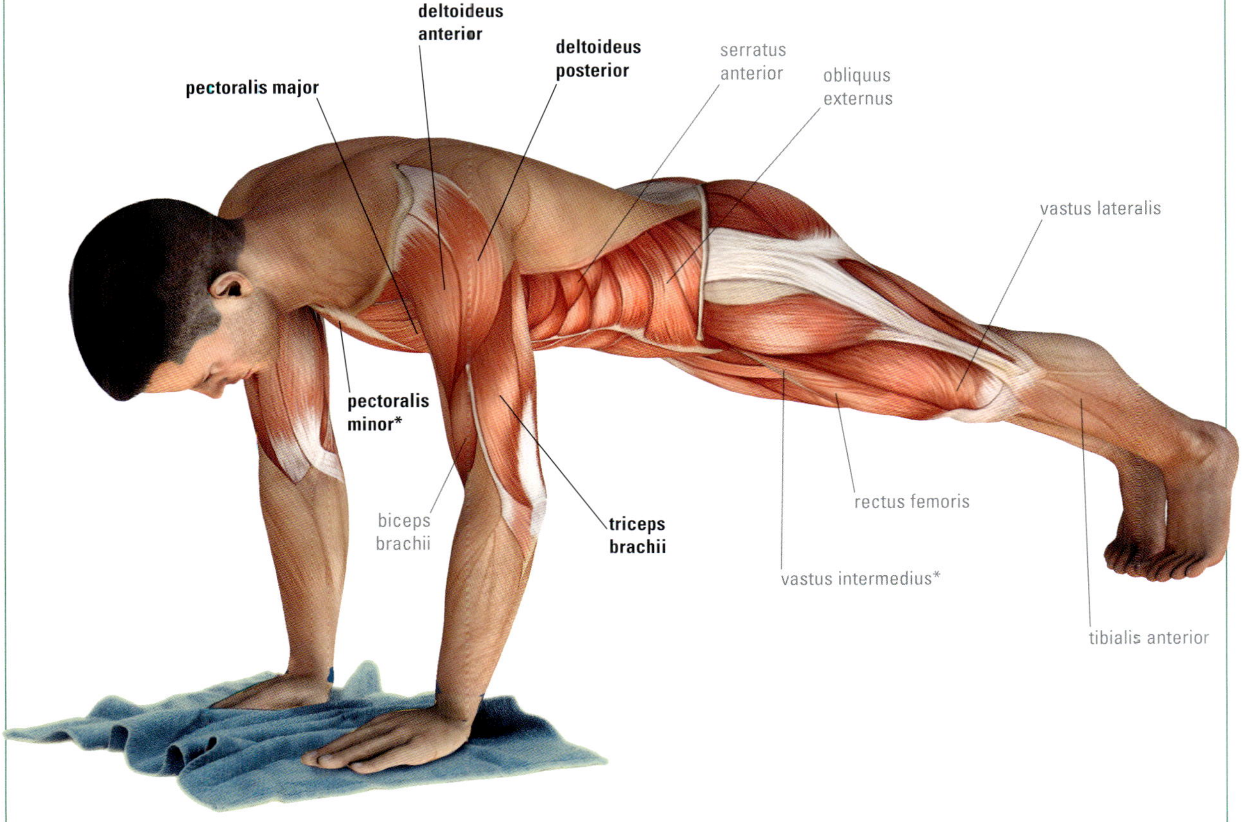

**deltoideus
anterior**

**deltoideus
posterior**

serratus
anterior

obliquus
externus

pectoralis major

vastus lateralis

**pectoralis
minor***

biceps
brachii

**triceps
brachii**

rectus femoris

vastus intermedius*

tibialis anterior

BODY SAW

Die Übung Body Saw ist nicht nur hervorragend für den Aufbau einer maßgeblichen Stärke und Stabilität des Kerns geeignet. Mit Übung und Improvisation wird die Body Saw auch zu einer hervorragenden Übung für die Schulterstabilität.

1. Beginnen Sie mit dem Gesicht nach unten, auf Ihre Unterarme und Zehen gestützt.

2. Wiegen Sie Ihren Körper in drei Sätzen von jeweils 10 Wiederholungen vor und zurück (mit einer Steigerung auf 20).

RICHTIG
Halten Sie Ihren Körper vollständig gestreckt und in einer geraden Linie.

VERMEIDEN
Den unteren Rücken zu überbeanspruchen, indem Sie ihn höher als parallel zum Boden heben

VORTEILE
Verbessert Stärke und Definition des Kerns.

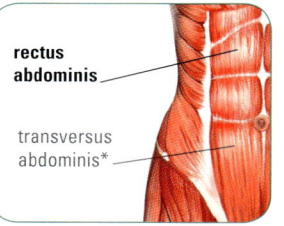

rectus
abdominis

transversus
abdominis*

ZIELMUSKELN
DER PRIMÄRE SCHWERPUNKT LIEGT AUF DEM RECTUS ABDOMINIS UND DEM UNTEREN RÜCKEN

LEGENDE

Fett ausgezeichneter Text kennzeichnet die Zielmuskeln

Grauer Text kennzeichnet andere beteiligte Muskeln

* kennzeichnet Tiefenmuskulatur

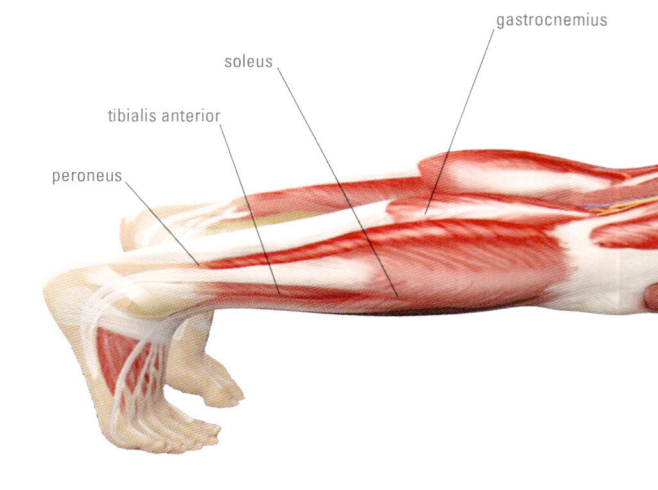

gastrocnemius

soleus

tibialis anterior

peroneus

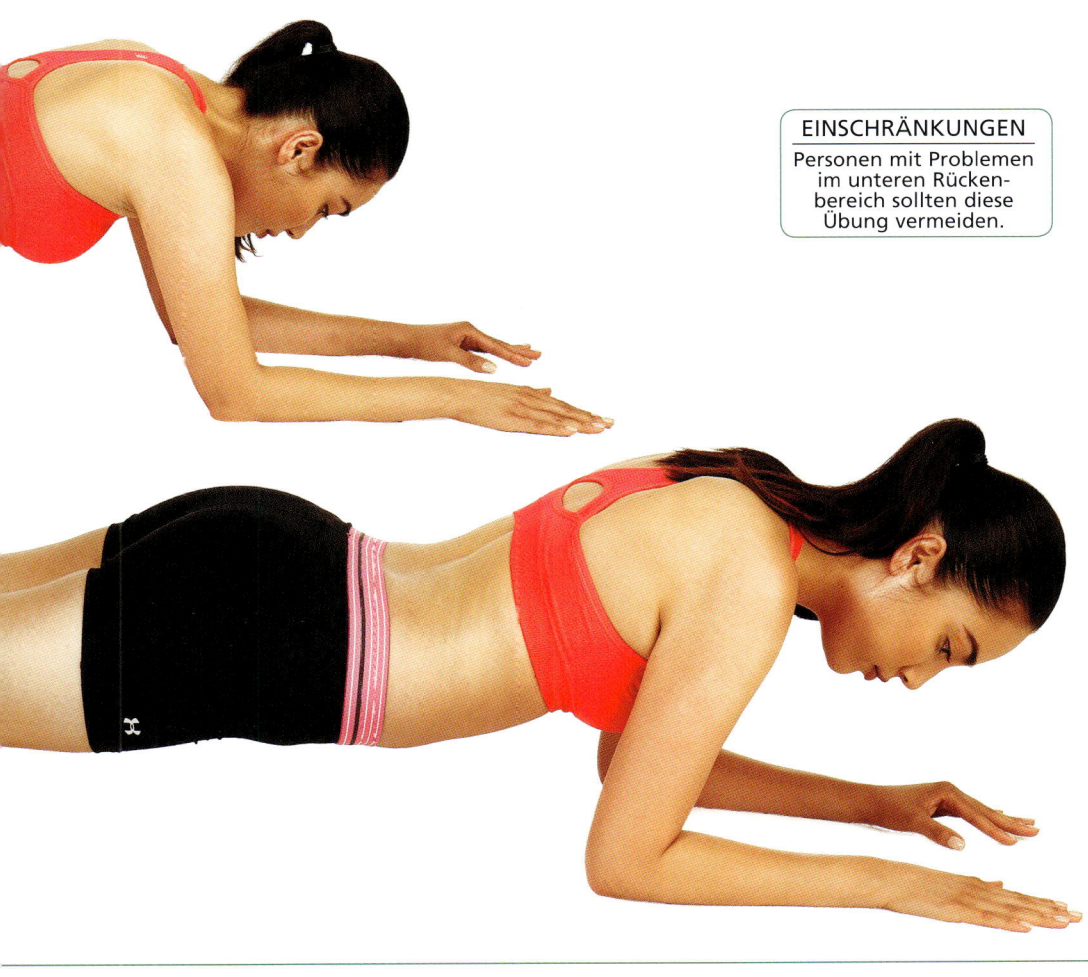

EINSCHRÄNKUNGEN
Personen mit Problemen
im unteren Rücken-
bereich sollten diese
Übung vermeiden.

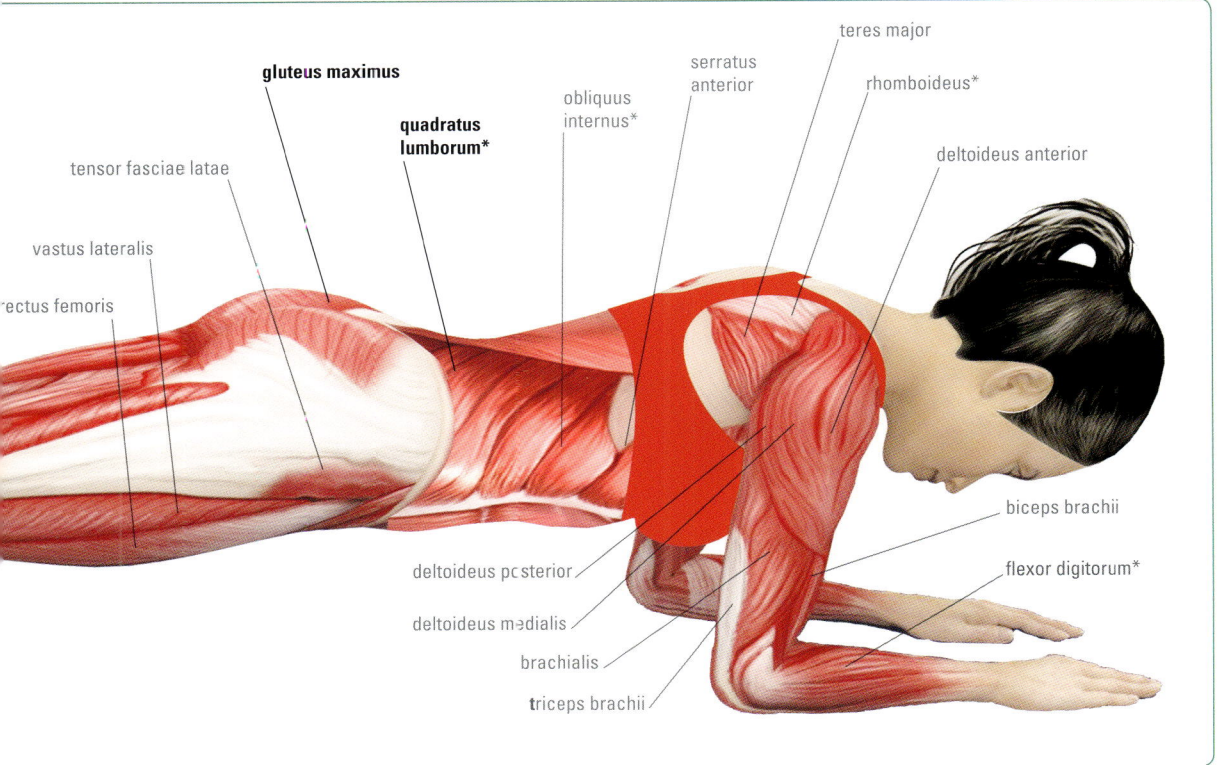

teres major

serratus
anterior

rhomboideus*

gluteus maximus

obliquus
internus*

deltoideus anterior

quadratus
lumborum*

tensor fasciae latae

vastus lateralis

rectus femoris

biceps brachii

flexor digitorum*

deltoideus posterior

deltoideus medialis

brachialis

triceps brachii

PRONE HEEL-BEATS

Prone Heel-Beats ist eine wirksame Pilates-Bewegung, die die Bauchmuskeln, die inneren Oberschenkel und die Gesäßmuskeln einbezieht, um die Gesäßmuskeln zu formen und zu festigen. Dies ist eine der besten Übungen für die Gesäßmuskeln, die Sie auf der Matte ausführen können. Vor allem müssen Sie daran denken, Ihre Bauchmuskeln die ganze Zeit über einzuziehen und Ihren Rücken und die Hinterseite Ihrer Beine zu dehnen, um Ihren unteren Rücken zu schützen.

1. Legen Sie sich mit dem Gesicht nach unten, die Arme an Ihren Seiten und leicht angehobenem Rücken mit erhobenem Kopf auf den Boden.

2. Heben Sie Ihre Beine und spreizen Sie sie leicht. Drehen Sie Ihre Füße leicht nach außen.

3. Schlagen Sie 20 Mal Ihre Fersen aneinander.

EINSCHRÄNKUNGEN
Personen mit Problemen im unteren Rücken-bereich sollten diese Übung vermeiden.

RICHTIG
Halten Sie Ihre Beine während der gesamten Übung oben.

VERMEIDEN
Die Schultern in Richtung Ihrer Ohren zu ziehen

VORTEILE
Zielt auf die Kern-stabilisatoren ab.

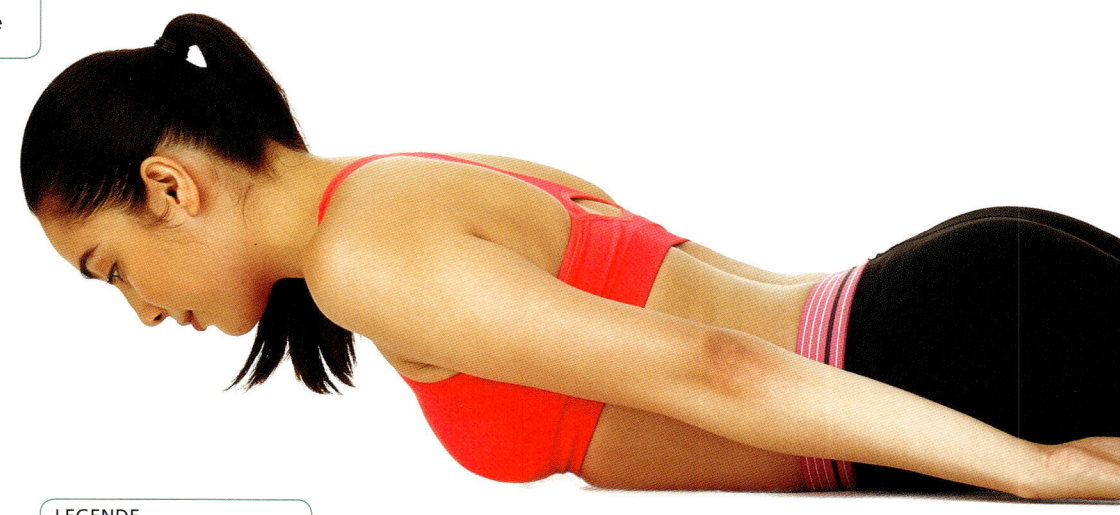

LEGENDE
Fett ausgezeichneter Text kennzeichnet die Zielmuskeln
Grauer Text kennzeichnet andere beteiligte Muskeln
* kennzeichnet Tiefenmuskulatur

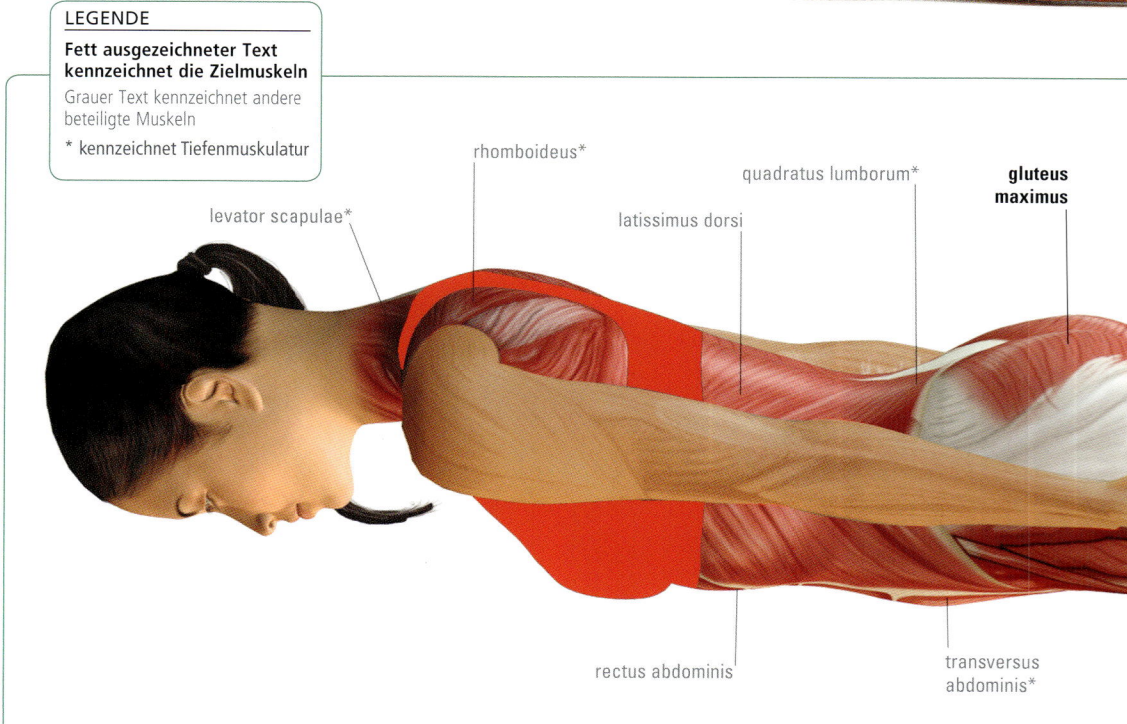

levator scapulae*

rhomboideus*

latissimus dorsi

quadratus lumborum*

gluteus maximus

rectus abdominis

transversus abdominis*

ÜBUNGEN MIT DEM EIGENEN
KÖRPERGEWICHT

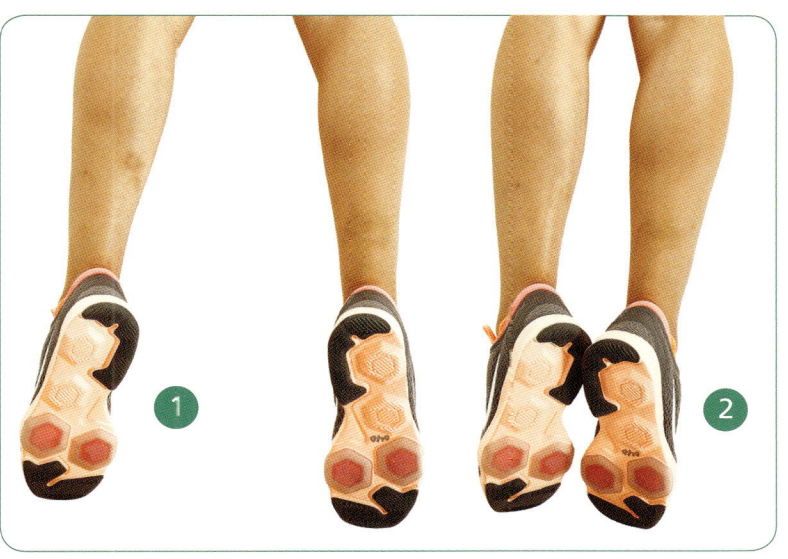

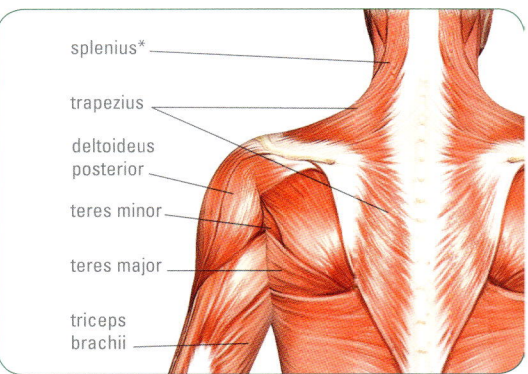

splenius*
trapezius
deltoideus
posterior
teres minor
teres major
triceps
brachii

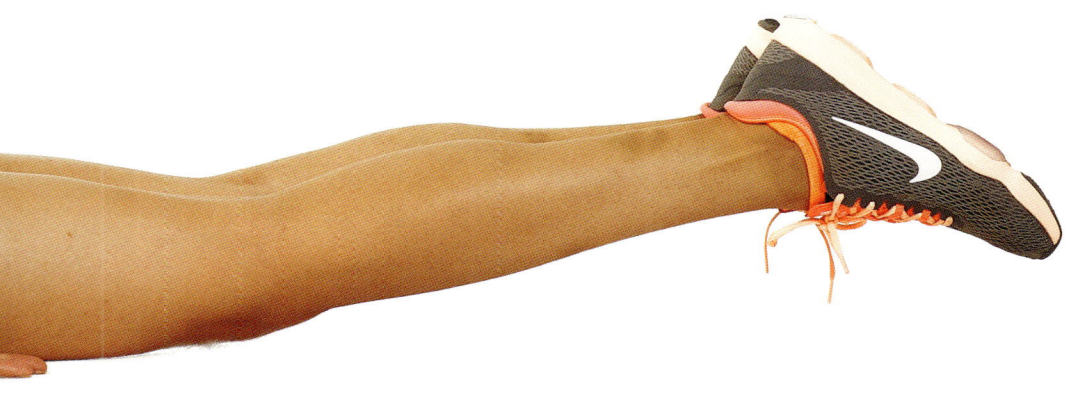

ZIELMUSKELN
DER PRIMÄRE SCHWERPUNKT LIEGT
AUF DEM GESAMTEN KERN

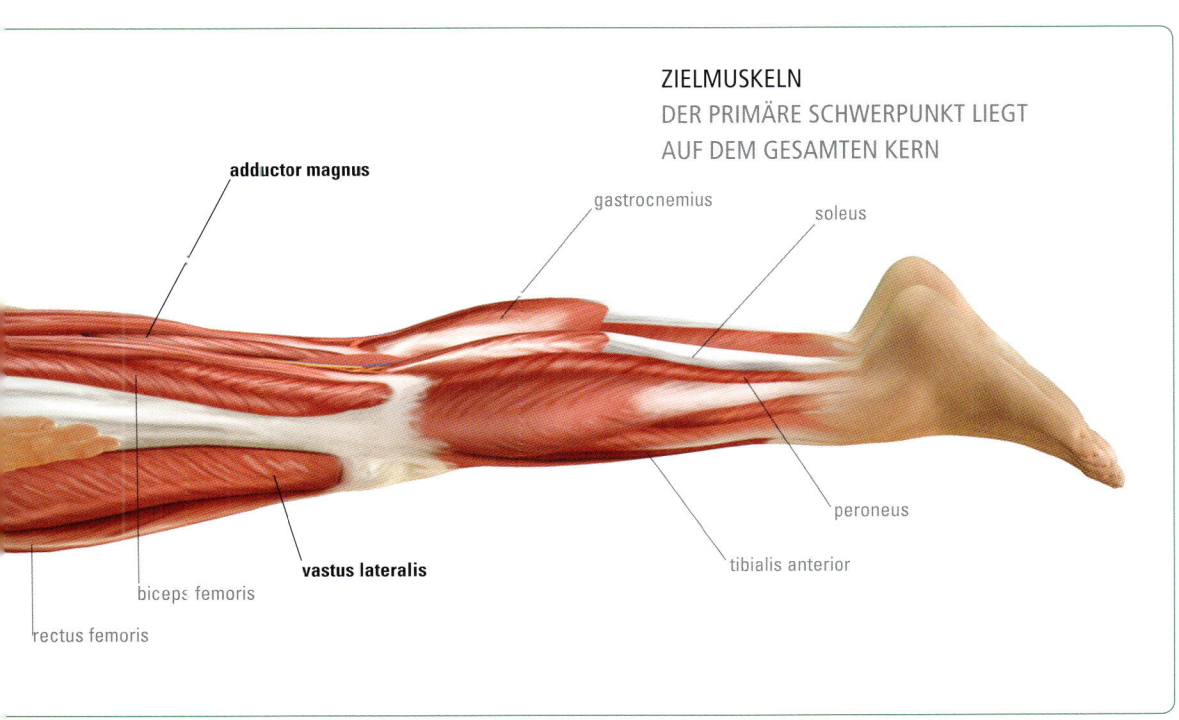

adductor magnus

gastrocnemius

soleus

peroneus

tibialis anterior

vastus lateralis

biceps femoris

rectus femoris

SCHWIMMEN

Die Schwimmübung verbessert die Stärke des unteren Rückens und die Stützfunktion. Die Schwierigkeit dieser Übung kann erhöht werden, indem beide Arme und Beine gleichzeitig angehoben werden (häufig als Superman bezeichnet).

1. Legen Sie sich auf Ihren Bauch, mit den Armen vor sich und den Beinen hinter sich ausgestreckt. Heben Sie Ihren linken Arm und Ihr rechtes Bein gleichzeitig vom Boden ab, zusammen mit Ihrem Kopf und Ihren Schultern und senken Sie sie dann beide wieder ab.

2. Wiederholen Sie die Übung mit den gegenüberliegenden Gliedmaßen. Führen Sie 10 Wiederholungen pro Seite durch.

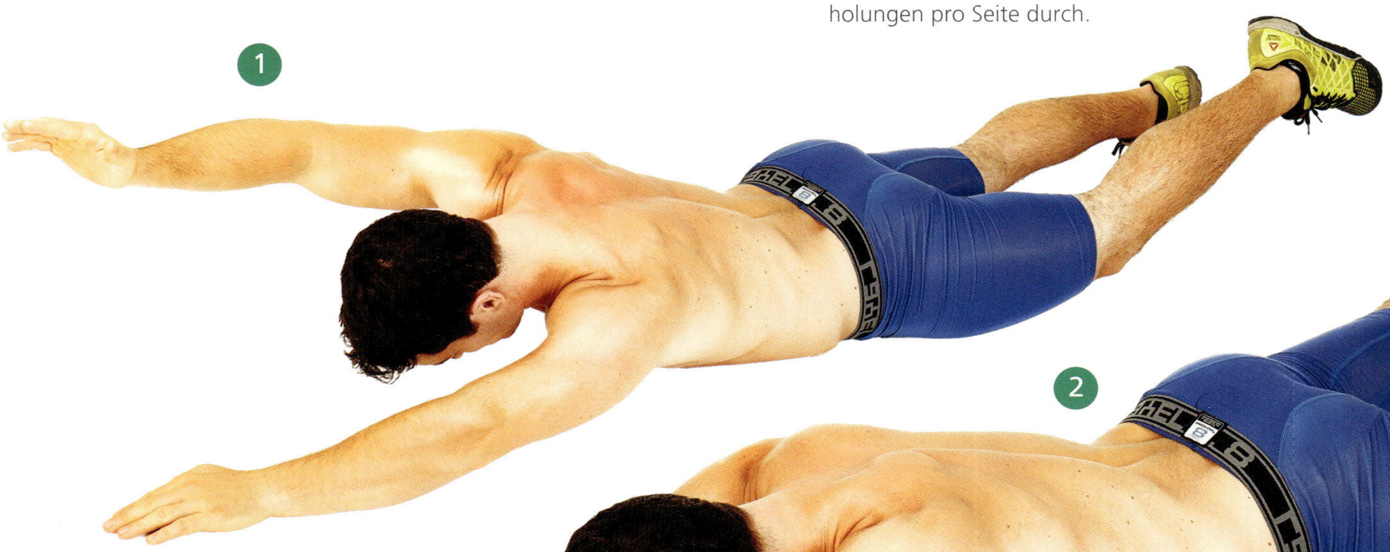

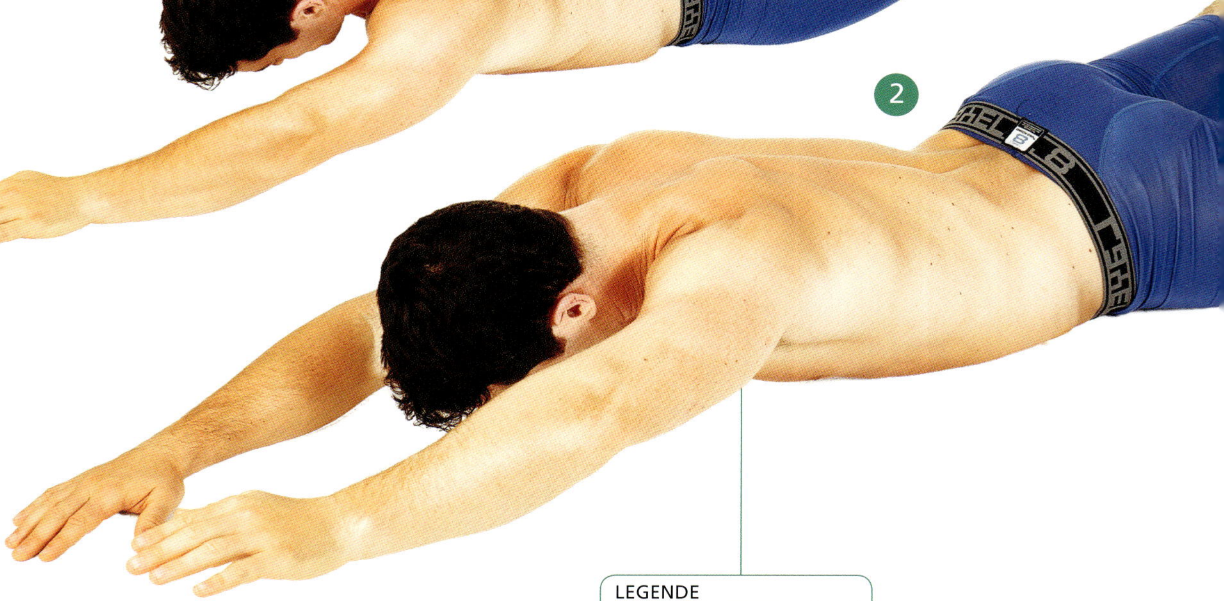

RICHTIG
Heben Sie Arme und Beine so hoch wie möglich.

VERMEIDEN
Den Nacken zu überlasten

VORTEILE
Verbessert Stärke und Stützfunktion des unteren Rückens.

LEGENDE

Fett ausgezeichneter Text kennzeichnet die Zielmuskeln

Grauer Text kennzeichnet andere beteiligte Muskeln

* kennzeichnet Tiefenmuskulatur

EINSCHRÄNKUNGEN
Personen mit Problemen im unteren Rückenbereich sollten diese Übung vermeiden.

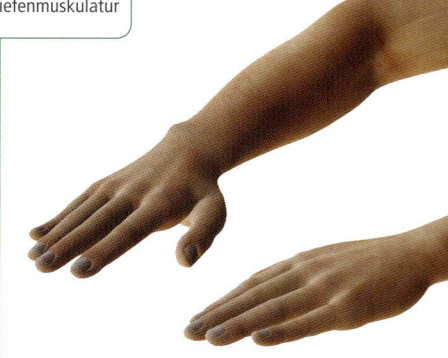

VARIANTE **(Schwieriger)**

Diese Übung kann schwieriger
gemacht werden, indem
Sie beide Arme und Beine
gleichzeitig anheben.

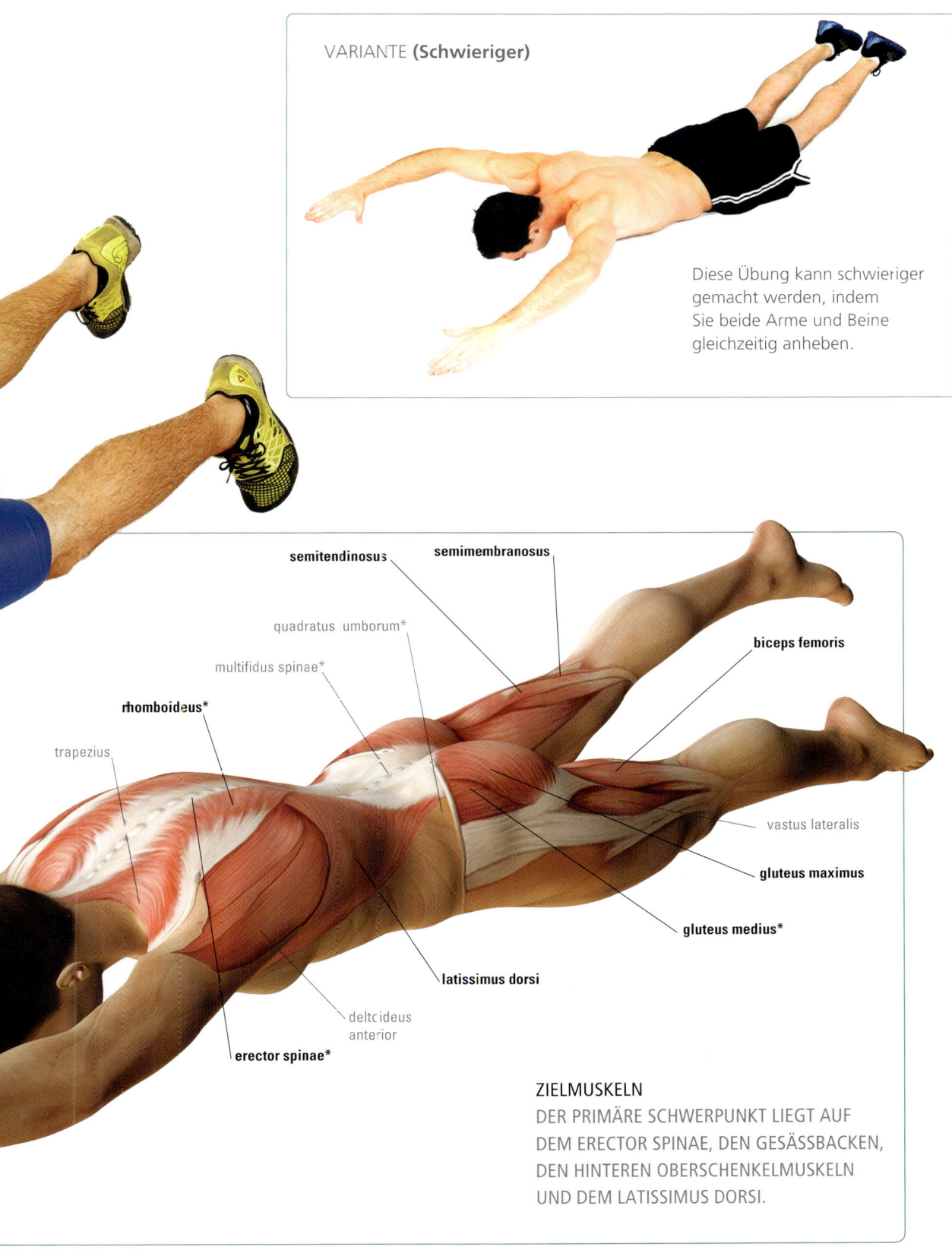

semitendinosus

semimembranosus

quadratus lumborum*

multifidus spinae*

biceps femoris

rhomboideus*

trapezius

vastus lateralis

gluteus maximus

gluteus medius*

latissimus dorsi

deltoideus
anterior

erector spinae*

ZIELMUSKELN
DER PRIMÄRE SCHWERPUNKT LIEGT AUF
DEM ERECTOR SPINAE, DEN GESÄSSBACKEN,
DEN HINTEREN OBERSCHENKELMUSKELN
UND DEM LATISSIMUS DORSI.

BOTTOM PUSH-UP HOLD

ÜBUNGEN MIT DEM EIGENEN KÖRPERGEWICHT

Durch die richtige Ausführung dieser einfachen, aber wirksamen Übung erhalten Sie ein echtes Gefühl für Stabilität in Ihrem Schultergürtel, Ihrer Brust und Ihren Armen.

1. Beginnen Sie mit Ihren Zehenspitzen und Handflächen nach unten. Ihre Hände müssen parallel zueinander liegen und etwas mehr als schulterbreit auseinander, so als ob Sie einen Push-up durchführen würden.

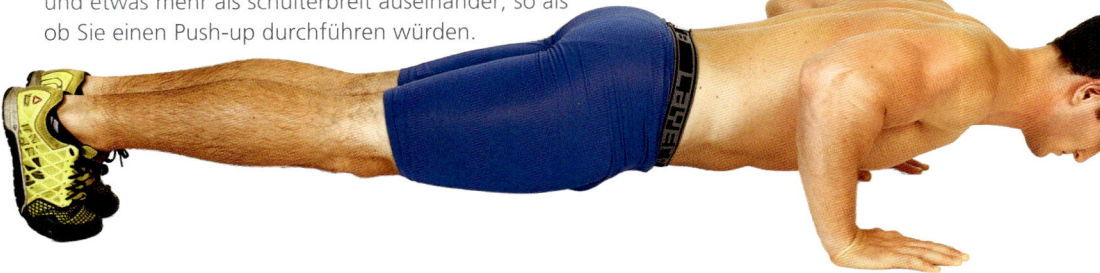

2. Heben Sie Ihre Knie und Ihre Brust, und strecken Sie Ihre Beine. Bleiben Sie für 30 Sekunden in dieser unteren Push-up-Position (mit Verlängerung auf 120 Sekunden).

RICHTIG
Hält Ihre Brust- und Bauchmuskeln aktiv.

VERMEIDEN
Eine zu hohe Brücke, weil dies die Belastung von den beteiligten Muskeln nimmt

VORTEILE
Steigert die Fähigkeit, Ihr eigenes Körpergewicht zu stützen.

ZIELMUSKELN
DER PRIMÄRE SCHWERPUNKT LIEGT AUF DEN BRUSTMUSKELN, DEN HINTEREN DELTAMUSKELN, DEM OBEREN RÜCKEN, DEM TRIZEPS UND DEM KERN.

LEGENDE

Fett ausgezeichneter Text kennzeichnet die Zielmuskeln

Grauer Text kennzeichnet andere beteiligte Muskeln

* kennzeichnet Tiefenmuskulatur

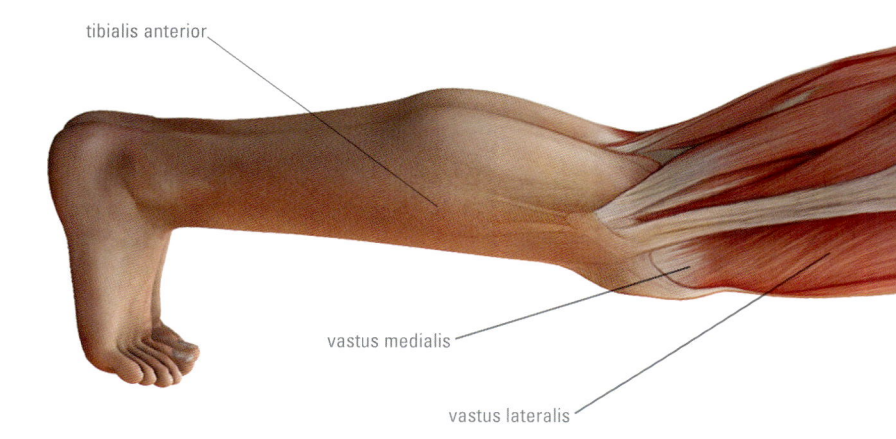

tibialis anterior

vastus medialis

vastus lateralis

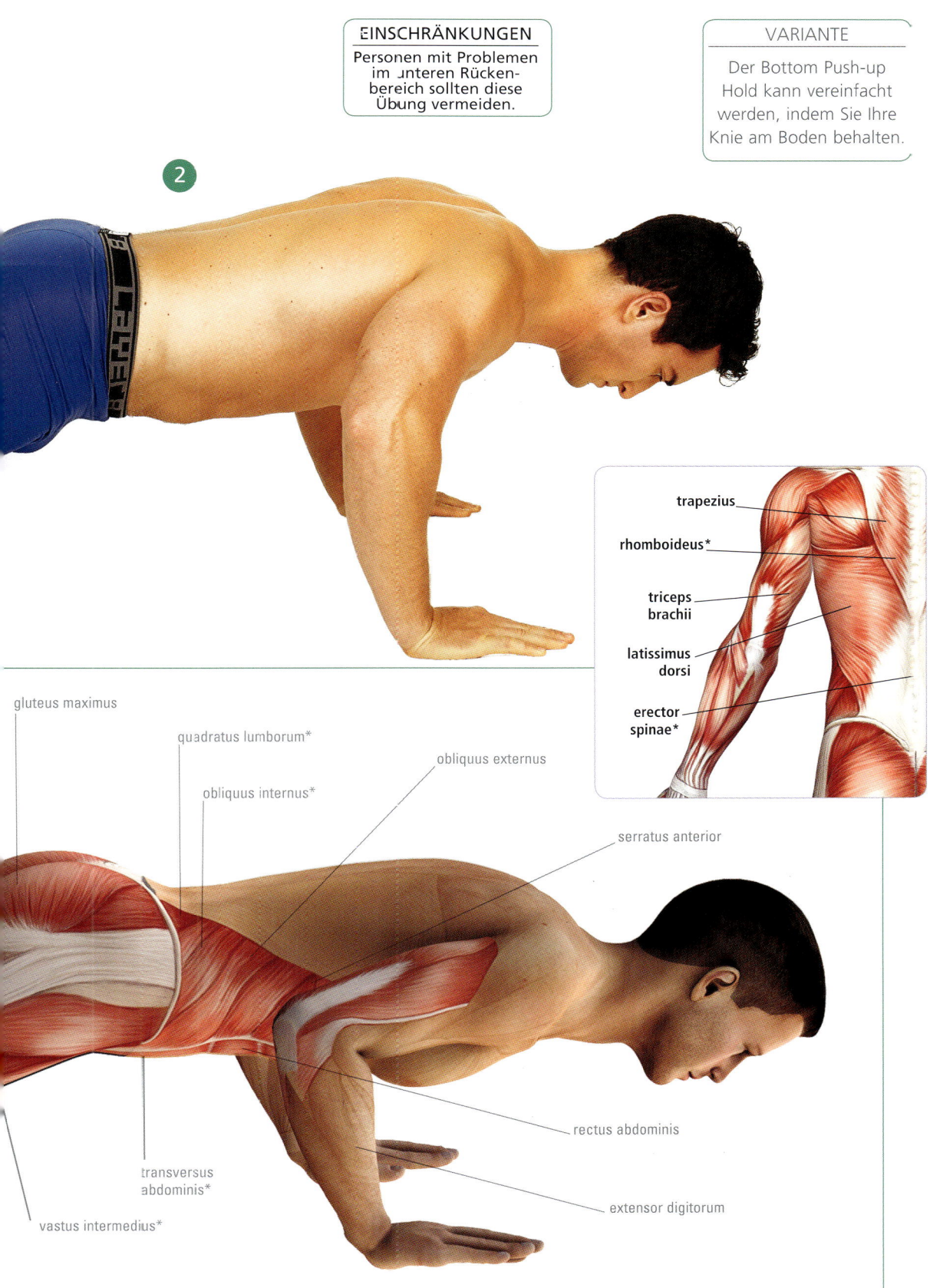

EINSCHRÄNKUNGEN

Personen mit Problemen
im unteren Rücken-
bereich sollten diese
Übung vermeiden.

VARIANTE

Der Bottom Push-up
Hold kann vereinfacht
werden, indem Sie Ihre
Knie am Boden behalten.

2

trapezius

rhomboideus*

triceps
brachii

latissimus
dorsi

erector
spinae*

gluteus maximus

quadratus lumborum*

obliquus internus*

obliquus externus

serratus anterior

rectus abdominis

transversus
abdominis*

vastus intermedius*

extensor digitorum

BERGSTEIGER

Der Bergsteiger ist eine Stabilitätsübung, die auch die Ausdauer und die Aktivierung zahlreicher Muskeln, die für die Bewegung zusammenarbeiten, prüft und erweitert. Dies ist eine anstrengende und sich wiederholende Übung, die relativ einfach ist, aber funktioniert.

1. Beginnen Sie in einer oberen Push-up-Position, mit Handflächen und Zehen auf dem Boden.

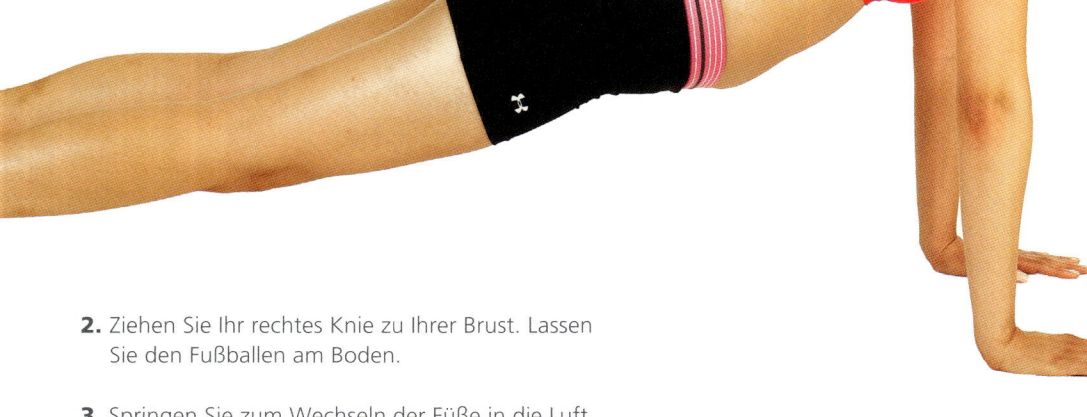

2. Ziehen Sie Ihr rechtes Knie zu Ihrer Brust. Lassen Sie den Fußballen am Boden.

3. Springen Sie zum Wechseln der Füße in die Luft, wobei Sie den linken Fuß nach innen und den rechten Fuß zurücksetzen. Wechseln Sie so schnell Sie es sicher können die Füße für 30 bis 60 Sekunden lang.

RICHTIG
Halten Sie Ihre Hände so gut wie möglich am Boden.

VERMEIDEN
Die Positionen zu schnell zu durchlaufen, sodass Sie Ihre Form gefährden

VORTEILE
Stärkt die Bauch-, Brust- und Beinmuskeln und hält sie fit.

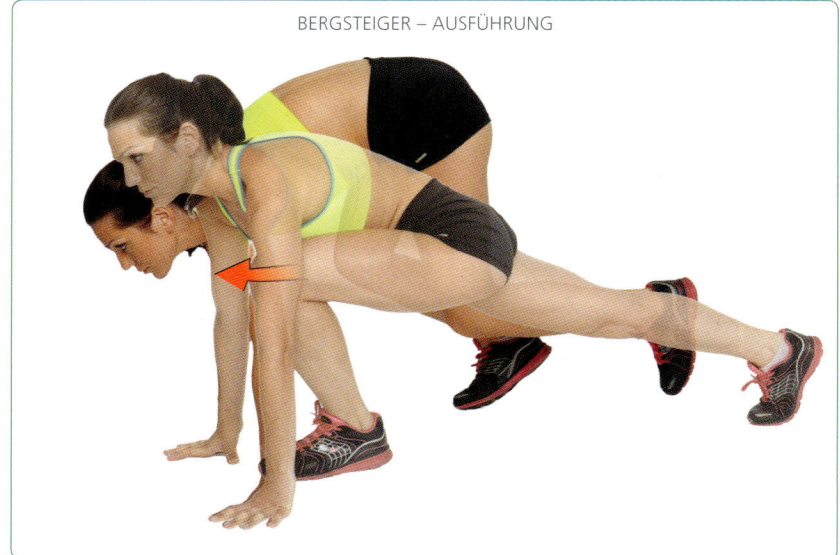

BERGSTEIGER – AUSFÜHRUNG

ZIELMUSKELN
DER PRIMÄRE SCHWERPUNKT LIEGT AUF DEN SCHULTERN UND DEN OBERSCHENKELN

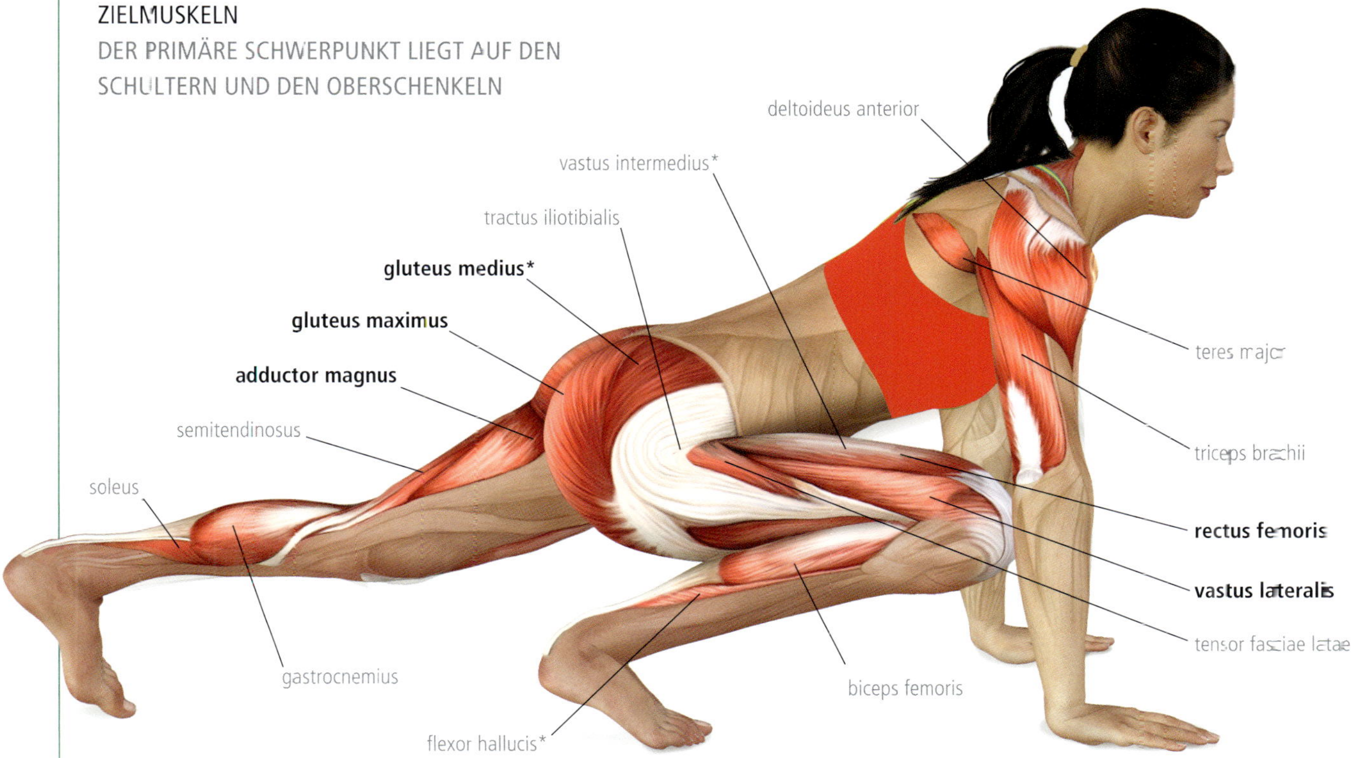

deltoideus anterior

vastus intermedius*

tractus iliotibialis

gluteus medius*

gluteus maximus

adductor magnus

semitendinosus

soleus

gastrocnemius

flexor hallucis*

teres major

triceps brachii

rectus femoris

vastus lateralis

tensor fasciae latae

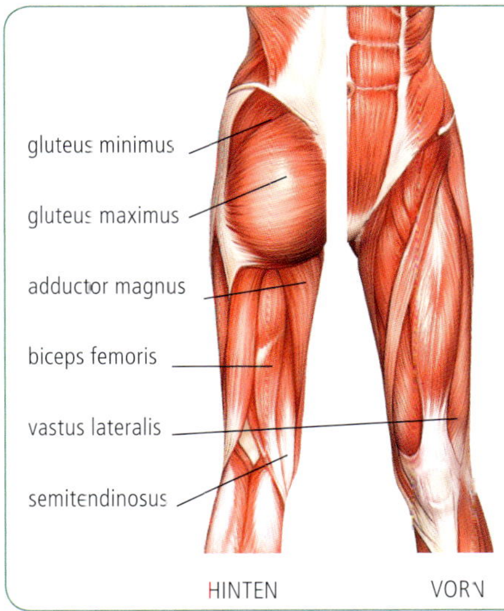

biceps femoris

LEGENDE
Fett ausgezeichneter Text kennzeichnet die Zielmuskeln

Grauer Text kennzeichnet andere beteiligte Muskeln

* kennzeichnet Tiefenmuskulatur

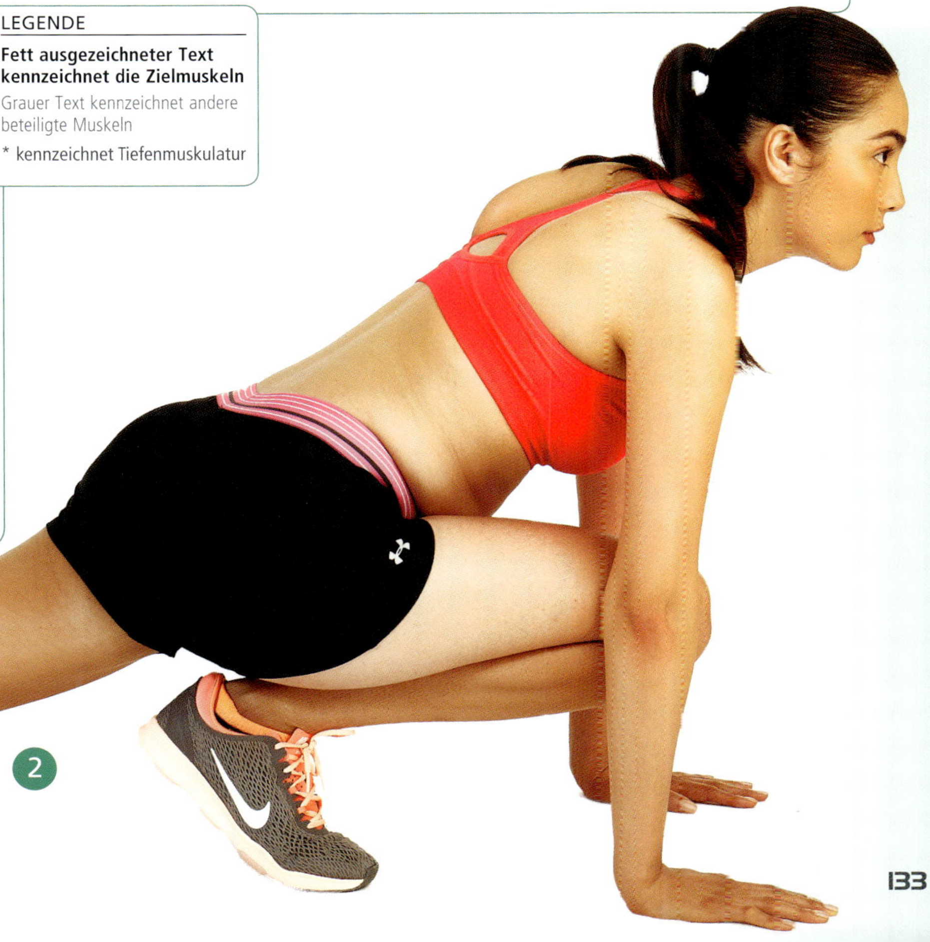

gluteus minimus

gluteus maximus

adductor magnus

biceps femoris

vastus lateralis

semitendinosus

HINTEN VORN

2

133

PUSH-UP WALKOUT

Der Push-Up Walkout stärkt Ihren hinteren Kern und die Großen Rückenmuskeln sehr schnell. Er trainiert die Bauchmuskeln isometrisch und stellt eine hervorragende Alternative zum Ab-Wheel-Rollout dar. Sie brauchen keine Geräte dafür und können ihn deshalb überall ausführen.

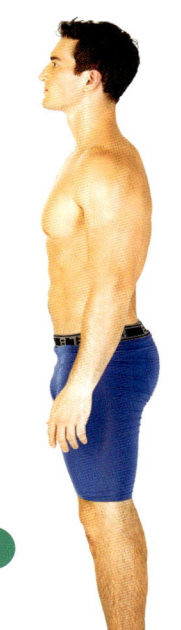

1. Stehen Sie gerade, die Arme an der Seite.

2. Beugen Sie sich an der Taille nach vorn und legen Sie Ihre Hände auf den Boden vor sich, in einem Abstand, der etwas breiter ist als der Ihrer Füße. Halten Sie Ihre Knie so gerade wie möglich.

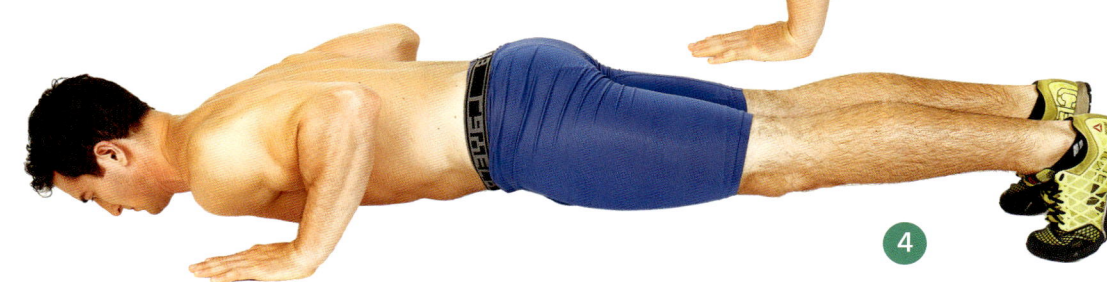

3. Gehen Sie auf Ihren Händen langsam einen „Schritt" vorwärts, soweit Sie können – im Idealfall zu einer vollständigen Plank.

4. Gehen Sie zurück zur Ausgangsposition und drücken Sie Ihre Hüften nach oben, sodass der Rumpf an den Hüften zusammengeklappt wird.

RICHTIG
Lassen Sie Ihre Füße eben auf dem Boden, während Sie mit Ihren Händen vorwärts und rückwärts „gehen". Behalten Sie Ihren Rücken während des Push-Ups in einer neutralen Position.

VERMEIDEN
Den Rücken nach hinten oder vorn zu krümmen. Gehen Sie zu Beginn nicht zu weit vorwärts, sondern bauen Sie den vollständigen Walkout nach Bedarf aus.

VORTEILE
Stärkt Kern, Brust- und Rückenmuskeln und hält sie fit.

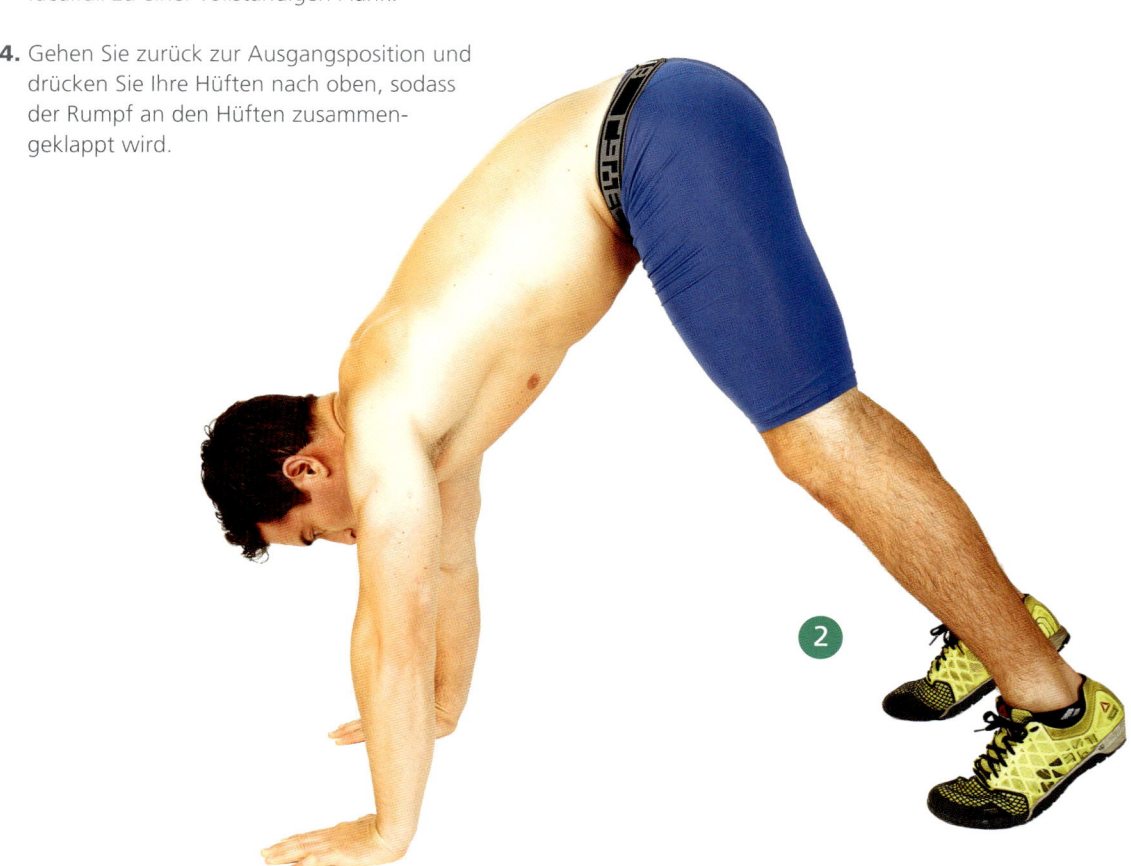

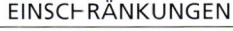

EINSCHRÄNKUNGEN

Personen mit Problemen im unteren Rücken-bereich sollten diese Übung vermeiden.

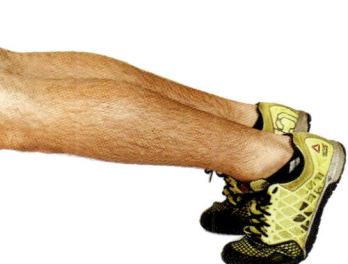

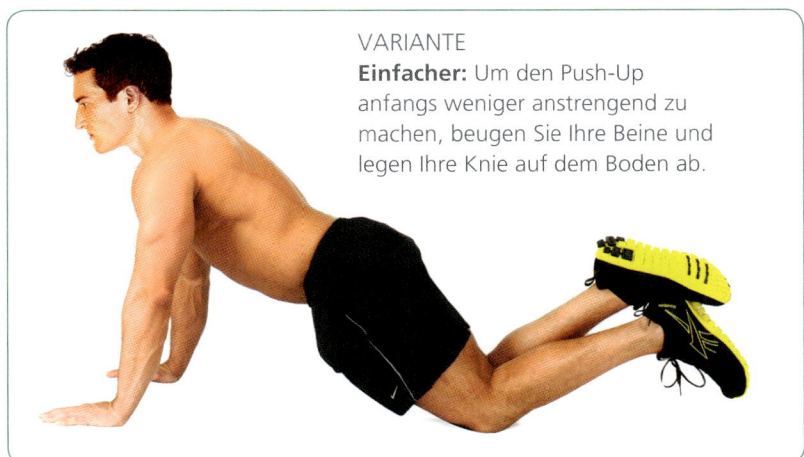

VARIANTE

Einfacher: Um den Push-Up anfangs weniger anstrengend zu machen, beugen Sie Ihre Beine und legen Ihre Knie auf dem Boden ab.

LEGENDE

Fett ausgezeichneter Text kennzeichnet die Zielmuskeln

Grauer Text kennzeichnet andere beteiligte Muskeln

* kennzeichnet Tiefenmuskulatur

ZIELMUSKELN

DER PRIMÄRE SCHWERPUNKT LIEGT AUF DEM KERN UND DEM RÜCKEN

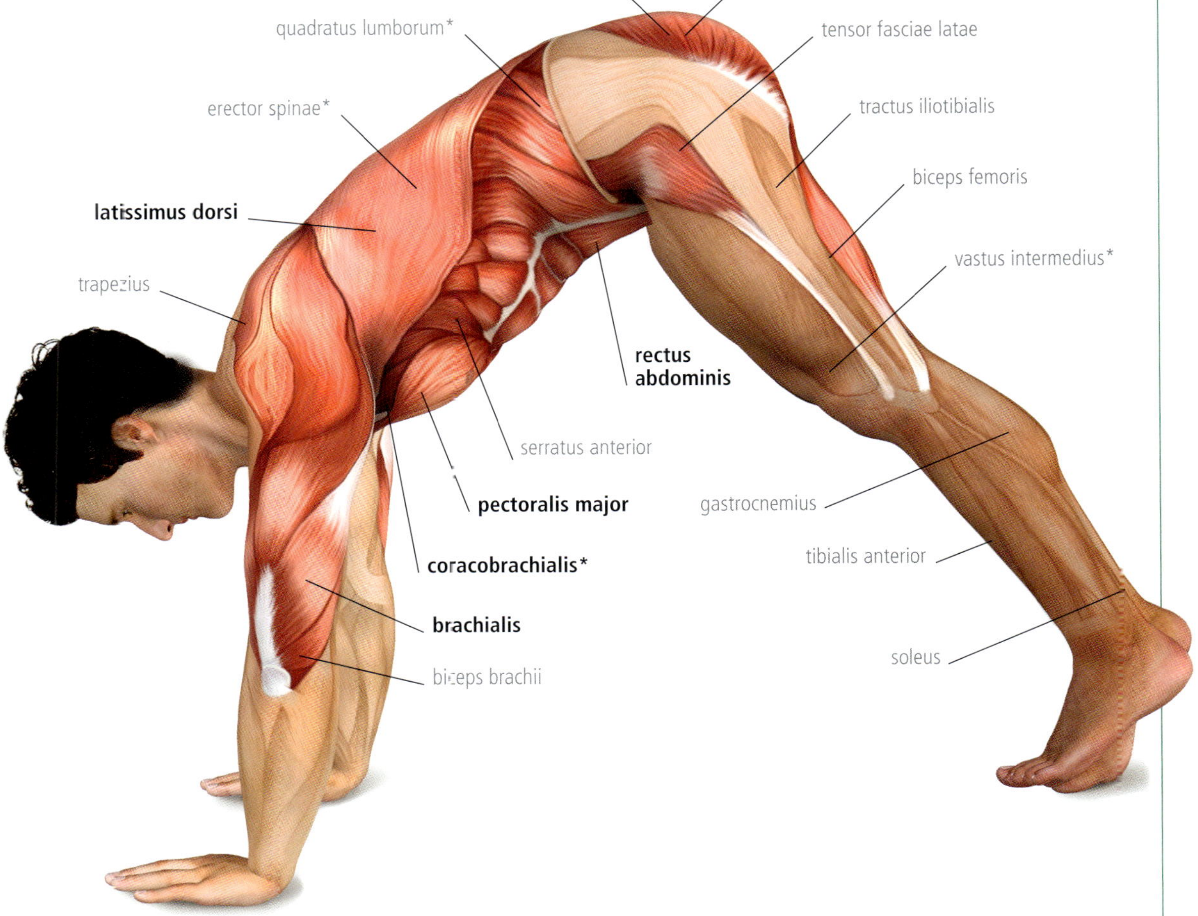

gluteus minimus*

gluteus maximus

quadratus lumborum*

tensor fasciae latae

erector spinae*

tractus iliotibialis

latissimus dorsi

biceps femoris

trapezius

vastus intermedius*

rectus abdominis

serratus anterior

gastrocnemius

pectoralis major

tibialis anterior

coracobrachialis*

brachialis

soleus

biceps brachii

ARM-REACH PLANK

Wenn Sie Ihrer Elbow-Plank eine Armbreite hinzu-fügen, werden die Bauchmuskeln in einen höheren Gang gezwungen, weil sie arbeiten, um den Rumpf stabil zu halten. Legen Sie gegebenenfalls ein Hand-tuch unter Ihre Ellbogen.

1. Beginnen Sie mit dem Gesicht nach unten und stützen Sie sich auf Ihren Unterarmen und Knien ab.

2. Gehen Sie schrittweise mit Ihren Füßen in eine Plank-Position zurück. Spannen Sie Ihre Bauch-muskeln an und finden Sie zu einer neutralen Wirbelsäule.

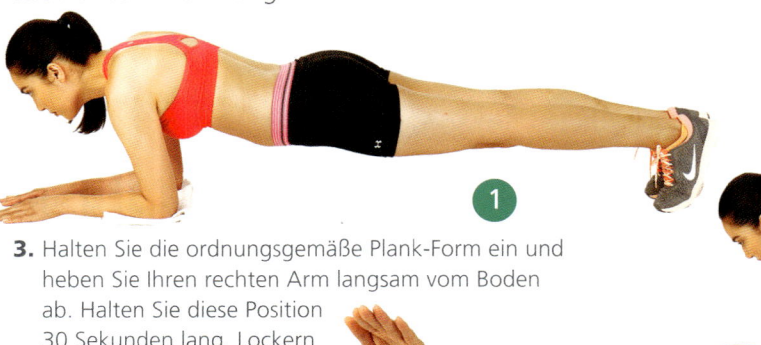

3. Halten Sie die ordnungsgemäße Plank-Form ein und heben Sie Ihren rechten Arm langsam vom Boden ab. Halten Sie diese Position 30 Sekunden lang. Lockern Sie sich und kehren Sie in die Ausgangsposition zurück.

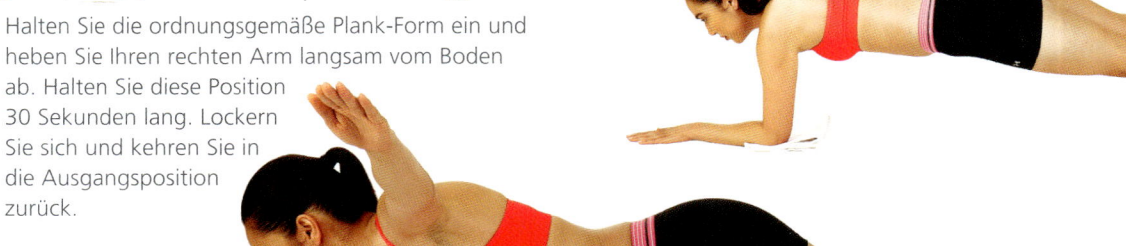

4. Wechseln Sie die Arme und wiederholen Sie die Übung. Versuchen Sie, die Position 60 Sekunden zu halten, sobald Sie stärker werden.

RICHTIG
Spannen Sie Ihre Bauchmuskeln an und halten Sie Ihre Wirbelsäule parallel zum Boden.

VERMEIDEN
Die Hüften absinken oder nach oben kippen zu lassen

VORTEILE
Stärkt Kernmuskeln und Waden und hält sie fit.

ZIELMUSKELN
STÄRKT ARM-, BEIN- UND BAUCH-MUSKELN UND HÄLT SIE FIT

LEGENDE
Fett ausgezeichneter Text kennzeichnet die Zielmuskeln
Grauer Text kennzeichnet andere beteiligte Muskeln
* kennzeichnet Tiefenmuskulatur

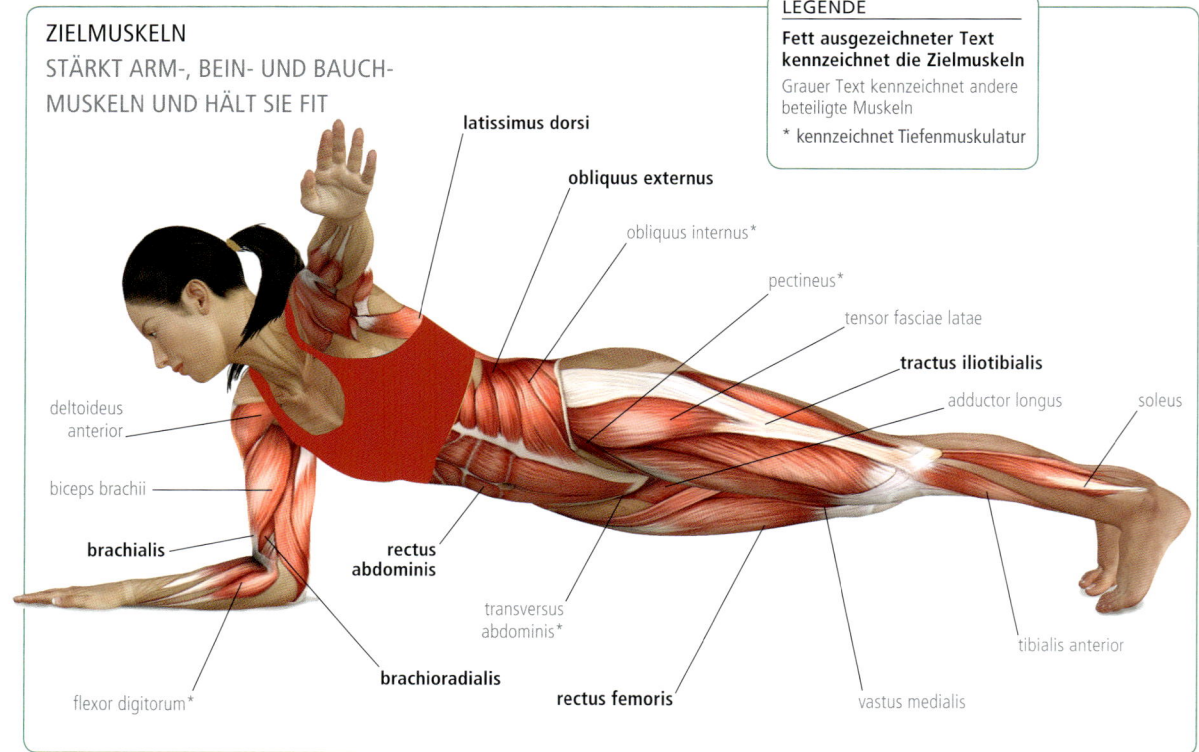

latissimus dorsi

obliquus externus

obliquus internus*

pectineus*

tensor fasciae latae

tractus iliotibialis

adductor longus

soleus

deltoideus anterior

biceps brachii

brachialis

rectus abdominis

transversus abdominis*

tibialis anterior

flexor digitorum*

brachioradialis

rectus femoris

vastus medialis

TWISTING KNEE RAISE

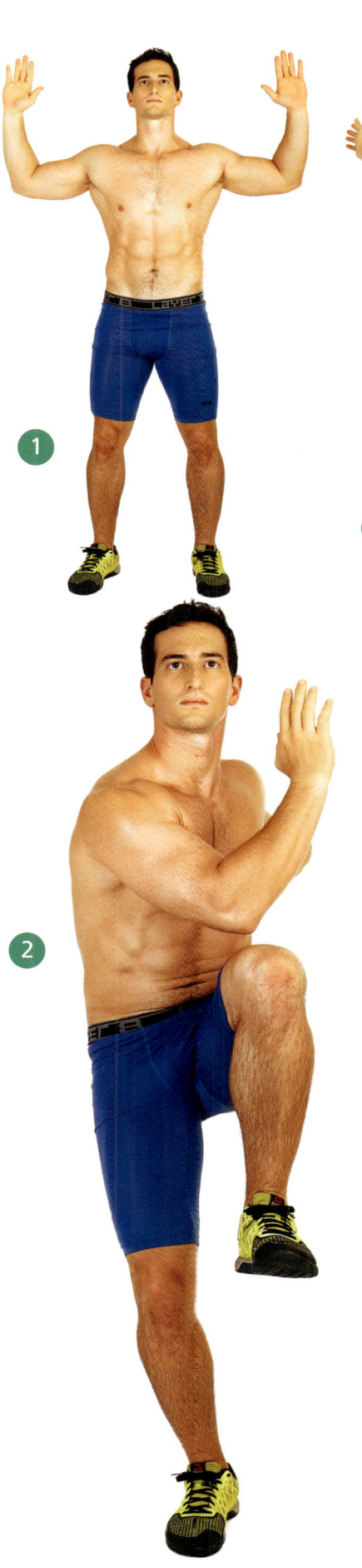

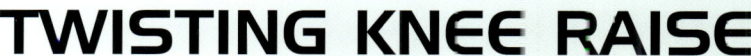

Der Twisting Knee Raise ist perfekt für die Stärkung des Kerns.

1. Stellen Sie sich mit Ihren Füßen hüftweit auseinander und Ihren Armen seitlich. Heben Sie beide Arme und beugen Sie Ihre Ellbogen, sodass jeder Arm einen rechten Winkel bildet, mit den Handflächen nach vorn zeigend.

2. Heben Sie Ihr linkes Knie zu Ihrem Bauch. Gleichzeitig bringen Sie Ihren rechten Ellbogen zum Knie. Versuchen Sie, dass sich Knie und Ellbogen berühren.

3. Kehren Sie in die Ausgangsposition zurück. Wiederholen Sie die Übung für die anderen Seiten. Versuchen Sie 20 Wiederholungen.

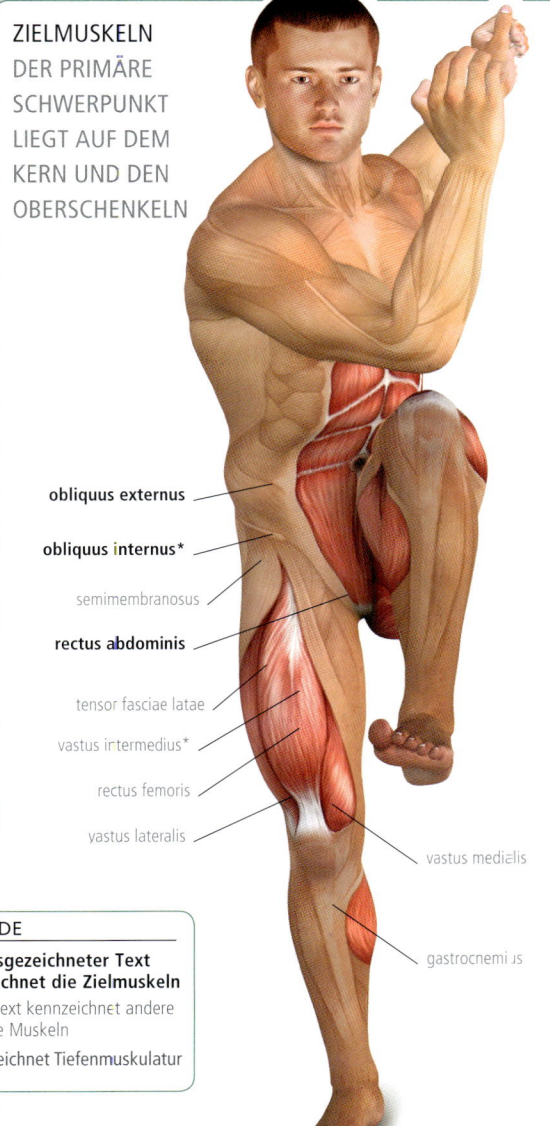

ZIELMUSKELN
DER PRIMÄRE
SCHWERPUNKT
LIEGT AUF DEM
KERN UND DEN
OBERSCHENKELN

obliquus externus

obliquus internus*

semimembranosus

rectus abdominis

tensor fasciae latae

vastus intermedius*

rectus femoris

vastus lateralis

vastus medialis

gastrocnemius

RICHTIG
Halten Sie Ihre Bauchmuskeln eingezogen und angespannt. Behalten Sie eine schnelle Geschwindigkeit bei.

VERMEIDEN
Die Hüften absinken oder nach oben kippen zu lassen

VORTEILE
Stärkt Arm-, Bein und Bauchmuskeln und hält sie fit.

LEGENDE

Fett ausgezeichneter Text kennzeichnet die Zielmuskeln

Grauer Text kennzeichnet andere beteiligte Muskeln

* kennzeichnet Tiefenmuskulatur

PIRIFORMIS-BRÜCKE

Diese Bewegung zielt auf die Gesäß- und Hüftregionen ab und dauert ca. 2 Minuten. Der Piriformis-
Muskel dreht sich seitlich und stabilisiert die Hüfte.
Er ist wichtig für Sportler in Disziplinen, in denen
es häufige Richtungswechsel gibt.

1. Legen Sie sich auf den Rücken, die Arme seitlich
   ausgestreckt. Ihre Knie sollten abgewinkelt sein,
   mit Ihren Füßen auf dem Boden.

2. Halten Sie den restlichen Körper unbewegt, heben
   Sie Ihr linkes Bein, um den Fußknöchel am rechten
   Knie abzulegen.

3. Drücken Sie Ihre Handflächen auf den Boden und
   ziehen Sie Ihre Bauchmuskeln ein, während Sie sich
   anheben. Ihr Körper sollte von den Schultern bis
   zu den Knien eine Diagonale bilden.

4. Kehren Sie langsam und kontrolliert in die
   Ausgangsposition zurück. Wechseln Sie das Bein
   und wiederholen Sie die Übung. Versuchen Sie
   5 Wiederholungen pro Seite.

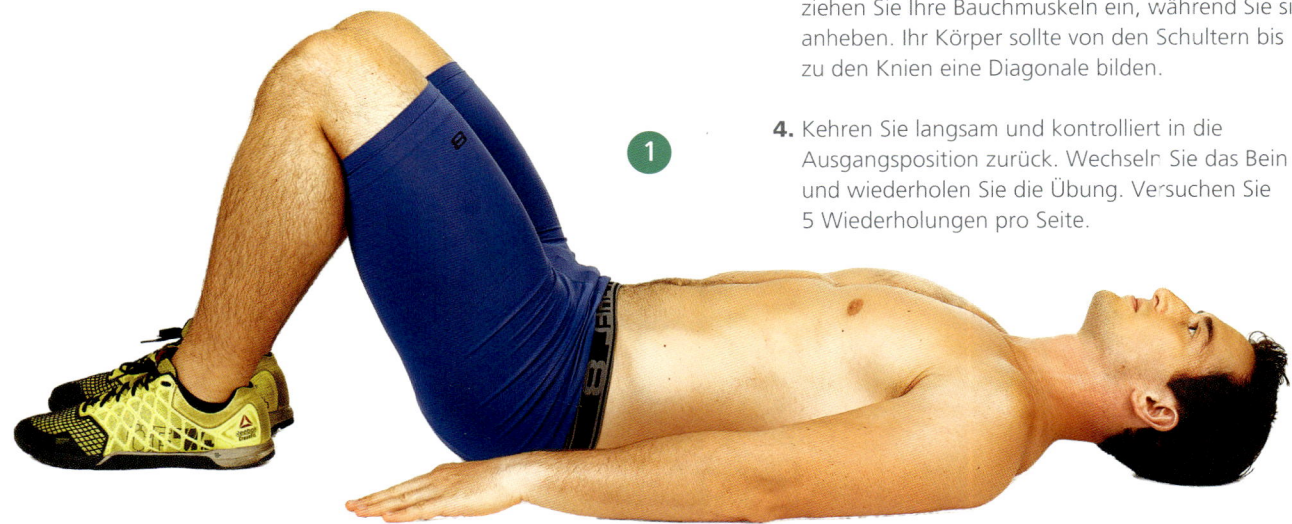

RICHTIG
Drücken Sie Ihre
Gesäßmuskeln
zusammen, während
Sie sich anheben und
absenken. Ziehen Sie
Ihren Nabel in Richtung
Ihrer Wirbelsäule.

VERMEIDEN
Den Hals anzuspannen

VORTEILE
Dehnt den Piriformis-
Muskel.

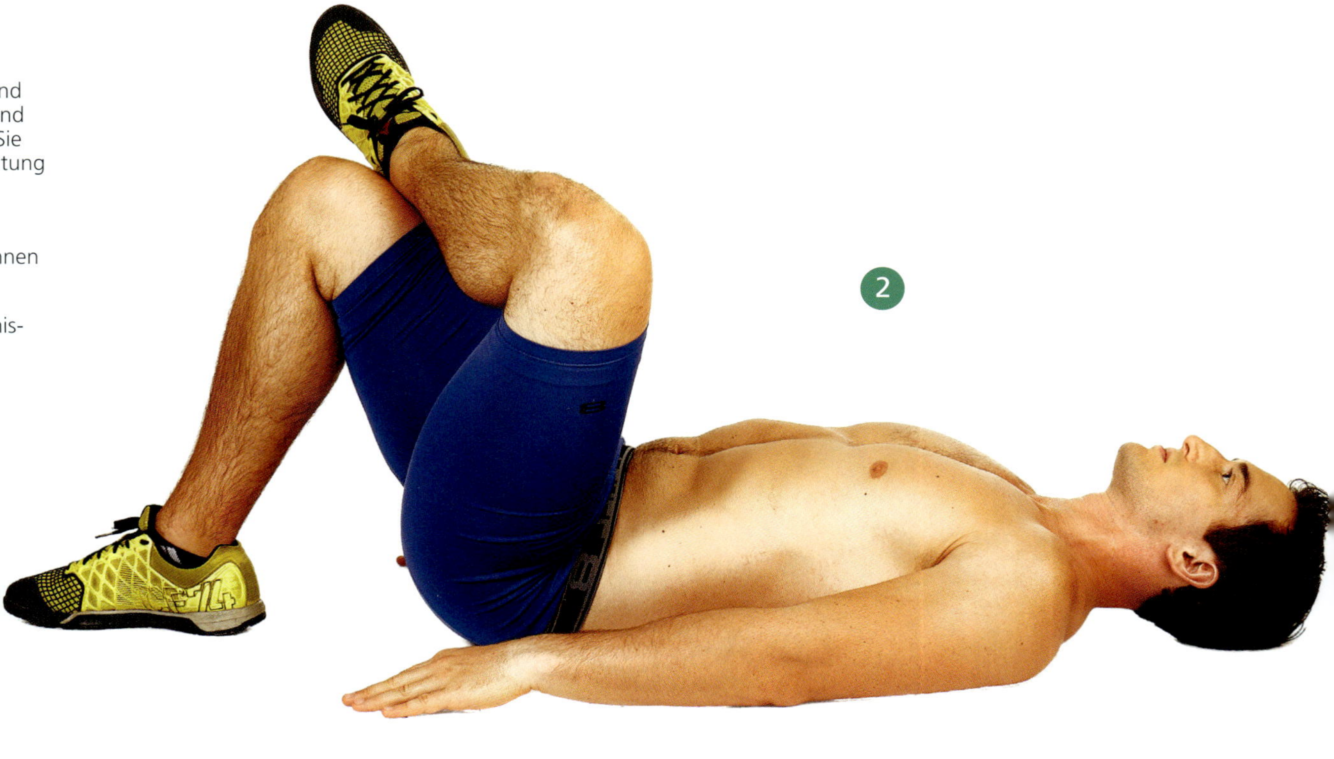

PIRIFORMIS-BRÜCKE

ÜBUNGEN MIT DEM EIGENEN KÖRPERGEWICHT

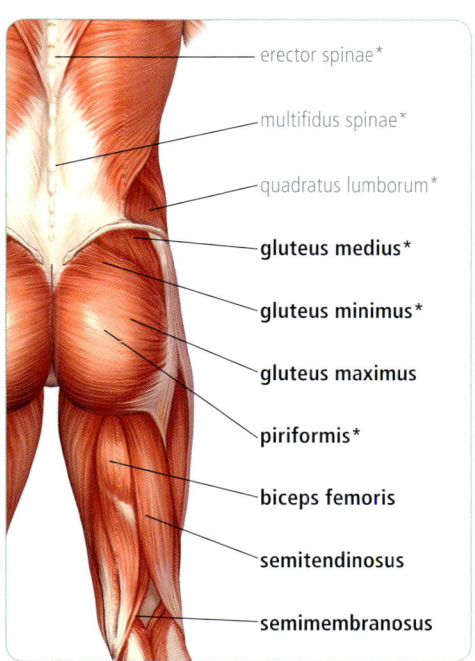

- erector spinae*
- multifidus spinae*
- quadratus lumborum*
- **gluteus medius***
- **gluteus minimus***
- **gluteus maximus**
- **piriformis***
- **biceps femoris**
- **semitendinosus**
- **semimembranosus**

EINSCHRÄNKUNGEN

Personen mit Problemen im unteren Rückenbereich sollten diese Übung vermeiden.

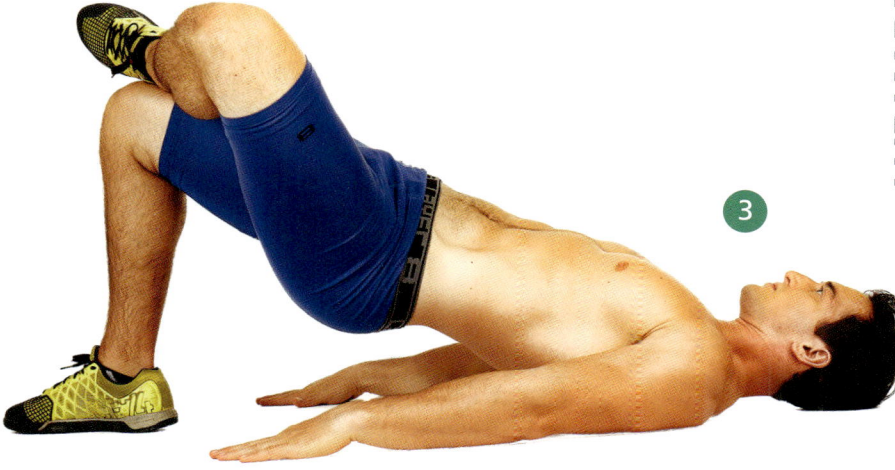

3

LEGENDE

Fett ausgezeichneter Text kennzeichnet die Zielmuskeln

Grauer Text kennzeichnet andere beteiligte Muskeln

* kennzeichnet Tiefenmuskulatur

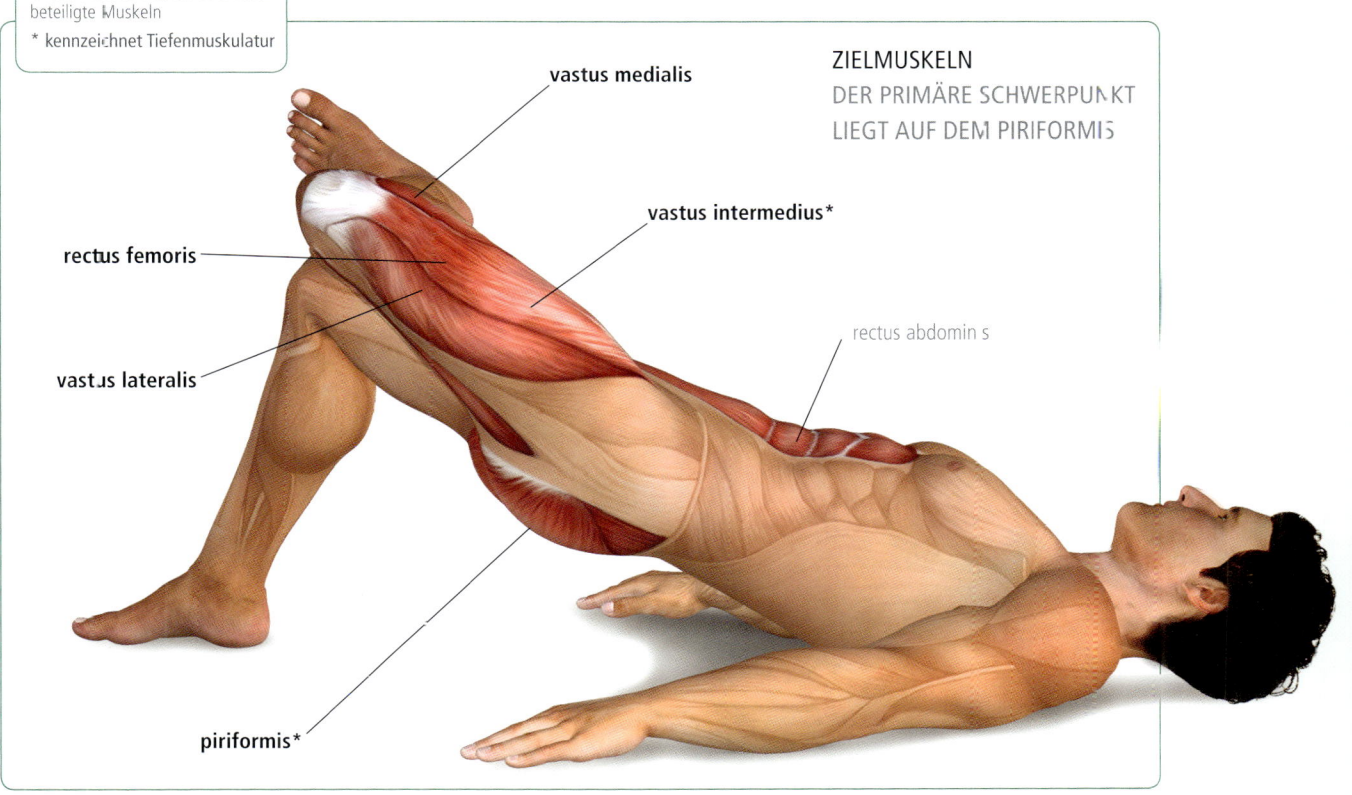

- vastus medialis
- vastus intermedius*
- **rectus femoris**
- **vastus lateralis**
- rectus abdominis
- **piriformis***

ZIELMUSKELN

DER PRIMÄRE SCHWERPUNKT LIEGT AUF DEM PIRIFORMIS

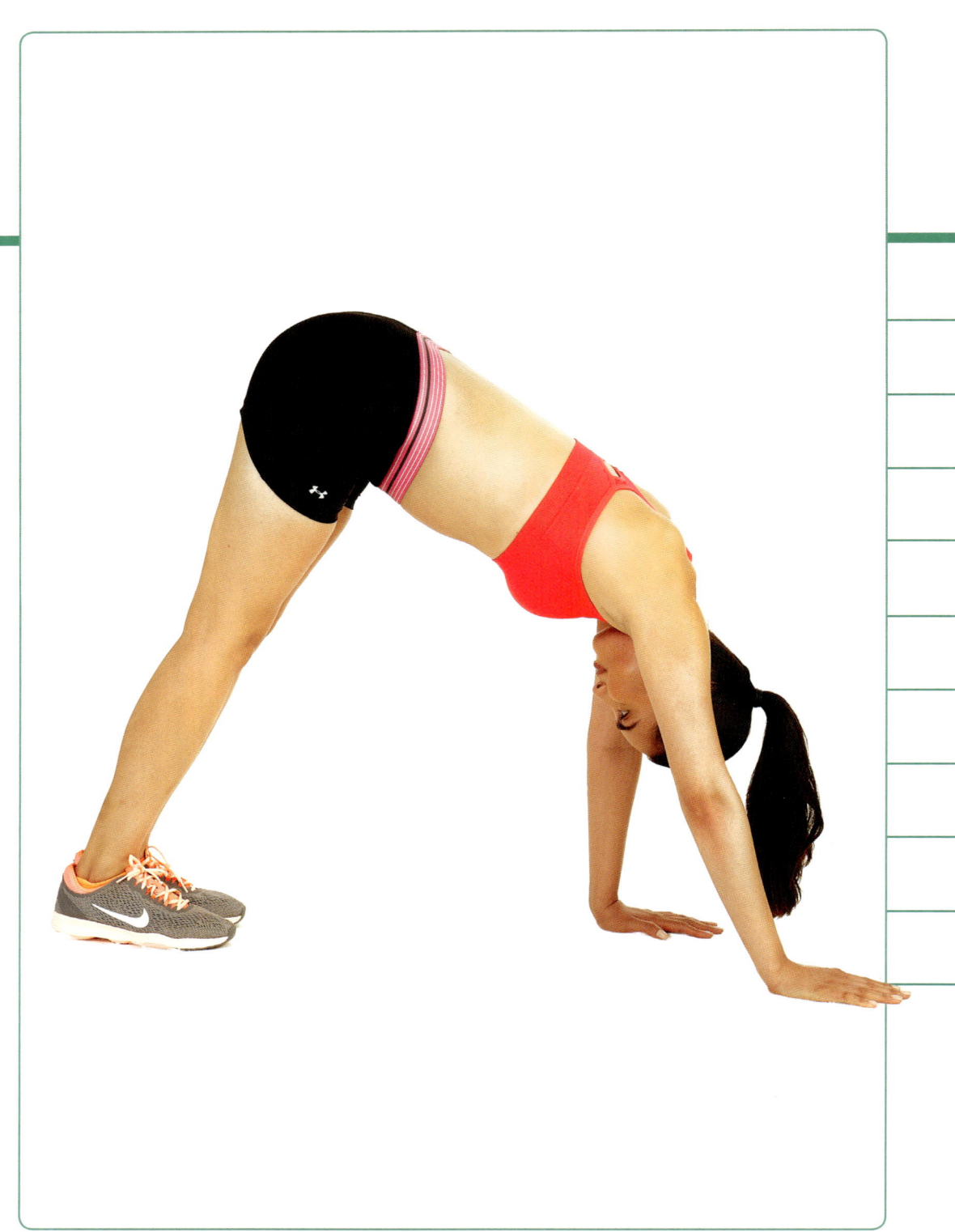

CARDIO

Beim Cardio geht es im Wesentlichen um das Herztraining – Sie verbessern damit den Blutfluss durch Ihren Körper. Viele Menschen führen Cardio-Übungen hauptsächlich aus, um gespeichertes Körperfett durch die Nutzung gespeicherter Energie anstelle von zugeführter Energie (Kalorien) zu verbrennen. Die Fettverbrennung sollte jedoch nicht der einzige Grund für die Cardio-Übungen sein, weil es viele weitere Vorteile gibt. Cardio verbessert die Gesundheit des Herzens, aber Cardio-Workouts beschleunigen auch Ihren Stoffwechsel – die Geschwindigkeit, mit der Ihr Körper Energie verarbeitet. Cardio-Routinen können außerdem dazu beitragen, Depressionen zu reduzieren.

FUNCTIONAL BURPEE

Anders als isolierte Übungen, wie beispielsweise Bizepsbeugen oder Trizeps-Kickbacks sind Burpees eine Übung für den gesamten Körper. Das bedeutet, Sie trainieren dabei fast jeden Muskel in Ihrem Körper. Sie verbrennen bei Burpees also mehr Kalorien in kürzerer Zeit.

1. Stellen Sie sich hin, Ihre Füße hüftweit auseinander und mit Ihren Armen über Ihrem Kopf.

2. Lassen Sie sich in die Hocke fallen und legen Sie die Hände auf den Boden.

3. Strecken Sie Ihre Füße in einer schnellen Bewegung, um eine Plank-Position einzunehmen.

4. In einer weiteren schnellen Bewegung kehren Sie in die Hockeposition zurück.

5. Erheben Sie sich in die Ausgangsposition. Führen Sie 15 Wiederholungen durch.

RICHTIG
Fordern Sie sich selbst, indem Sie eine schnelle Geschwindigkeit beibehalten.

VERMEIDEN
Zu schnelles Durchlaufen der Positionen, sodass Sie Ihre Form gefährden

VORTEILE
Stärkt die Bauch-, Brust- und Beinmuskeln und hält sie fit.

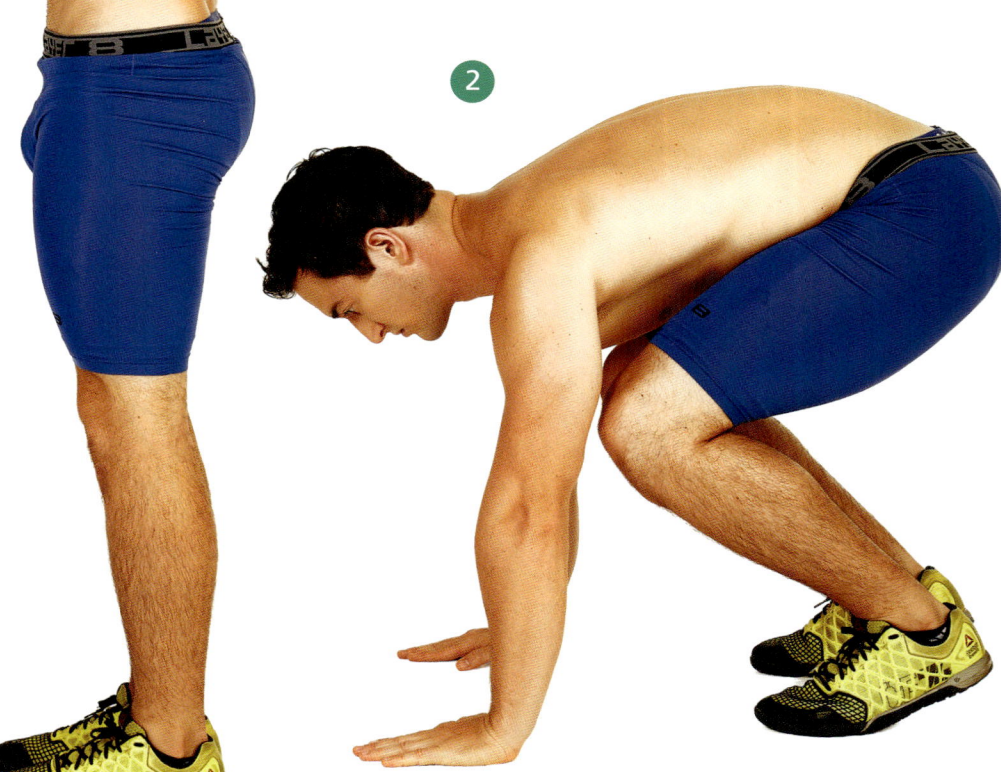

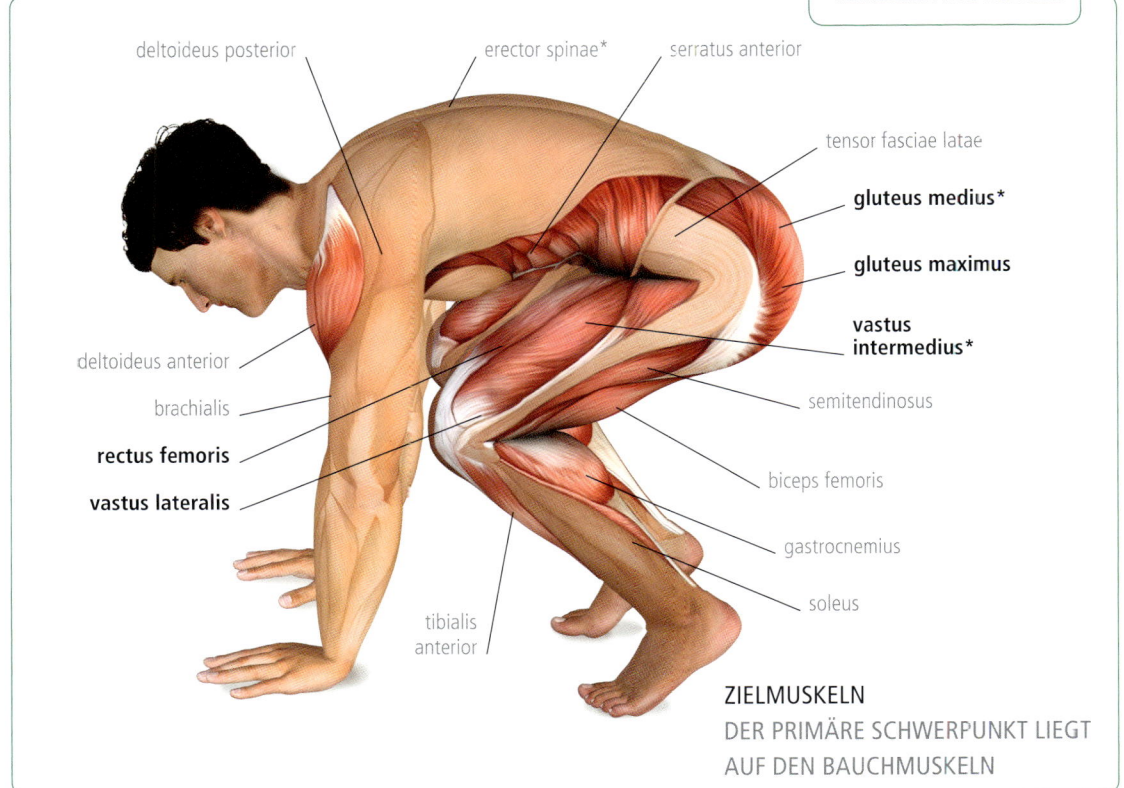

deltoideus anterior

serratus anterior

rectus abdominis

obliquus externus

obliquus internus*

tensor fasciae latae

transversus abdominis*

rectus femoris

sartorius

adductor longus

soleus

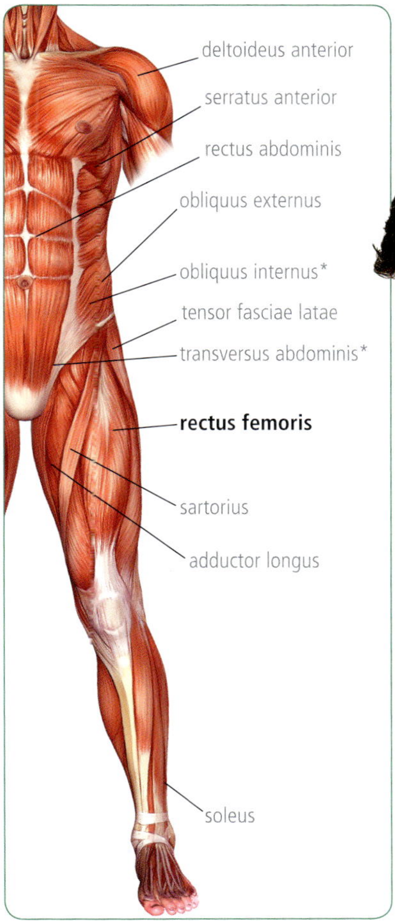

EINSCHRÄNKUNGEN

Personen mit Problemen im unteren Rücken-bereich sollten diese Übung vermeiden.

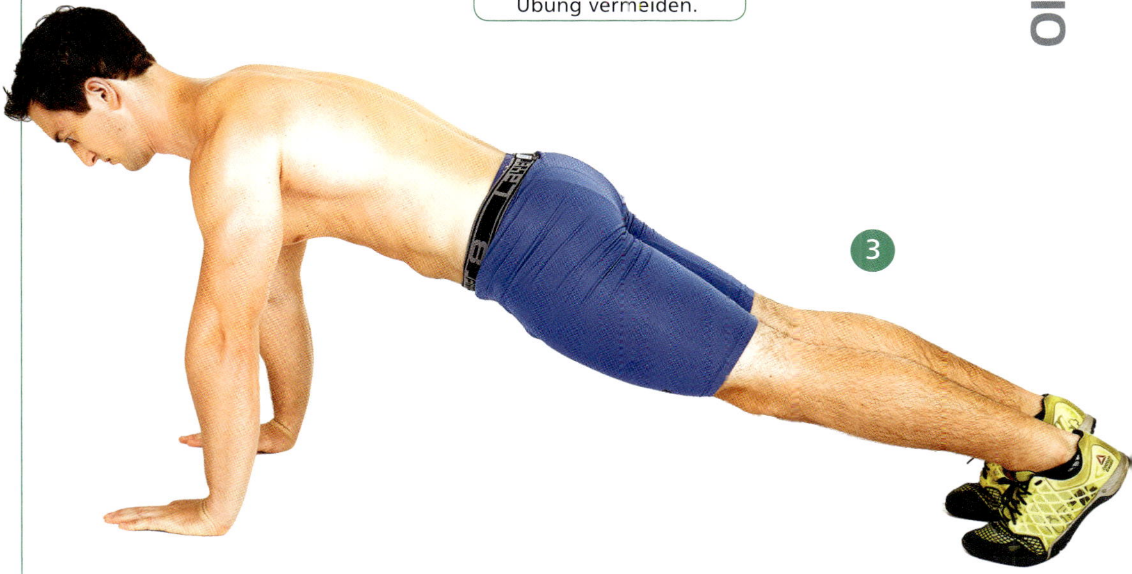

3

LEGENDE

Fett ausgezeichneter Text kennzeichnet die Zielmuskeln

Grauer Text kennzeichnet andere beteiligte Muskeln

* kennzeichnet Tiefer muskulatur

deltoideus posterior

erector spinae*

serratus anterior

tensor fasciae latae

gluteus medius*

gluteus maximus

vastus intermedius*

semitendinosus

deltoideus anterior

brachialis

rectus femoris

vastus lateralis

biceps femoris

gastrocnemius

soleus

tibialis anterior

ZIELMUSKELN

DER PRIMÄRE SCHWERPUNKT LIEGT AUF DEN BAUCHMUSKELN

BUTT KICK

Butt Kicks sind eine wirksame Aufwärmübung sowie vorteilhaft für Läufer, die versuchen, Ihren Schritt zu verbessern. Diese Übung wirkt intensiv auf Ihre hinteren Oberschenkelmuskeln. Sie können diese Übung beim Jogging auf der Stelle oder beim Jogging auf der Strecke ausführen.

1. Beginnen Sie in einer stehenden Position und joggen Sie dann auf der Stelle.

2. Treten Sie Ihre Fersen hoch zu Ihren Gesäßmuskeln.

3. Joggen Sie weiter auf der Stelle und heben Sie Ihre Fersen bis zu einer Minute hoch, während Sie Ihre Geschwindigkeit steigern.

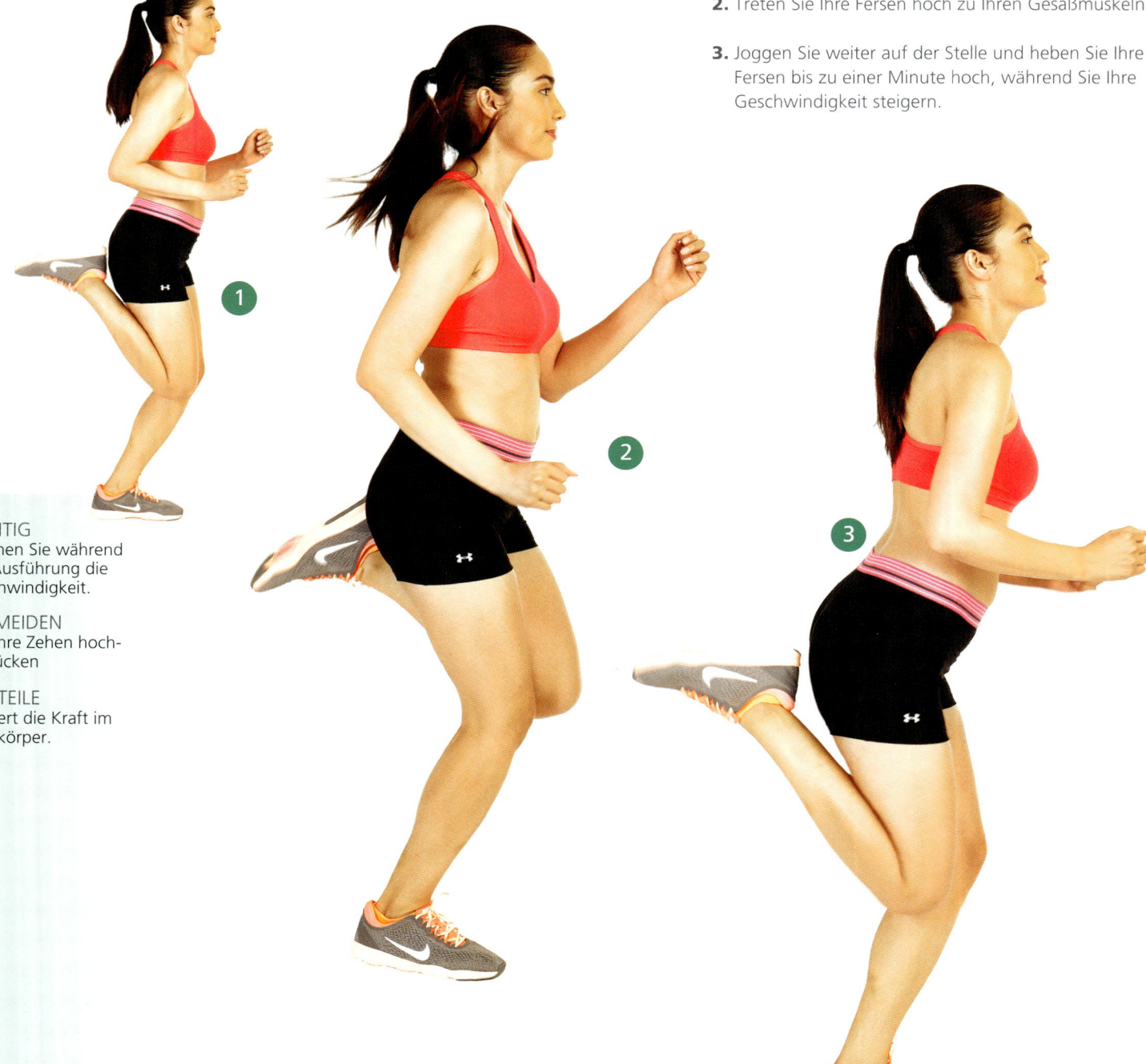

RICHTIG
Erhöhen Sie während der Ausführung die Geschwindigkeit.

VERMEIDEN
Nur Ihre Zehen hochzudrücken

VORTEILE
Steigert die Kraft im Oberkörper.

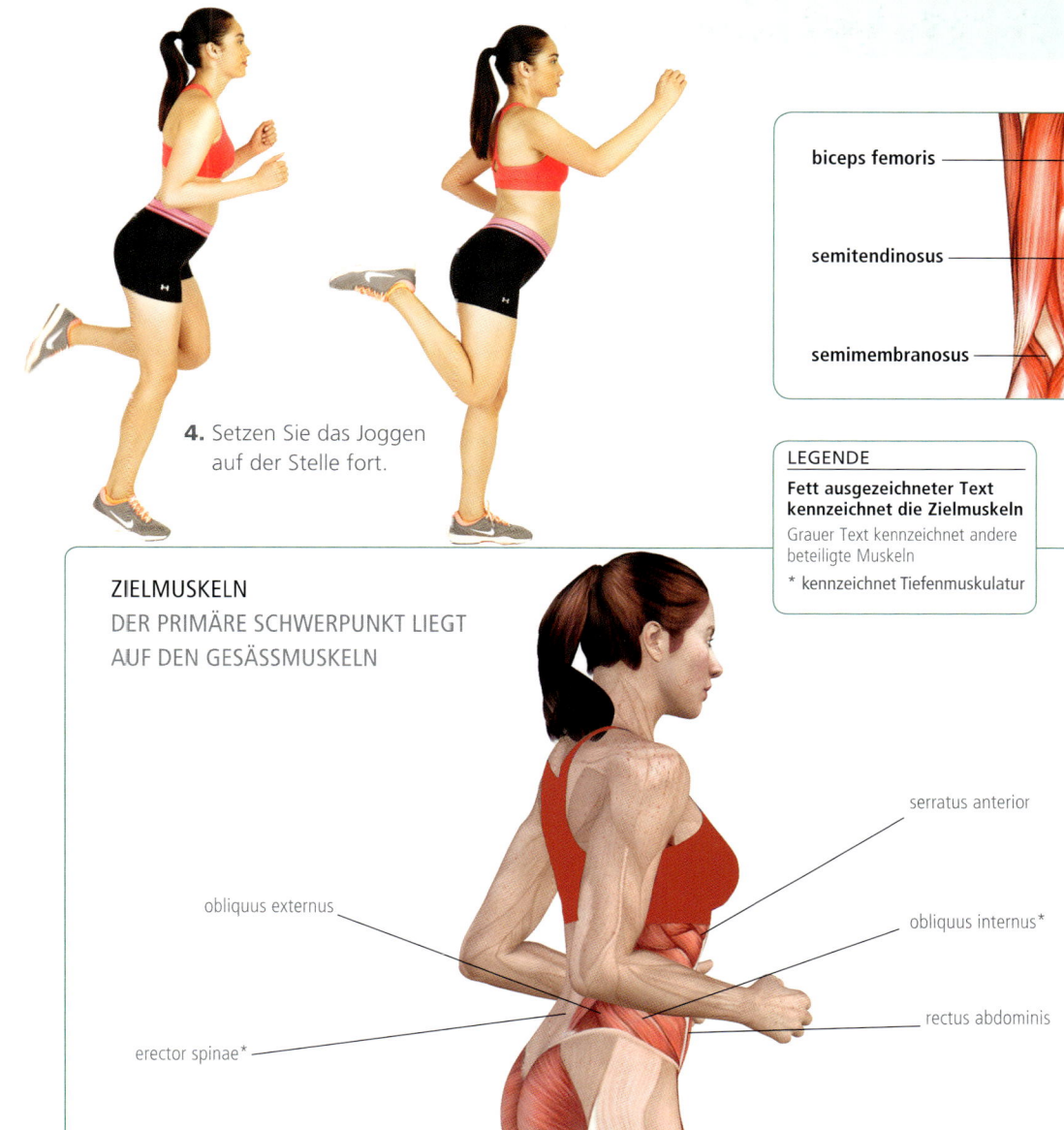

4. Setzen Sie das Joggen auf der Stelle fort.

biceps femoris

semitendinosus

semimembranosus

ZIELMUSKELN
DER PRIMÄRE SCHWERPUNKT LIEGT
AUF DEN GESÄSSMUSKELN

serratus anterior

obliquus externus

obliquus internus*

rectus abdominis

erector spinae*

vastus intermedius*

gluteus maximus

rectus femoris

tibialis anterior

vastus lateralis

gastrocnemius

soleus

INCHWORM

Dies ist eine Übung für Arme, Brust und oberen Rücken, ebenso wie für den unteren Rücken und die Bauchmuskeln. Der Inchworm ist eine hervorragende Übung mit dem eigenen Körpergewicht, der Ihren gesamten Körper aufwärmt und Ihr Gleichgewicht und Ihre Stabilität verbessert.

1. Beginnen Sie in einer stehenden Position.

2. Beugen Sie sich nach vorn und berühren Sie mit Ihren Fingerspitzen den Boden.

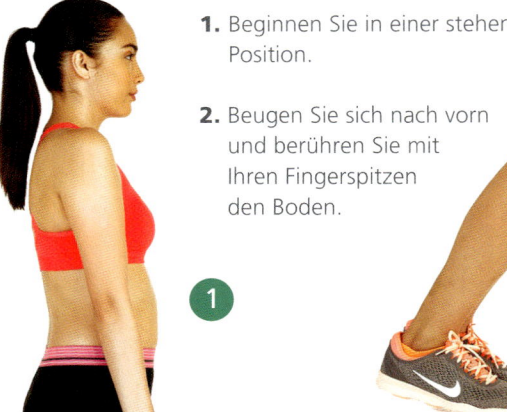

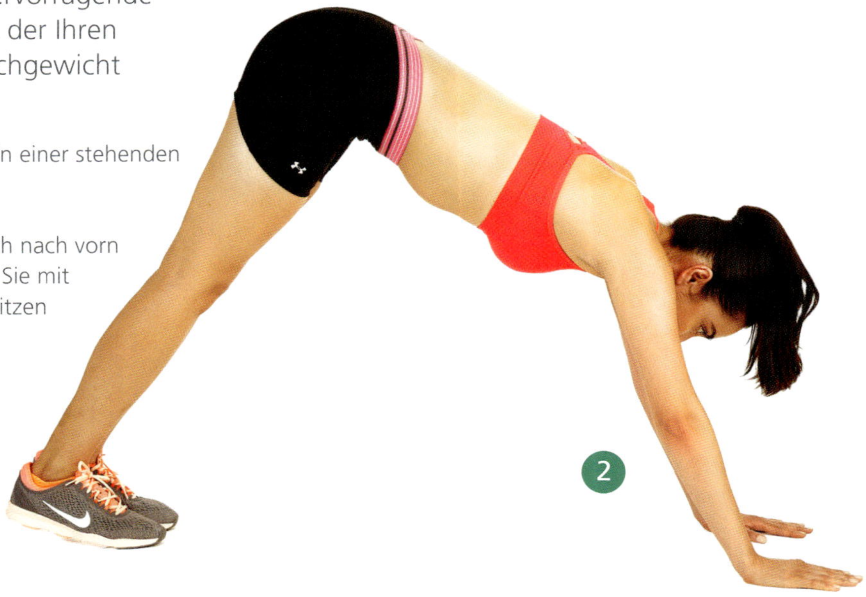

RICHTIG
Ihre Wirbelsäule ist neutral, während Sie die Bewegung ausführen. Ihre Knie sind über Ihren Fußgelenken ausgerichtet. Ihr Körper bleibt nah am Stuhl.

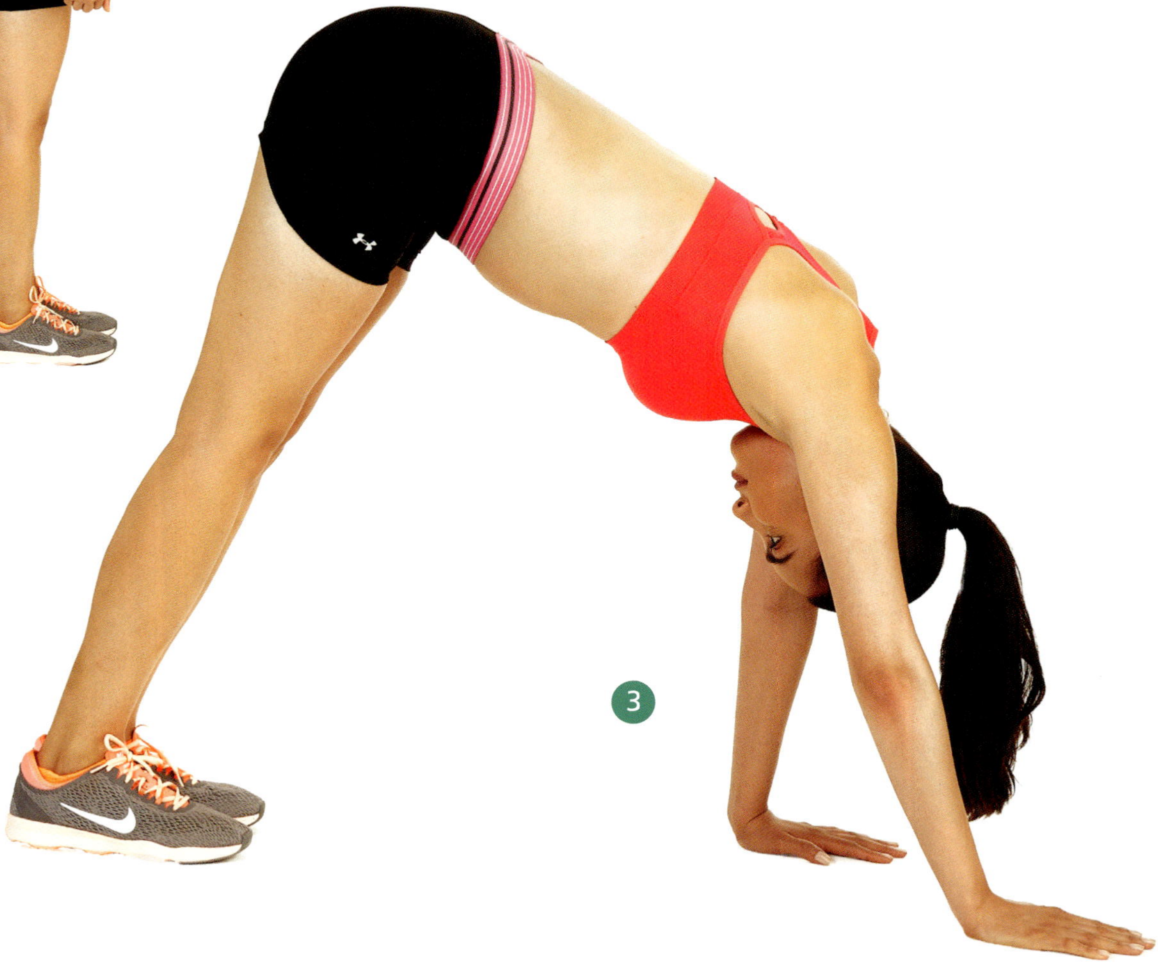

VERMEIDEN
Die Schultern in Richtung Ihrer Ohren zu ziehen

VORTEILE
Steigert die Kraft im Oberkörper.

3. Beginnen Sie, mit Ihren Händen vorwärts zu gehen.

4. Gehen Sie weiter mit Ihren Händen vorwärts, bis Sie sich in Push-up-Position befinden, während Sie Ihre Beine gerade halten.

5. Gehen Sie weiter in kleinen Schritten, behalten Sie Ihre Hände auf dem Boden und kehren Sie in die aufrechte Position zurück.

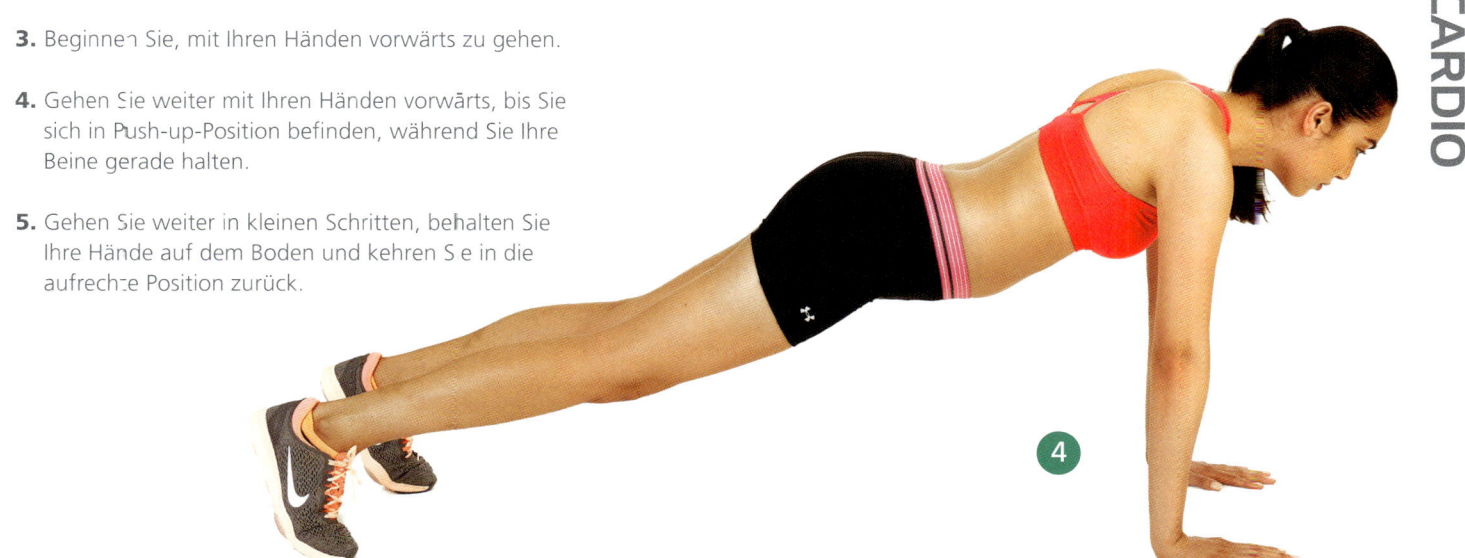

ZIELMUSKELN

DER PRIMÄRE SCHWERPUNKT LIEGT AUF DEM RÜCKEN UND DEN SCHULTERN

LEGENDE

Fett ausgezeichneter Text kennzeichnet die Zielmuskeln

Grauer Text kennzeichnet andere beteiligte Muskeln

* kennzeichnet Tiefenmuskulatur

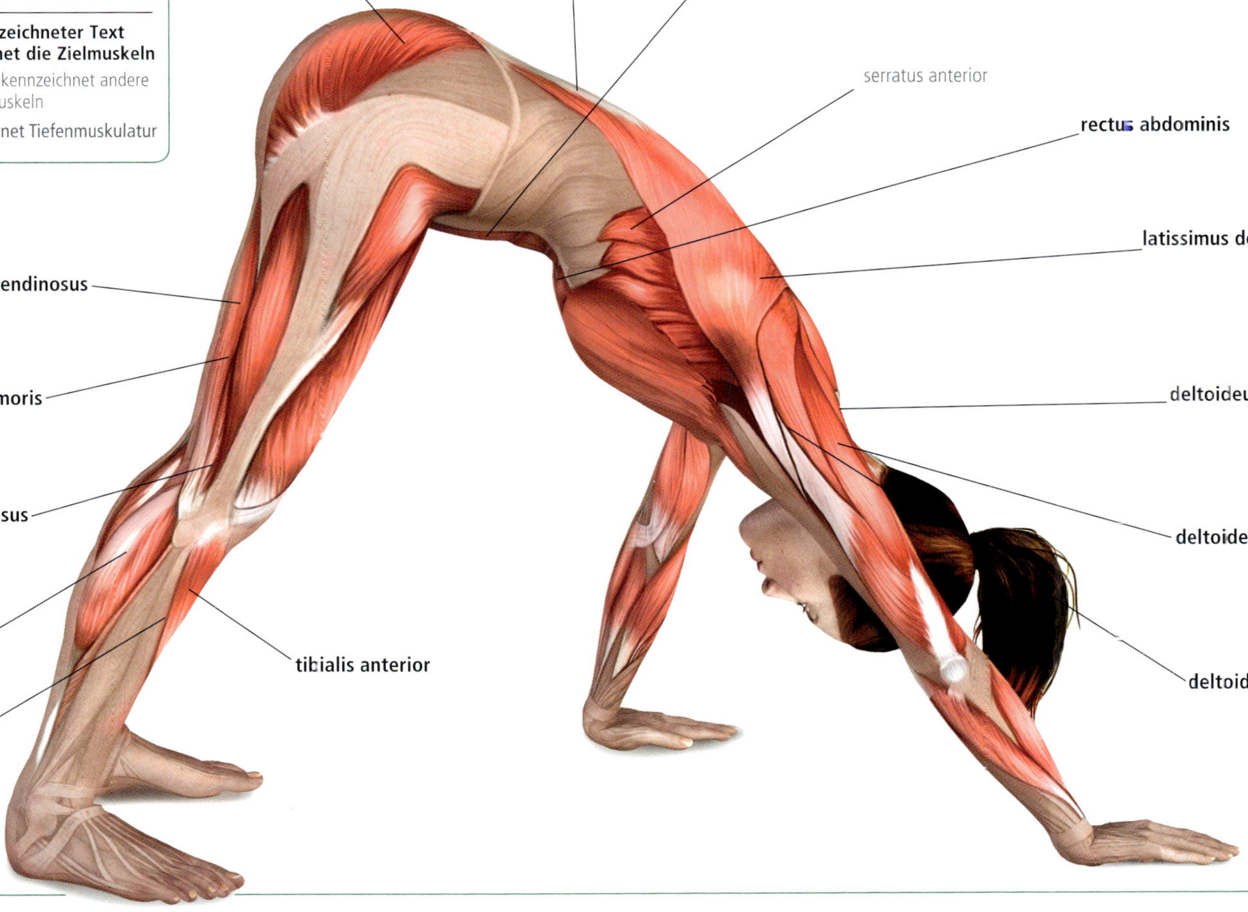

gluteus maximus

erector spinae*

transversus abdominis*

serratus anterior

rectus abdominis

latissimus dorsi

semitendinosus

biceps femoris

deltoideus anterior

semimembranosus

deltoideus medialis

gastrocnemius

tibialis anterior

deltoideus posterior

soleus

TAUCHER PUSH-UP

Der Taucher Push-Up ist schwieriger als ein standard-
mäßiger Push-Up und damit eine hervorragende Übung
für Ihre Schultern und Ihre Brust. Ganz allgemein handelt
es sich jedoch um einen „Allrounder", der alles trainiert,
von Ihren Zehen bis zu Ihrem Hals.

1. Beginnen Sie in der Position des nach unten
blickenden Hundes (siehe Seite 36).

2. Stoßen Sie mit einer kontrollierten Bewegung
Ihre Hüfte gegen den Boden, während Sie
gleichzeitig Ihre Brust heben.

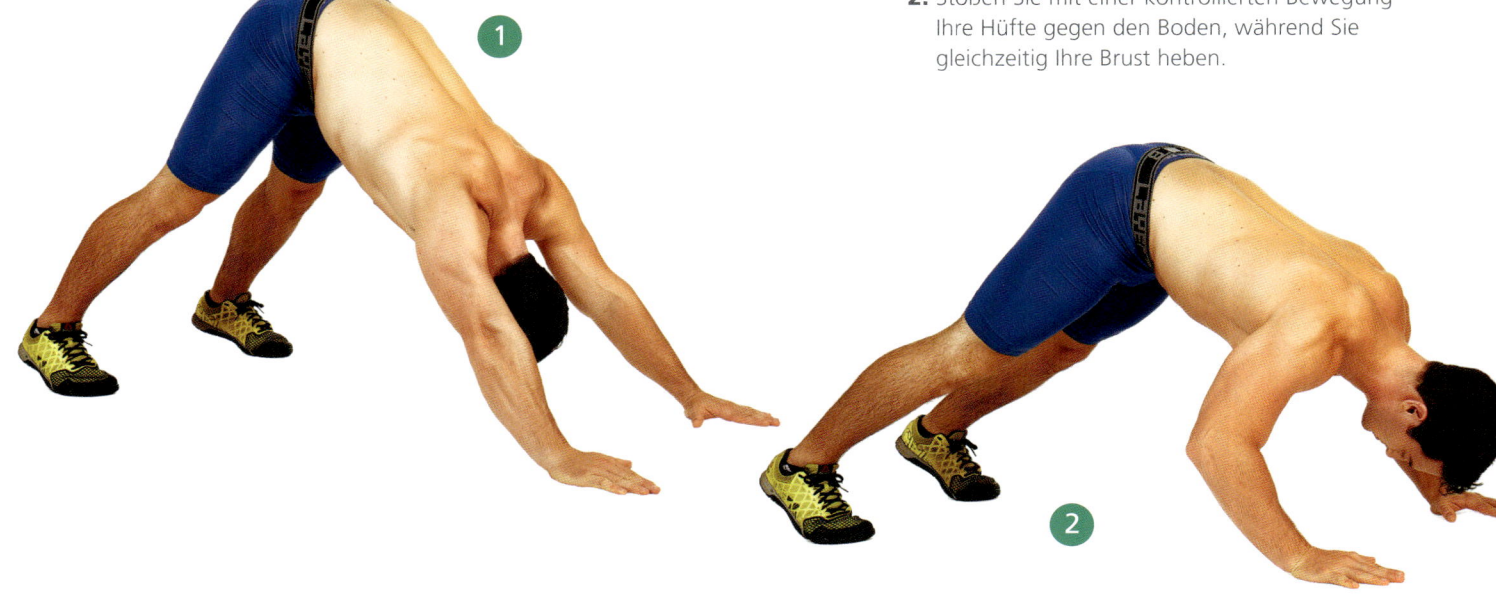

RICHTIG
Legen Sie Ihre Arme
fest auf den Boden,
Ihre Finger sicher auf
dem Boden positioniert.

VERMEIDEN
Oberschenkel oder
Knie auf dem Boden
abzulegen

VORTEILE
Dehnt Brust, Schultern,
Oberschenkel und
Bauch. Stärkt Beine,
Handgelenke, Arme
und Wirbelsäule.
Verbessert die Haltung.

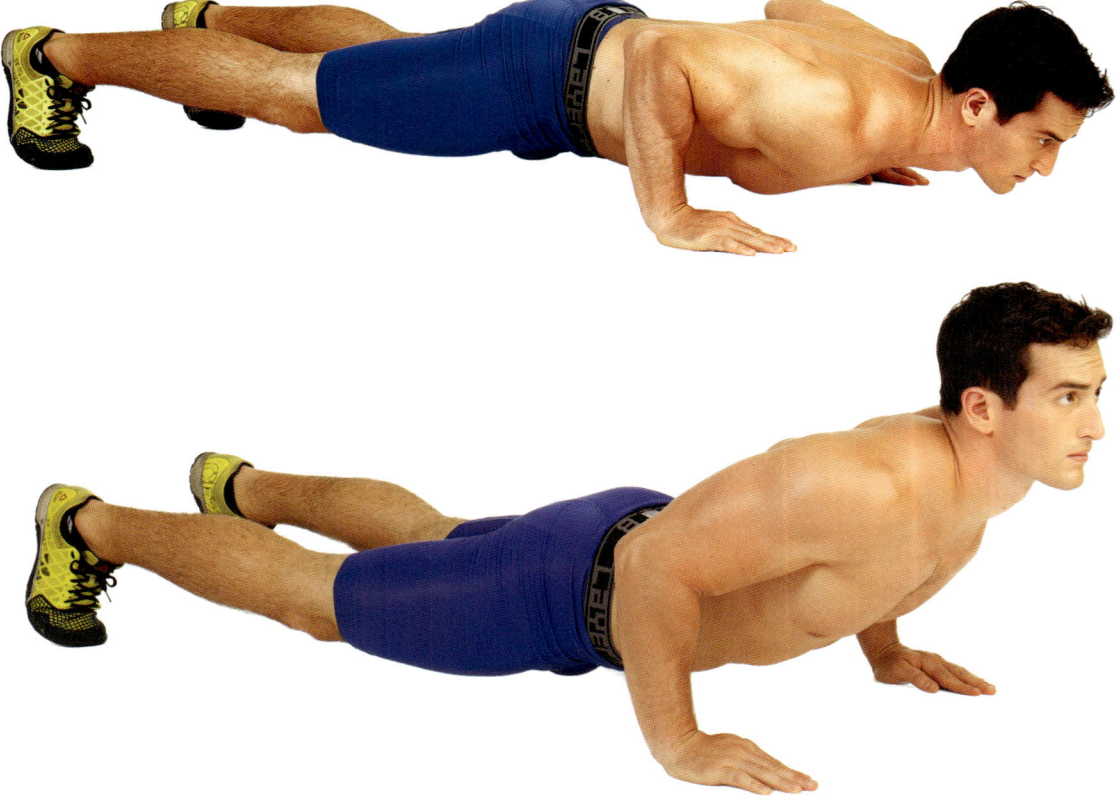

3. Strecken Sie sich weiter nach oben, bis Sie an die Decke blicken und Ihr Rücken gekrümmt ist.

4. Stoßen Sie zurück nach unten und wiederholen Sie die gesamte Abfolge mit 10 bis 15 Wiederholungen.

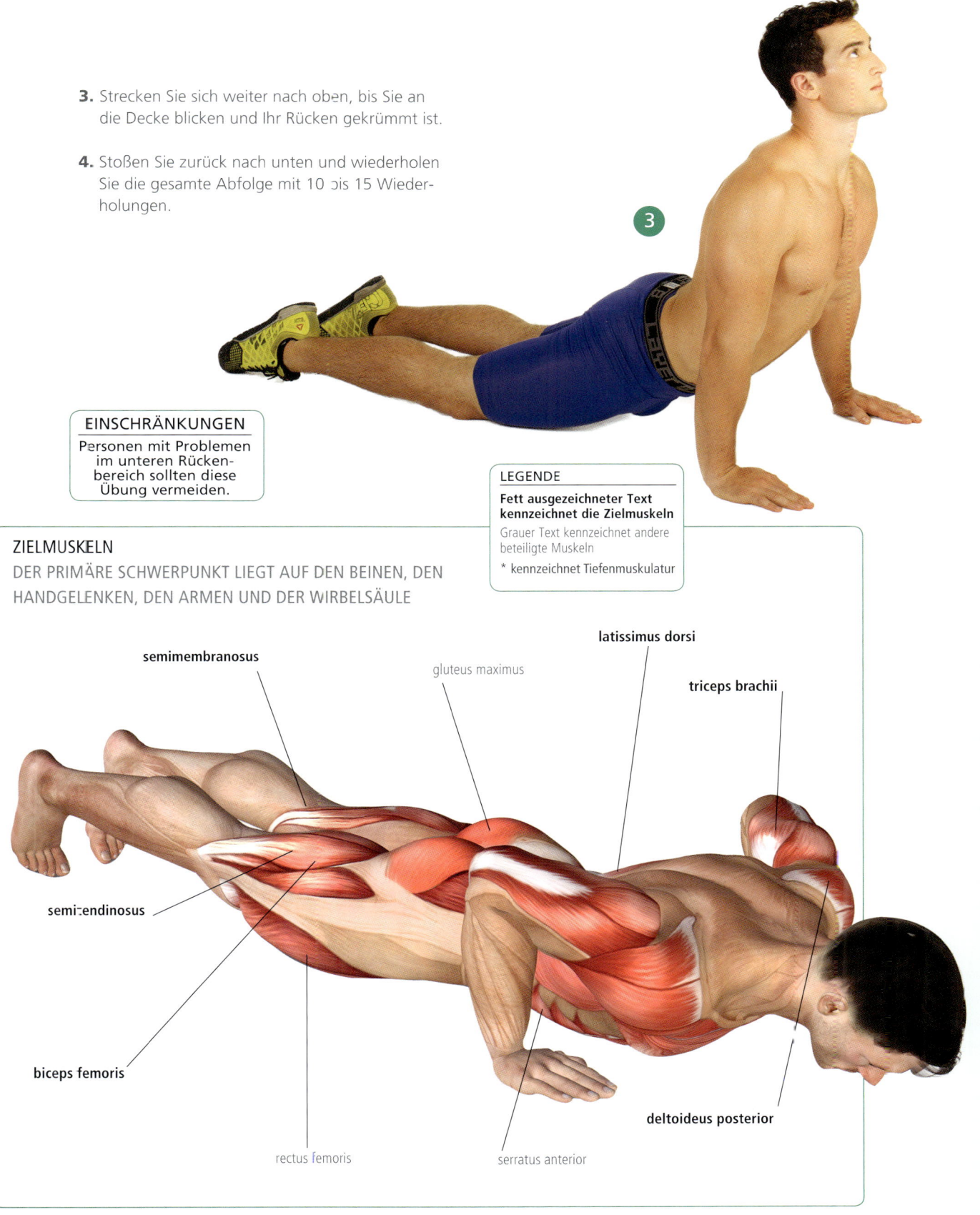

EINSCHRÄNKUNGEN
Personen mit Problemen im unteren Rückenbereich sollten diese Übung vermeiden.

LEGENDE

Fett ausgezeichneter Text kennzeichnet die Zielmuskeln

Grauer Text kennzeichnet andere beteiligte Muskeln

* kennzeichnet Tiefenmuskulatur

ZIELMUSKELN

DER PRIMÄRE SCHWERPUNKT LIEGT AUF DEN BEINEN, DEN HANDGELENKEN, DEN ARMEN UND DER WIRBELSÄULE

semimembranosus

gluteus maximus

latissimus dorsi

triceps brachii

semitendinosus

biceps femoris

rectus femoris

serratus anterior

deltoideus posterior

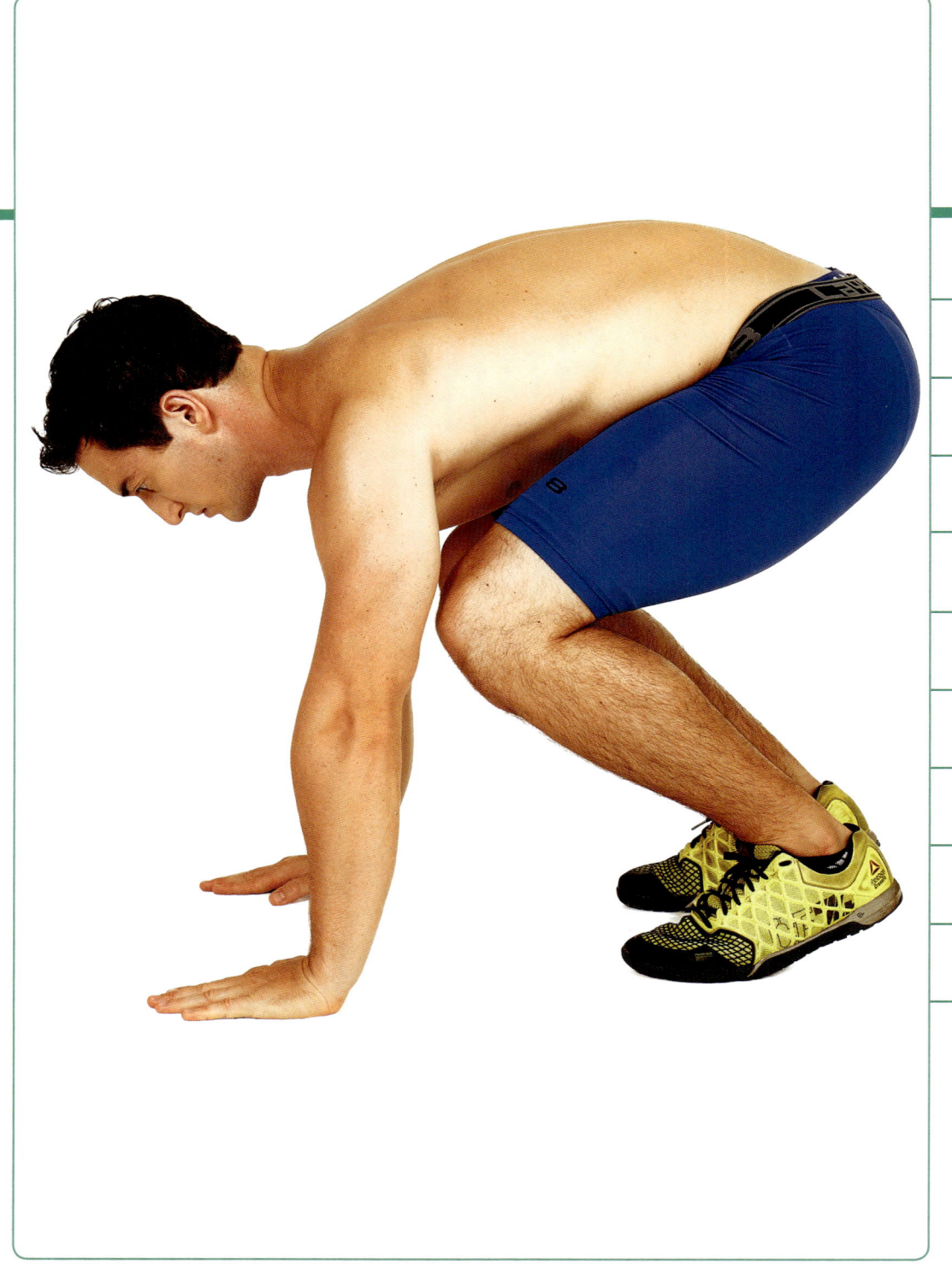

WORKOUTS

Die folgenden Workouts sind dafür vorgesehen, das Beste aus

Ihnen zu machen. Die Routinen gehen nach einem gemischten

Ansatz vor: Sie stärken die Muskeln in Ihrem Körper und steigern

die tatsächliche Leistung Ihres Körpers (Bewegungsbereich). Wir

sprechen über die reale Leistung — es geht nicht nur darum, wie Sie

aussehen, sondern auch, wie Sie sich bewegen. Betrachten Sie dies

als gut abgerundetes Programm für all diejenigen, die mehr wollen,

als nur die Taille zu verschmälern oder den Bizeps wachsen zu

lassen: Es geht um ein Programm, das alle Grundlagen abdeckt.

WORKOUTS FÜR ANFÄNGER

Dieser Workout wurde im Hinblick auf das vollständige Spektrum der Körperbewegungen und des Konditionsaufbaus ausgelegt und ist für alle Niveaus geeignet, insbesondere für Anfänger, wobei weniger die Betonung auf dem großen Gleichgewicht liegt, sondern mehr auf der ordnungsgemäßen Funktion der Muskeln und das Auslösen der Muskeln als Ganzes und ihre Zusammenarbeit.

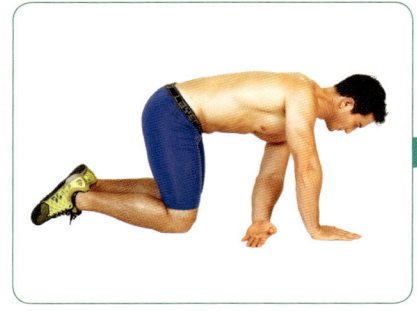

❶ Thread The needle, Seite 34

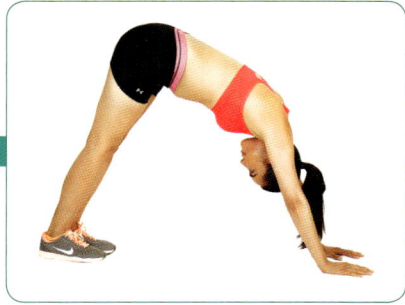

❷ Nach unten blickender Hund, Seite 36

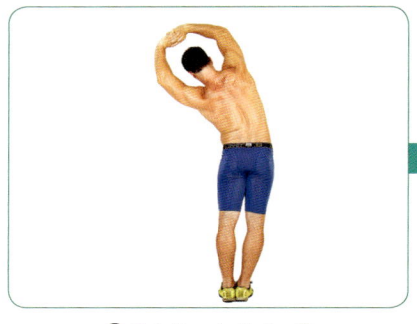

❸ Side Bends, Seite 40

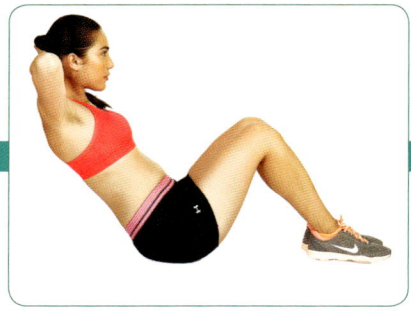

❹ Sit-Up, Seite 50

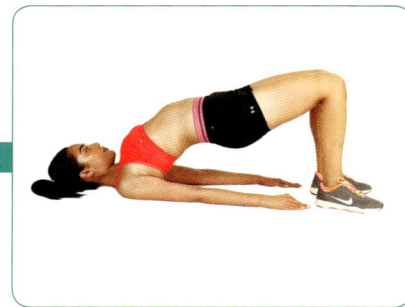

❺ Brücke, Seite 70

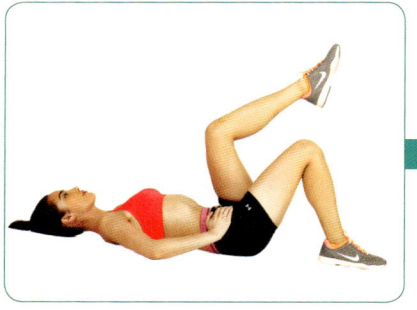

❻ Tiny Steps, Seite 82

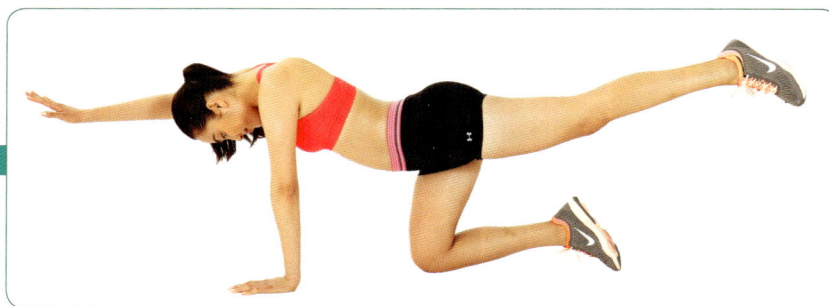

❼ Quadruped, Seite 86

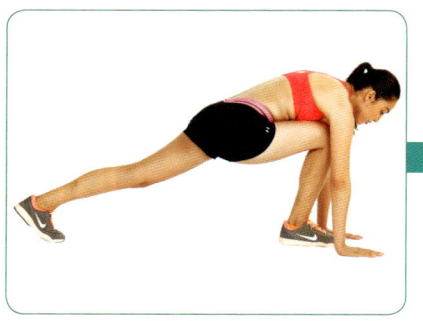

❽ Forward Lunge, Seite 92

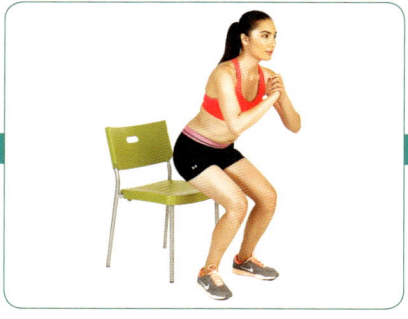

❾ Chair Squat, Seite 98

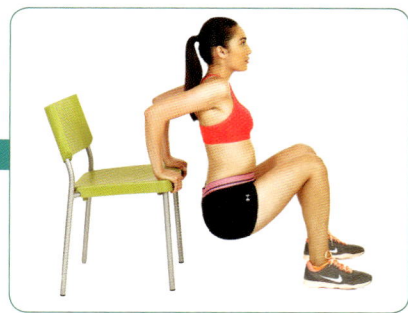

❿ Chair Dip, Seite 100

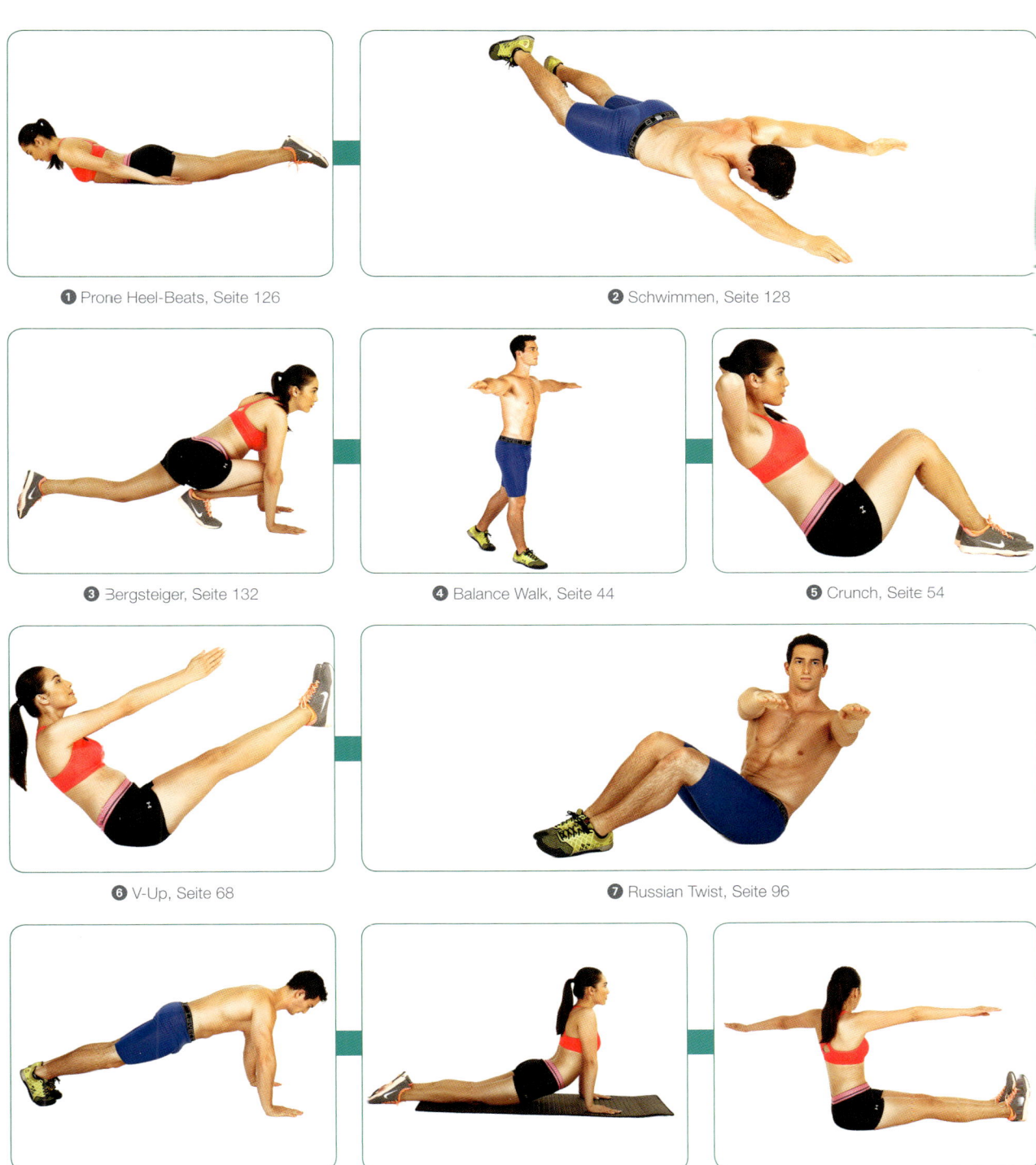

❶ Prone Heel-Beats, Seite 126

❷ Schwimmen, Seite 128

❸ Bergsteiger, Seite 132

❹ Balance Walk, Seite 44

❺ Crunch, Seite 54

❻ V-Up, Seite 68

❼ Russian Twist, Seite 96

❽ Push-up, Seite 102

❾ Prone Trunk Raise, Seite 104

❿ Spine Twist, Seite 106

MITTELSCHWERE WORKOUTS

Einen Schritt weiter im Hinblick auf Intensität und Anforderungen sowie im Hinblick auf Konditionsaufbau und Körpergleichgewicht – der mittlere Workout weist zahlreiche Tipps und Beschleunigungsmöglichkeiten für den Sportler auf, um größere Fortschritte zu erzielen und das meiste aus seinem Körper herauszuholen.

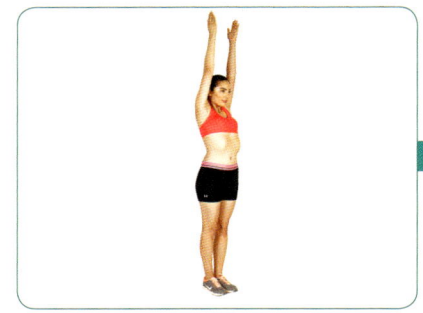

❶ Upward Salute, Seite 42

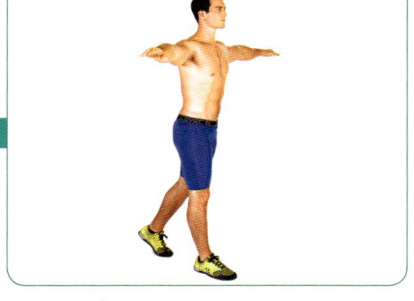

❷ Balance Walk, Seite 44

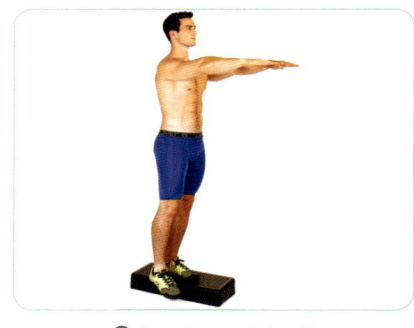

❸ Step Down, Seite 48

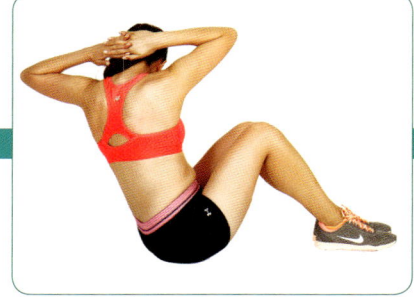

❹ Abwechselnde Sit-Ups, Seite 52

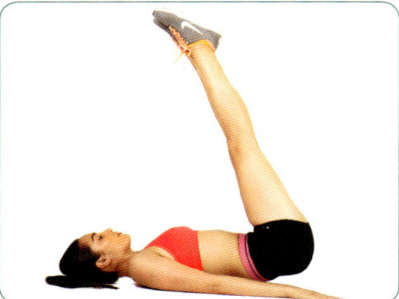

❺ Abdominal Hip Lift, Seite 64

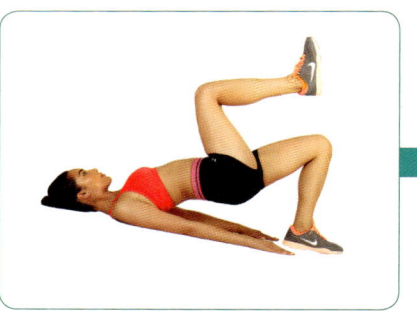

❻ Brücke mit Leg Lift, Seite 72

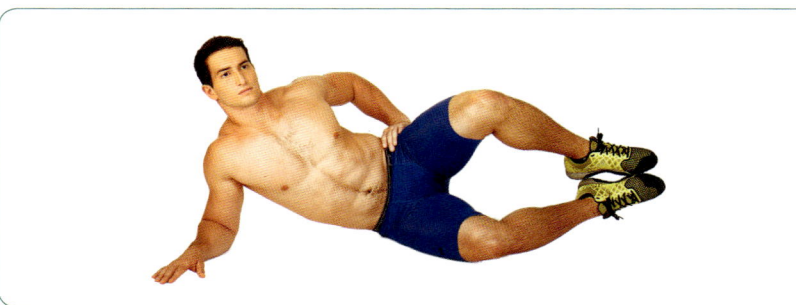

❼ Clamshell Serie, Seite 88

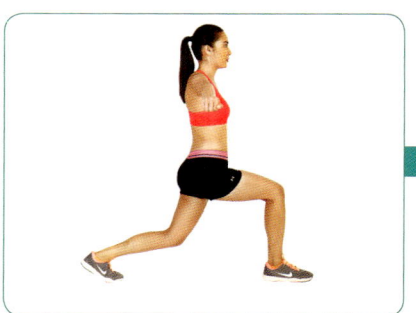

❽ Lateral Extension Reverse Lunge, Seite 94

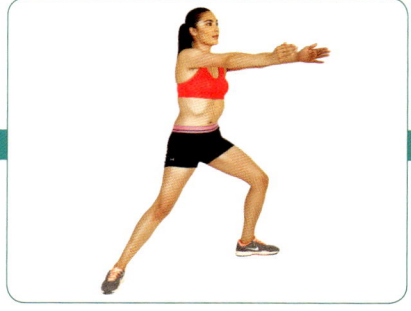

❾ Lateral Low Lunge, Seite 114

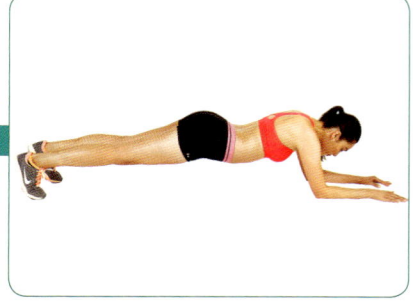

❿ Body Saw, Seite 124

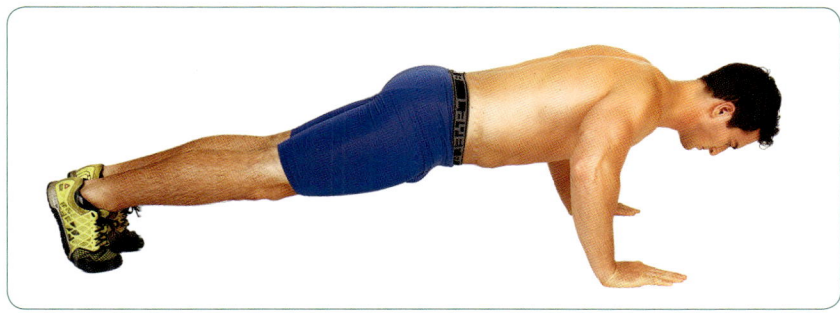

❶ Bottom Pushup Hold, Seite 130

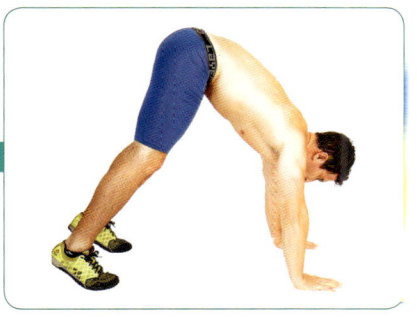

❷ Pushup Walkout, Seite 134

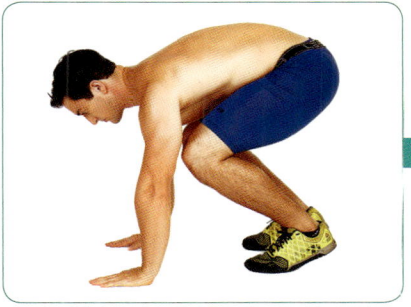

❸ Functional Burpee, Seite 142

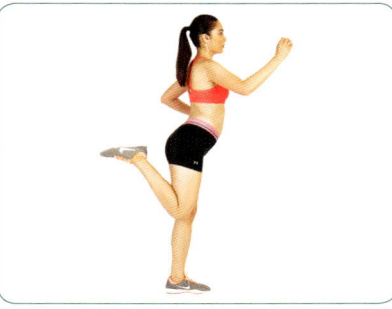

❹ Butt Kick, Seite 144

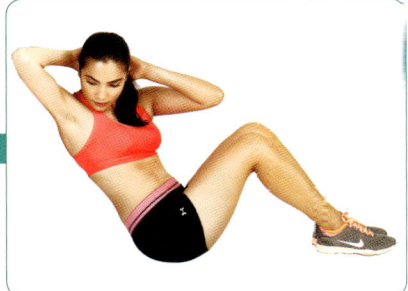

❺ Abwechselnder Crunch, Seite 56

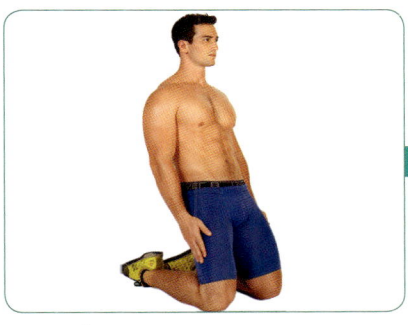

❻ Thigh Rock-Back, Seite 67

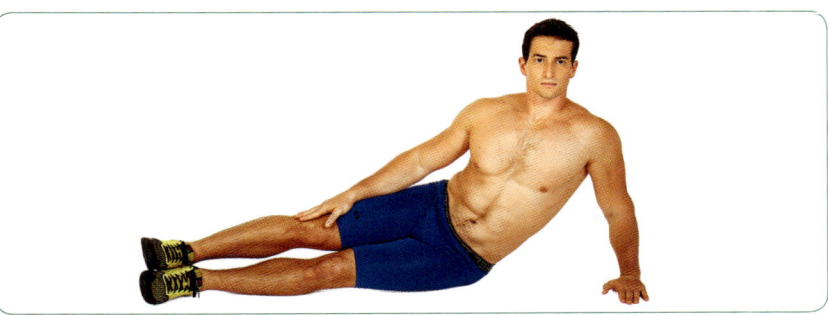

❼ Side Bend Plank, Seite 80

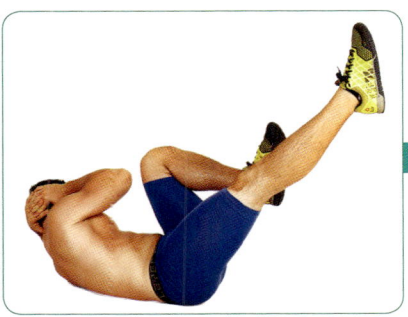

❽ Bicycle Crunch, Seite 108

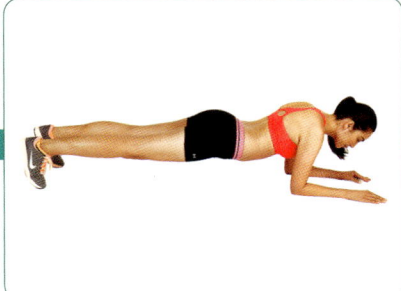

❾ Plank, Seite 110

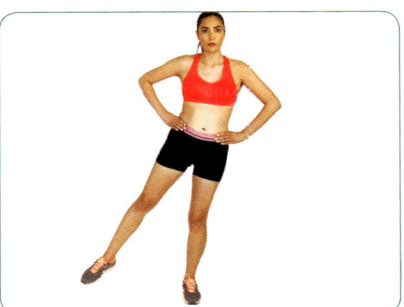

❿ Single-Leg Balance, Seite 116

FORTGESCHRITTENE WORKOUTS

Eine natürliche und logische Fortsetzung und ein Fortschritt gegenüber dem mittleren Schwierigkeitsgrad. Der fortgeschrittene Workout baut auf den vorhergehenden Workouts auf, was Gleichgewicht, Intensität, Körperbewegung und zusammenarbeitende Muskelgruppen betrifft, um Ihnen die ultimative Befriedigung im Hinblick auf das Aussehen und die Funktionalität Ihres Körpers zu verschaffen.

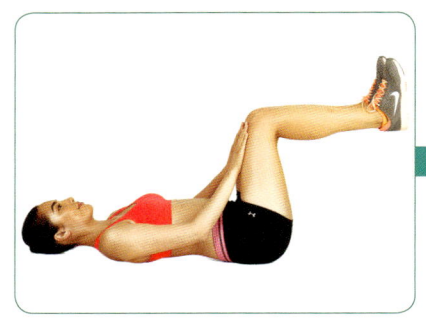

❶ Double Leg Ab Press, Seite 58

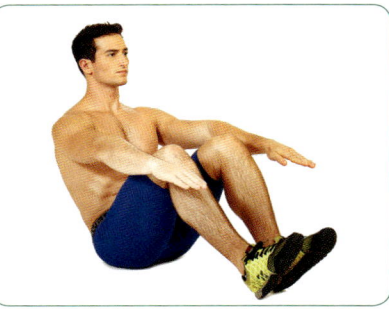

❷ Lemon Squeezer, Seite 60

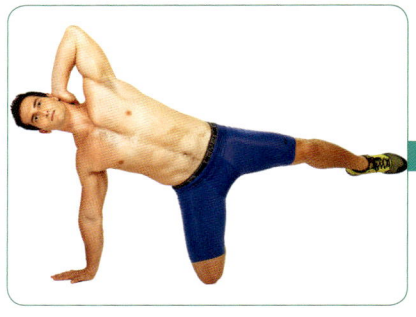

❸ Kniender Side Kick, Seite 66

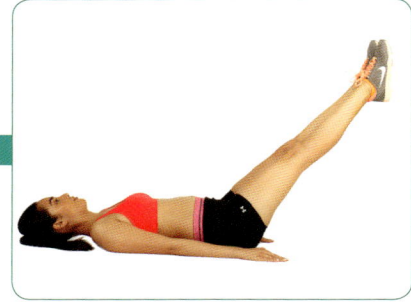

❹ Leg Raises, Seite 74

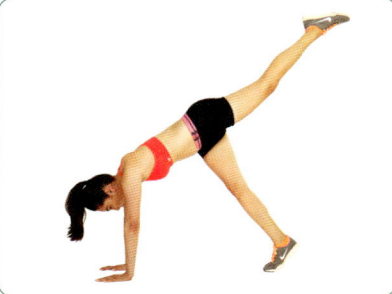

❺ Knee-Pull Plank, Seite 76

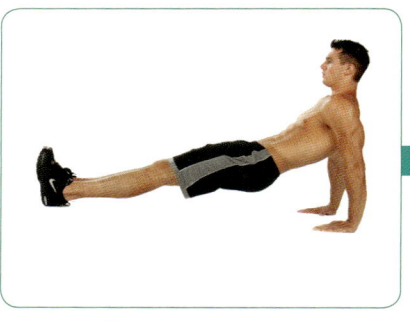

❻ Front Plank, Seite 78

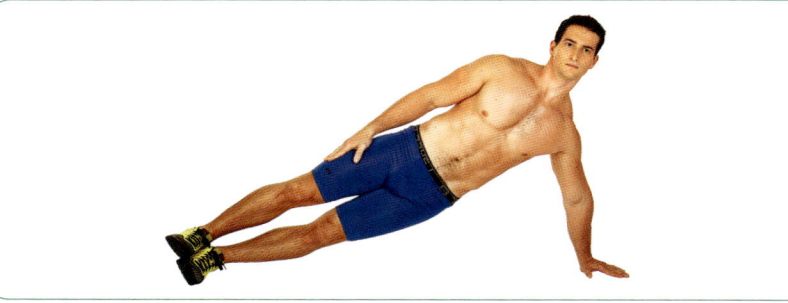

❼ Side-Bend Plank, Seite 80

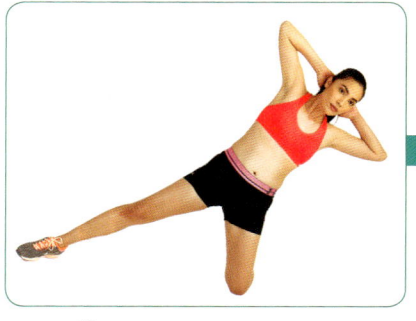

❽ Kniender Side Lift, Seite 90

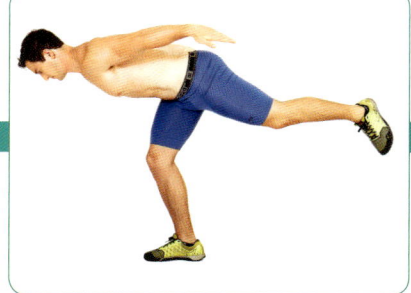

❾ Inverted Hamstring, Seite 118

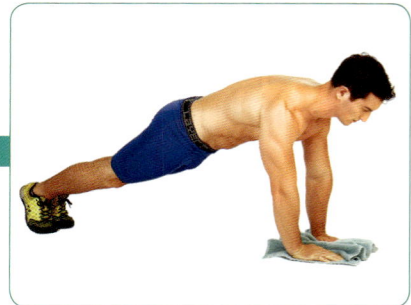

❿ Towel Fly, Seite 122

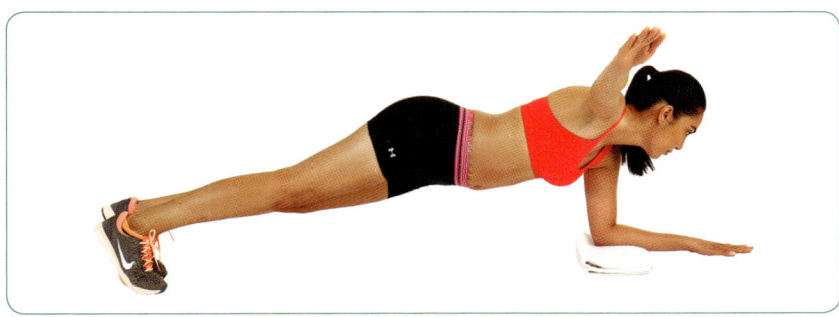

❶ Arm-Reach Plank, Seite 136

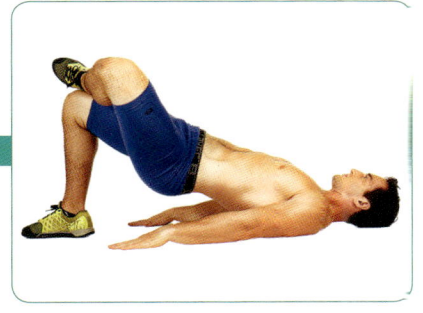

❷ Piriformis Bridge, Seite 138

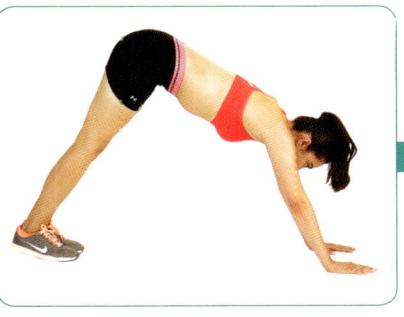

❸ Inchworm, Seite 146

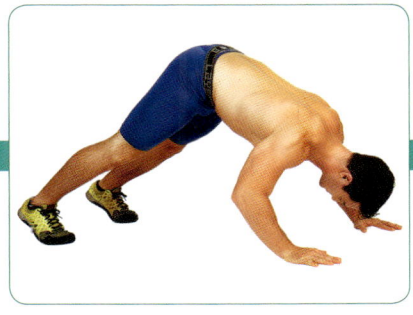

❹ Taucher Push-Up, Seite 148

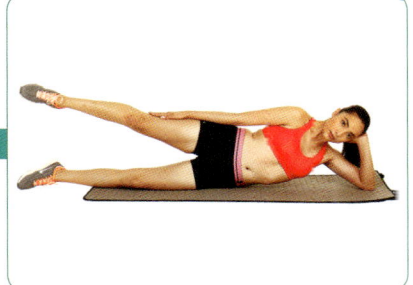

❺ Side-Lying Hip Abduction, Seite 120

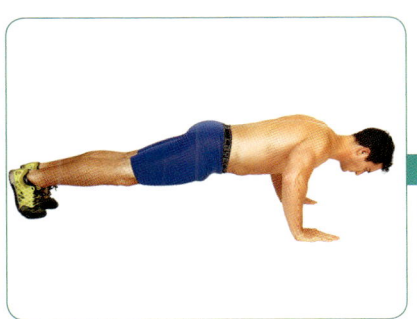

❻ Bottom Pushup Hold, Seite 130

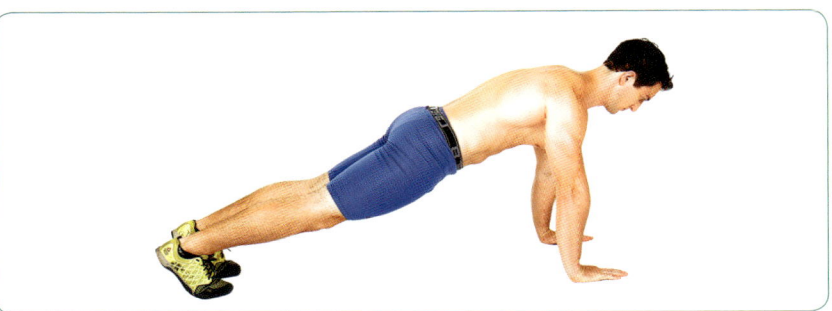

❼ Functional Burpee, Seite 142

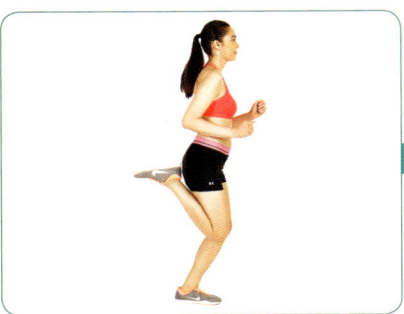

❷ Butt Kick, Seite 144

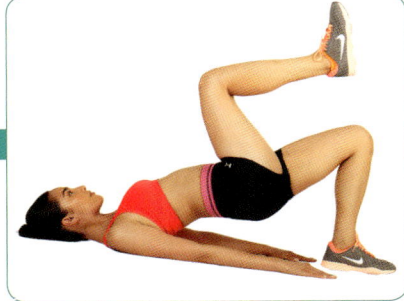

❾ Brücke mit Leg Lift, Seite 72

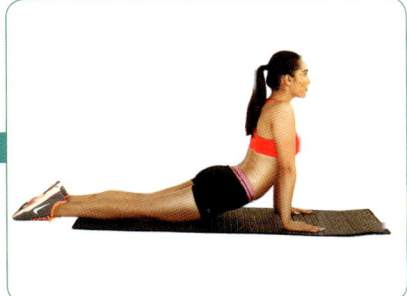

❿ Prone Trunk Raise Seite 104

ALLGEMEINE BEGRIFFE

Abduktion: Bewegung, die vom Körper weg ausgeführt wird.

Adduktion: Bewegung, die zum Körper hin ausgeführt wird.

anterior: Vorne.

Aufwärmen: Eine leichte Übung kurzer Dauer, die den Körper auf eine intensivere Aktivität vorbereitet.

Ausstrecken: Ein Gliedmaß gerade machen.

Beugemuskel: Ein Muskel, der den Winkel zwischen zwei Knochen verkleinert, wie beispielsweise durch das Abwinkeln des Arms am Ellbogen oder das Anheben der Oberschenkel zum Bauch.

Bewegungsbereich: Die Distanz und die Richtung, über die sich ein Gelenk in der gekrümmten Position und in der gestreckten Position bewegen kann.

Crunch: Eine gebräuchliche Bauchmuskelübung, wobei die Schultern in Richtung des Beckens geklappt werden, während Sie auf dem Rücken liegen, die Hände hinter dem Kopf und die Knie gebeugt.

Curl: Eine Übungsbewegung, die üblicherweise auf den biceps brachii wirkt, wobei ein Gewicht bogenförmig bewegt wird, in einer „rollenden" Bewegung.

Dead Lift: Eine Übungsbewegung, bei der ein Gewicht bewegt wird, wie z. B. eine Hantel, die aus einer stabilisierten gebeugten Position vom Boden aufgehoben wird.

Drehmuskel: Ein Muskel einer Muskelgruppe, der bei der Drehung eines Gelenks, wie beispielsweise der Hüfte oder der Schulter, hilft.

Drücken/Pressen: Eine Übungsbewegung, bei der ein Gewicht oder ein anderer Widerstand vom Körper weg bewegt wird.

Dynamische Übung: Eine Übung, die Bewegung durch die Gelenke und die Muskeln beinhaltet.

Flexion: Das Abwinkeln eines Gelenks.

Fly: Eine Übungsbewegung, bei der sich Hand und Arm bogenförmig bewegen, während der Ellbogen in einem konstanten Winkel gehalten wird. Ein Fly trainiert die Muskeln des Oberkörpers.

Gewicht: Bezieht sich auf Scheiben oder Gewichtsstapel oder das tatsächlich auf einer Stange oder Hantel angezeigte Gewicht.

Hantel: Ein grundlegendes Gerät, bestehend aus einer kurzen Stange, an der Gewichtsscheiben angebracht sind. Bei einer Übung können in einer oder beiden Händen Hanteln gehalten werden. Die meisten Fitnesscenter bieten Hanteln mit angeschweißten Gewichtsscheiben an, wobei das Gewicht (in kg) auf den Scheiben angegeben ist, aber viele für den Hausgebrauch vorgesehenen Hanteln besitzen Wechselscheiben, sodass Sie das Gewicht anpassen können.

Iliotibial-Band (ITB): Ein dickes Band faserigen Gewebes, das an der Außenseite des Beins entlang verläuft, beginnend an der Hüfte und bis zur Außenseite der Tibia, unmittelbar unterhalb des Kniegelenks. Das ITB arbeitet mit mehreren der Oberschenkelmuskeln zusammen, um außen am Kniegelenk für Stabilität zu sorgen.

Kardiovaskuläres System: Das Kreislaufsystem, das Blut im Körper verteilt. Dazu gehören Herz, Lunge, Arterien, Venen und Kapillargefäße.

Kardiovaskuläre Übung: Eine Übung, die den Puls erhöht und den arbeitenden Muskeln sauerstoff- und nährstoffreiches Blut bereitstellt.

Kern: Bezieht sich auf die tiefen Muskelschichten, die in der Nähe der Wirbelsäule liegen, und die eine strukturelle Unterstützung des gesamten Körpers bieten. Der Kern kann in den großen Kern und den kleinen Kern unterteilt werden. Die Muskeln des großen Kerns befinden sich am Rumpf und umfassen den Bauchbereich und den mittleren und unteren Rücken. Dieser Bereich umfasst die Beckenbodenmuskeln (levator ani, pubococcygeus, iliococcygeus, pubo-rectalis and coccygeus), die Bauchmuskeln (rectus abdominis, transversus abdominis*, obliquus externus and obliquus internus*), die zur Wirbelsäule gehörigen Streckmuskeln (multifidus spinae*, erector spinae*, splenius*, longissimus thoracis and

semispinalis*) und das Zwerchfell. Die kleinen Kernmuskeln umfassen latissimus dorsi, gluteus maximus und trapezius (oberen, mittleren und unteren). Diese kleinen Kernmuskeln unterstützen die großen Muskeln, wenn der Körper Aktivitäten oder Bewegungen ausführen muss, für die zusätzliche Stabilität erforderlich ist.

Lateral: An der Außenseite oder in Richtung der Außenseite.

Medial: In der Mitte oder in Richtung der Mitte.

Medizinball: Ein kleiner, schwerer Ball, der für Gewichtstraining und Fitness verwendet wird.

Neutralposition (Wirbelsäule): Eine Wirbelsäulenposition, die an eine S-Form erinnert, bestehend aus einer Lordose (Rückwärtskrümmung) im unteren Rücken, vom Profil aus gesehen.

Posterior: Hinter etwas befindlich.

Scapula: Ein hervorragender Knochen am mittleren bis oberen Rücken. Auch als „Schulterblatt" bezeichnet.

Schweizer Ball: Ein weicher, aufblasbarer PVC-Ball mit einem Umfang zwischen 35 und 86 cm, der für Gewichtstraining, Physiotherapie, Gleichgewichtstraining oder andere Übungen verwendet wird. Man spricht unter anderem auch von einem „Gleichgewichtsball", „Fitnessball", „Stabilitätsball", „Übungsball", „Gymnastikball", „Physioball", „Körperball".

Statische Übung: Eine isometrische Übungsform, ohne Bewegung der Gelenke, wobei eine Position für eine bestimmte Zeit gehalten wird.

Streckmuskel: Ein Muskel, der dazu dient, einen Körperteil vom Körper weg zu strecken.

Squat: Eine Übung, bei der die Hüften zurückbewegt und die Knie und die Hüften gebeugt werden, um den Rumpf abzusenken (und gegebenenfalls ein begleitendes Gewicht), mit anschließender Rückkehr in die aufrechte Position. Ein Squat zielt hauptsächlich auf die Muskeln der Oberschenkel, Hüften und Gesäßmuskeln ab, ebenso wie auf die hinteren Oberschenkelmuskeln.

Widerstandsband: Ein Kunststoffschlauch oder flaches Band, das für das Krafttraining verwendet wird, um eine Widerstandskraft zu bilden. Auch als „Fitnessband", „Dehnband" oder „Dehnschlauch" bezeichnet.

LATEINISCHE BEGRIFFE

Das folgende Glossar erklärt die lateinische Terminologie, mit der die Muskulatur des Körpers beschrieben wird. Wenn Wörter aus dem Griechischen abgeleitet sind, ist dies angegeben.

BRUST
coracobrachialis: Griechisch korakoeidés, „rabenähnlich", und brachium, „Arm"

pectoralis (major und minor): pectus, „Brust"

BAUCH
obliquus externus: obliquus, „geneigt" und externus, „nach außen"

obliquus internus: obliquus, „geneigt" und internus, „innen befindlich"

rectus abdominis: rego, „gerade, aufrecht" und abdomen, „Bauch"

serratus anterior: serra, „Säge" und ante, „vor"

transversus abdominis: transversus, „abwärts, über Kreuz" und abdomen, „Bauch"

HALS
scalenus: Griechisch skalénós, „ungleich"

semispinalis: semi, „halb" und spinae, „Wirbelsäule"

splenius: Griechisch spléníon, „Pflaster, Fleck"

sternocleidomastoideus: Griechisch stérnon, „Brust", Griechisch kleís, „Schlüssel" und Griechisch mastoeidés, „brustähnlich"

RÜCKEN
erector spinae: erectus, „gerade" und spinae, „Wirbelsäule"

latissimus dorsi: latus, „breit" und dorsum, „Rücken"

multifidus spinae: multifidus, „vielgespalten" und spinae, „Wirbelsäule"

quadratus lumborum: quadratus, „quadratisch, rechteckig" und lumbus, „Lende"

rhomboideus: Griechisch

rhembesthai, „sich drehen"

trapezius: Griechisch trapezion, „kleiner Tisch"

SCHULTERN
deltoideus anterior: Griechisch deltoeidés, „deltaförmig" (d. h. dreieckig) und ante, „vor"

deltoideus medialis: Griechisch deltoeidés, „deltaförmig" (d. h. dreieckig) und medialis, „Mitte"

deltoideus posterior: Griechisch deltoeidés, „deltaförmig" (d. h. dreieckig) und posterus, „hinter"

infraspinatus: infra, „unter" und spinae, „Wirbelsäule"

levator scapulae: levare, „heben" und scapulae, „Schulter [blätter]"

subscapularis: sub, „unter" und scapulae, „Schulter [blätter]"

supraspinatus: supra, „über" und spinae, „Wirbelsäule"

teres (major und minor): teres, „abgerundet"

OBERARM
biceps brachii: biceps, „zweiköpfig" und brachium, „Arm"

brachialis: brachium, „Arm"

triceps brachii: triceps, „dreiköpfig" und brachium, „Arm"

UNTERARM
anconeus: Griechisch anconas, „Ellbogen"

brachioradialis: brachium, „Arm" und radius, „Speiche"

extensor carpi radialis: extendere, „strecken", Griechisch karpós, „Handgelenk" und radius, „Speiche"

extensor digitorum: extendere, „strecken" und digitus, „Finger, Zehe"

flexor carpi pollicis longus: flectere, „beugen", Griechisch karpós, „Handgelenk", pollicis, „Daumen" und longus, „lang"

flexor carpi radialis: flectere, „beugen" Griechisch karpós, „Handgelenk" und radius, „Speiche"

flexor carpi ulnaris: flectere, „beugen" Griechisch karpós, „Handgelenk" und ulnaris, „Unterarm"

flexor digitorum: flectere, „beugen" und digitus, „Finger, Zeh"

palmaris longus: palmaris, „Handfläche" und longus, „lang"

pronator teres: pronare, „drehen" und teres, „abgerundet"

HÜFTE
gemellus (inferior und superior): geminus, „doppelt"

gluteus maximus: Griechisch gloutós, „Steiß" und maximus, „größter"

gluteus medius: Griechisch gloutós, „Steiß" und medialis, „mittel"

gluteus minimus: Griechisch gloutós, „Steiß" und minimus, „kleinster"

iliacus: ilium, „Leiste"

iliopsoas: ilium, „Leiste" und Griechisch psoa, „Leistenmuskel"

obturator externus: obturare, „blockieren" und externus, „außen"

obturator internus: obturare, „blockieren" und internus, „innen"

pectineus: pecten, „Kamm"

piriformis: pirum, „Birne" und forma, „Form"

quadratus femoris: quadratus, „quadratisch, rechteckig" und femur, „Oberschenkel"

OBERES BEIN
adductor longus: adducere, „kontrahieren" und longus, „lang"

adductor magnus: adducere, „kontrahieren" und magnus, „groß"

biceps femoris: biceps, „zweiköpfig" und femur, „Oberschenkel"

gracilis: gracilis, „schlank, schmal"

rectus femoris: rego, „gerade, aufrecht" und femur, „Oberschenkel"

sartorius: sarcire, „flicken, reparieren"

semimembranosus: semi, „halb" und membrum, „Gliedmaße"

semitendinosus: semi, „halb" und tendo, „Sehne"

tensor fasciae latae: tendere, „dehnen", fascia, „Band" und latae, „festlegen"

vastus intermedius: vastus, „riesig, immens" und intermedius, „dazwischen"

vastus lateralis: vastus, „riesig, immens" und lateralis, „Seite"

vastus medialis: vastus, „riesig, immens" und medialis, „mittel"

UNTERES BEIN
adductor digiti minimi: adducere, „kontrahieren", digitus, „Finger, Zehe" und minimum „kleinster"

adductor hallucis: adducere, „kontrahieren" und hallex, „großer Zeh"

extensor digitorum: extendere, „strecken" und digitus, „Finger, Zehe"

extensor hallucis: extendere, „strecken" und hallex, „große Zehe"

flexor digitorum: flectere, „beugen" und digitus, „Finger, Zehe"

flexor hallucis: flectere, „beugen" und hallex, „großer Zeh"

gastrocnemius: Griechisch gastroknémía, „Wade [des Beins]"

peroneus: peronei, „des Wadenbeins"

plantaris: planta, „Sohle"

soleus: solea, „Sandale"

tibialis anterior: tibia, „Rohrflöte" und ante, „vor"

tibialis posterior: tibia, „Rohrflöte" und posterus, „hinter"

trochlea tali: trochleae, „scheibenförmige Struktur" und talus, „unterer Teil des Sprunggelenks"

DANKSAGUNGEN

FOTOS
Naila Ruechel
Modelle: Yesenia Linares, Alex Geissbuhler

ABBILDUNGEN
Alle großen Abbildungen stammen von Hector Aiza/3D Labz
Animation Indien, bis auf die Einlegeblätter im gesamten Buch und die
Ganzkörper-Anatomiedarstellungen auf den Seiten 12 und 13, die von
Linda Bucklin/Shutterstock stammen.

DANKSAGUNGEN
Der Autor und der Verleger danken auch all denjenigen, die eng an der
Erstellung dieses Buchs beteiligt waren: Moseley Road President Sean
Moore, General Manager Karen Prince und Art Director Adam Moore